张仲景医学全集

总主编

傅延龄 李家庚

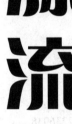

张仲景

医学源流

（第3版）

主编／傅延龄

U0207144

中国健康传媒集团
中国医药科技出版社

内 容 提 要

　　本书重点介绍了张仲景各医学流派代表性医家的学术观点及成就，包括错简重订派、维护旧论派、辨证论治派、经典考证派、伤寒温病汇通派、中西汇通派、日本古方派等，同时就张仲景医学中的热点问题进行了研究和分析，具有极高的学术价值。

图书在版编目（CIP）数据

　　张仲景医学源流 / 傅延龄主编. —3 版. —北京：中国医药科技出版社，2018.12
（2024.9 重印）
　　（张仲景医学全集）
　　ISBN 978-7-5214-0577-4

　　Ⅰ．①张…　Ⅱ．①傅…　Ⅲ．①张仲景（150-219）-医学思想-研究
Ⅳ．①R2-092

　　中国版本图书馆 CIP 数据核字（2018）第 261835 号

美术编辑　陈君杞
版式设计　易维鑫

出版　**中国健康传媒集团** | 中国医药科技出版社
地址　北京市海淀区文慧园北路甲 22 号
邮编　100082
电话　发行：010-62227427　邮购：010-62236938
网址　www.cmstp.com
规格　710×1000mm ¹⁄₁₆
印张　15
字数　202 千字
初版　2006 年 8 月第 1 版
版次　2018 年 12 月第 3 版
印次　2024 年 9 月第 3 次印刷
印刷　北京印刷集团有限责任公司
经销　全国各地新华书店
书号　ISBN 978-7-5214-0577-4
定价　**38.00 元**

丛书编委会

·本书编委会·

主　编　傅延龄

副主编　陈　明　付长林

编　委　马艳红　王新佩　付长林　刘松林

　　　　李云海　吴明珠　张　林　陈　明

　　　　林冬阳　周小平　黄熙颖　傅延龄

　　　　谢　铮　颜嘉瑢　潘桂娟

王序

丁酉孟冬，延龄教授送来与李家庚教授共同主编的《张仲景医学全集》十册，洋洋五百万言。该书先后两次印刷均已售罄，而新修订的第 3 版即将付梓，以应读者之需，由此我联想到经典的现实意义。

仲景书作为中医的临床经典，一直体现着它独特的永恒价值，使我们对经典心存敬畏。何谓经典？刘知几在《史通》中说："自圣贤述作，是曰经典。"今天我们尤需对经典有更深刻的理解。

其一，我们要亲近经典，学习经典。随着我们对经典理解和领悟的不断加深，更深切地感受到读经典是固本强基之路，安身立命之所。

其二，我们要走进经典，涉猎其丰富的内涵，把握其内在的精髓，使其注入我们的思想，融入我们的生命，并与之血脉相连，成为我们不断进取的不竭源泉。

其三，我们要延续经典。经典不仅可以解读已知世界，而且可指引对未知世界的探索，是人类思想的宝库。随着时间的推移，我们会从经典中获得新的发现，拓展新的深度和广度，从而延伸了经典的长度。

弘扬经典需要赋予新的诠释和解读。《张仲景医学全集》集仲景学研究之大成，从源流、症状、诊断、疾病、药物、方剂、方族、养生、实验、临床诸方面进行系列研究，不仅构架新颖，内容翔实，而且反映当代研究进展，使经典穿越时空，具有强烈的时代感，是一部耐读耐用的细流绵长的书。

我与延龄教授过从多年，深感其儒雅与书卷气息。延龄教授得伤寒大家刘渡舟先生的亲炙，扎根临床，治伤寒学成就斐然，如《伤寒论研究大辞典》之编撰，方药量效研究等，皆称著医林。今值三版《张仲景医学全集》问世之际，乐为之序。

王 琦

除夕之夜成稿，戊戌初一抄于三三书斋

薛序

仲景先师乃医门之圣，医方之祖，犹儒家之孔子也。孔子祖述尧舜，宪章文武，纳诸贤之粹，而成儒学经典，百世尊崇。仲师参岐黄之秘奥，窥炎帝之精微，集古圣心传为一贯，并平脉辨证，师得造化，著成大论。

仲师《伤寒杂病论》一书，诚为医家宗承之规矩，人所共喻。古今伤寒之注疏，何止百家，见仁见智，各有发挥，继承发扬，渐成经方学科。然近代治伤寒学家，当推刘渡舟老也。李培生公称他为"实当今之中医泰斗，一代宗师也。"刘老确可当之无愧。老人家荦荦大端，早见诸家记颂，毋庸赘语。古人语："贤者识其大者，不贤者识其小者。"我以微者自居，略陈散言，聊抒心意。

30年前，经吾师祝谌予翁引荐，得与刘渡舟老师相识，并能有幸侍其诊侧，窥先生诊病风采，亲目制方真要，饫闻名论，沐老人敦厚学风，听其论仲师家法之学，往日疑窦，豁然冰释。耳提面命，得其垂教，历经六载寒暑。无奈钜夫天资愚钝，加之努力有亏，未得先生学术之万一。然虽未能尽领神会，因在青年，尚可强论。与刘老往日津津故事，却犹历历在目。昔在中山堂名医讲坛，聆闻刘老《伤寒论》演讲，多从实案阐释理论。既有坚守优秀传统，亦有在无字处的突破与创新。绝鲜拘于陈规，重复文字敷衍。后学者好懂，颇得神会，易于掌握，参用效卓。在《柴胡剂之临床应用》释讲中，刘老扼要列举柴胡汤十三方的辨治法则，更让闻者耳目一新，记忆犹深。充分意会到经方"活"之奥妙。尤其先生那段："我只是概括介绍了小柴胡汤的加减证治，虽列举一十三方，仍为举一反三而设，不能尽其所有。其中参与临床经验，而与《伤寒论》记载不尽全合"那段话，联系到老人家灵动方药化裁，剂量随证变化中可以看出，经方绝非"一药不能易"的金科玉律。古方今用，切记辨证施治原则，随证施化，因症对应加减，自可使古老的经方不断焕发出新的生命力。

自古学术传承，必有其机缘。傅君延龄，敦敏仁厚，幼承家学，及长得遇名师李培生公亲炙，究之至极，于以明其学问，神用其方，尽得李翁之真髓。培生公襟怀广博，不拘门户，甚是敬重刘老临床学问之道，遂亲携爱徒延龄绍介刘师，经予再造。刘老广德仁义，慨然应允，延龄君亦不负师德，以优异成绩，荣登榜首。成为渡舟师及门，传为医界佳话。延龄方家，精勤学术，孜孜不倦，治伤寒学凡数十年。悟读叔和，肱经三折，临证求是，探究科学资证，化古为今，皆从实用。于是组织伤寒学门诸子，亟取古今经方研究之秘奥，登堂入室，得胸中千卷之书，又能泛览古今名迹，炉锤在手，矩矱从心，撰成《张仲景医学全集》凡十卷，分别为《张仲景医学源流》《张仲景症状学》《张仲景诊断学》《张仲景疾病学》《张仲景药物学》《张仲景方剂学》《张仲景方方族》《张仲景养生学》《张仲景方剂临床应用》《张仲景方剂实验研究》。选择既精，科类悉备，医统医贯仲景学术古今医集。展观之余，自有一种静穆之致，扑人眉宇。其中尤为珍者，是书之三大特色：一是以现代医科门类划分内容，便于古方今用；二是还原仲景临床医学风貌，绝少空泛陈词；三是参以现代科学方法证实成果，而更加著显“古为今用，西为中用”之妙要。傅君团队诸子大作，岂能专美于前人哉，实乃叔和之后，于仲景学说之光大，又一时代功臣也。业医爱医者如能手置一部是书，逐类考究，于中医前途，必得光明昌大之一助矣。

余幼承家学，及长受业祝翁谌予恩师。先人语曰：仲景之书，终生侍侧，始获常读常新之悟。仆业医近五十年，习读大论，并勤于临证，未感稍怠，始略得门径，以为通经贵手实用。今生得遇延龄先生，吾对其至真品德、学养造诣深为服膺，幸成知己，愿与明达共商之。亦窃愿氏君能沉绚此编，若得窍要，必可发皇圣学，造福桑梓。拉杂数语，故充为之序。

薛钜夫

丙申冬日写于金方书院

前言

  《张仲景医学全集》的初版时间是 2005 年。全套图书共 10 册，近 500 万字，出版之后得到广大读者的欢迎，特别是得到张仲景医学爱好者的喜欢，所印图书于 5 年间销售一空。于是在 2010 年，出版社与我们商量出第二版。承蒙各分册编写人员的鼎力支持，我们在较短的时间内对第一版书稿进行修订、增补，至 2012 年第二版问世。第二版仍然大受欢迎，出版 3 年之后，大部分分册即售罄。这时出版社又与我们商量出第三版。我们随即与各分册主编、副主编联系，传达出版社的意向，得到积极响应。二修工作于 2016 年展开，到 2018 年 7 月完工。

  这些年来，全国乃至全球出现了持续的经方热。经方热也可以说就是仲景医学热。为什么这些年会出现经方热或者曰仲景医学热？我想原因是多方面的。首先最重要的一点就是张仲景医学具有极高的实用价值。其次是经方具有很多突出的优点：药味精当，配伍严谨，结构清晰，不蔓不枝，药力专注；适应证明确；药物平常易得，价格不高；经方为医方之祖、医方之母。说到这里我想提一提清代医家曹仁伯讲的一段话。曹仁伯在讲经方理中汤的加减应用时说：理中汤是治疗太阴脾病的一首极好的药方，得到后世医家的广泛应用，在应用过程中又形成了许许多多以理中汤为基础的新药方，如连理汤、附子理中汤、理阴煎、治中汤、启峻汤，等等，于是理中汤的适应证范围更全面，应用更广。曹仁伯说一位医生，如果你对张仲景的每一个药方都能像用理中汤这样去应用，那你还担心不会成为名医？你一定成为一位声名不胫而走的优秀医生！"苟能方方如此应用，何患不成名医哉！"第三点是仲景医学的教育价值，仲景医学是培养医生的良好教学模式。千百年来的历史已经证明，学好仲景医学便能成为好医生；大师级的医生都具有深厚的仲景医学功底。学仲景医学虽然不一定会成为好医生，但是不学仲景医学肯定不会成为好医生！最后一点是现实形势。相当长一段时间以来，由于种种客观的和人为的原因，临床中药处方的药味数变得非常多，20味左右以及二三十味药物的处方十分多见，更多药味数的处方也不少见，我曾见过一些40味以上药味的处方！药味数巨大的药方，其结构、药物间的相互关系与影响、其功能及适应证，试问谁能够看得明白？是否尽在处方者的把握之中？相比较起来，经方和仲景医学的简明、清晰、严谨、自信，使它具有很大的召唤力，很大的魅力，仲景医学很自然地令众人神往！

人们重视经方，学习仲景医学，这是一桩好事。因为人们重视经方，学习仲景医学，这有助于让中医学回归其本来目的。医学的本来目的是什么？是防治疾病！医药是用来防治疾病的，此外别无其他！张仲景说医学"上以疗君亲之疾，下以救贫贱之厄，中以保身长全，以养其生"，它不应该是孜孜汲汲务利的工具。明确这个目的之后，医生应该选择学习什么，应用什么，追求什么，一切都有了答案。医生应该学习应用那些效果最好、资源消耗最少、花费最低、不良反应最小的技术和方法。

现代医学科学在近几十年来取得了辉煌的成绩和巨大的进步，但是它仍然走在发展进步的路上，远远不能满足人民医疗和保健的需要，即便在医学发达的国家，情况也是如此。我坚定地认为，在现代医学发展良好而且又能够充分应用传统医学的几个东方国家和地区，如日本、韩国、新加坡，以及中国台湾、香港和澳门地区，当然还有中国大陆地区，人民的医疗保健体系相较其他国家是较为完善的，较为优越的。台港澳新的传统医学是中医，日、韩的传统医学从本质上也是中医。在那些没有充分发展和应用中医的国家，无论其现代医学水平多么高，他们的医疗保健体系是有缺陷的，是跛脚的，是不完善的。其实中医能够成为其医疗保健体系很好的补充。笔者（傅延龄）曾经到过五大洲的几十个国家和地区，清楚地看到这一点。比如当今仍有许多疾病，现代西方医学一筹莫展，中医却大有可为。我在国外曾经遇到被慢性头痛、身体疼痛，或慢性咳嗽、慢性腹胀、慢性虚弱长年折磨的患者，那些在那里长年得不到有效医治的病证，若遇到中医还算难事吗？！苟利人民是非以，岂因中西趋避之！中西互补能够让人民享有完善的医疗保健体系。天佑中华，中医学得以被继承下来并被发展起来！任重道远，我们一定要让中医学进一步提高起来并很好地发展下去。

值此《张仲景医学全集》第 3 版重修之际，我们要借此机会感谢各分册的主编、副主编和全体参与重修的人员，感谢大家认真负责且及时地完成第 3 版修稿工作。特别感谢中国医药科技出版社给予的巨大支持！同时，我们也要感谢广大读者对本书的认可和支持！

傅延龄　李家庚

2018 年 7 月

目录

第一章

张仲景医学的渊源

张仲景，名机，字仲景。陈寿《三国志》、范晔《后汉书》无传。唐·甘伯宗《名医录》云：张仲景为"南阳人，名机，仲景乃其字也。举孝廉，官至长沙太守，始受术于同郡张伯祖。时人言，识用精微过其师"。甘氏的这种说法虽然所据不详，但多为后世所接受。

张仲景为东汉末年人。《隋书经籍志》著录："张仲景方十五卷。仲景后汉人。"至于其准确的生卒年月，一般认为他生于公元 160 年，卒于建安二十四年（公元 219 年）。《太平御览·何颙别传》曰："同郡张仲景总角造颙，谓曰：君用思精而韵不高，后将为良医。""总角"既可以是幼年，亦可以是少年的称谓，幼年、少年皆为"总角"时期。根据这条记载，推测张仲景见何颙时，大概是十二三岁的年纪。也有人认为张仲景生于公元 150 年，卒于公元 211 年。还有人认为张仲景生于公元 150 年，卒于 219 年。另有一种说法，认为张仲景生于公元 142 年至 145 年之间，卒于 210 年左右。要准确考证张仲景的生卒之年是一件十分困难的事情。

按照《何颙别传》《名医录》的记载，张仲景是南阳人。《襄阳府志》亦持如是说法："按《襄阳府志》：张机，字仲景，南阳棘阳人，学医于同郡张伯祖，尽得其传。灵帝时，举孝廉，官至长沙太守。少时与同郡何颙客游洛阳。颙谓人曰：仲景之术，精于伯祖。仲景宗族二百余人，自建安以来，未及十稔，死者三之二，而伤寒居其七，乃著伤寒论十卷行于世。华佗读而喜曰：此真活人书也。

又著《金匮玉函要略》三卷。汉魏迄今,家肄户习,论者推为医中亚圣,而范蔚宗《后汉书》不为仲景立传,君子有遗憾焉。"关于张仲景的籍贯,除了河南南阳的说法以外,还有涅阳、棘阳、枣阳几种说法,涅阳说、棘阳说和枣阳说皆出现于明清以后,但缺乏史料佐证。一般多认为张仲景出生于河南南阳。

张仲景撰写了《伤寒杂病论》,这是一部伟大的著作,它奠定了中医理法方药结合的基础,树立了辨证论治的原则,对中医学的发展产生了极其深远的影响。其后中医临床医学的发展主要是在《伤寒杂病论》的基础上发展起来的。可以说,《伤寒杂病论》是中医临床医学的重要源头。后世医家学习、继承、补充、发挥和发展《伤寒杂病论》的理论和辨证论治方法,如此遂形成了源远流长、内容丰富的张仲景医学。

第一节　汉以前医学分派

中医学源远流长,其学术形成与发展、流派演变既与医家对人体生理和病理的认识相关,同时也受各历史时期文化、社会、政治以及相关学科状况的影响。春秋战国之际,我国的社会结构发生了重大的变化,生产关系的变更与冲击,推动了社会的发展,随之而来的是各种学术文化的迅速发展,不同学术流派的形成,这便是那一时期诸子百家学术争鸣、百花齐放的繁荣状况。

范文澜在《中国通史简编》中曰:"郑国子产创法家,齐国孙武创兵家,鲁国孔丘创儒家,重要学派除了道家,东周后半期都创立了。基本原因就在东周社会,由于兼并战争而发生巨大变化。宗族制度在破坏,家族制度在兴起。在兴起的经济基础上,反映出创造性的学术思想。"那一时期的医学发展也不例外。从汉代前医学发展状况来看,当时医学已有师承授受关系。如《史记·扁鹊仓公列传》载有扁鹊师从长桑君,其学生有子阳、子豹等人。另按《说苑》的记载,扁鹊的学生还有子容、子明、子越、子游、阳仪诸人。《史记·扁鹊仓公列传》记载太仓公淳于意学医于公乘阳庆和公孙光,其弟子有宋邑、高期、王禹、冯信、杜信、唐安等。师承授受关系的存在是学术流派形成的重要原因，也是其重要基础。

这一时期，不仅出现了以扁鹊为代表的众多医家，也有很多重要的医学著作，其中反映出不同的学术流派、不同的学术观点。中医现存最早的理论医学巨著《黄帝内经》就是从战国到两汉时期形成的。《黄帝内经》中方药方面的知识较少，而关于脏腑、经络、病因、病机、诊法、治则、针灸、辨证、摄生九个方面的知识则甚为丰富。在这一时期问世的理论医学著作还有据说是扁鹊所撰的《难经》。《难经》的不少学术观点与《黄帝内经》不同，如它关于命门、三焦的认识，以及它关于关格的认识等便与《内经》存在一些明显的不同。《神农本草经》是现存最早的本草学专著，托名为神农所著，学术界认为它是临床医学或曰"经方派"的代表性著作。

在春秋战国到东汉的一段时期，已经出现理论医学与临床医学的分派。学术界认为，张仲景是中医临床医学派代表性的杰出人物。

根据东汉·班固（公元32～92年）所撰《汉书·艺文志·方技略》，医家被划入"方技"一类，方技包括医经、经方、房中、神仙四派。"医经"派以中医理论研究为主，他们在学术上的特点是"原人血脉、经络、骨髓、阴阳、表里，以起百病之本、死生之分，而用度箴石汤火所施，调百药齐和之所宜"。医经派的代表性著作是《黄帝内经》《难经》等。

"经方"派则指用经验方治疗疾病的临床医学流派，他们的学术行为特点是"本草石之寒温，量疾病之浅深，假药味之滋，因气感之宜，辨五苦六辛，致水火之齐，以通闭解结，反之于平"。《汉书·艺文志》记载的经方十一家著作均已佚失。学术界认为，现存的《神农本草经》和已经亡佚的《汤液经法》是临床医学流派的代表性著作。

张仲景正是在全面继承与总结前人的医学成就基础上，熔医学理论与方药于一炉，写成了我国第一部理法方药完备的临床医学著作《伤寒杂病论》。张仲景在《伤寒论·序》中说："感往昔之沦丧，伤横夭之莫救，乃勤求古训，博采众方，撰用《素问》《九卷》《八十一难》《阴阳大论》《胎胪药录》并平脉辨证，为

《伤寒杂病论》，合十六卷。""勤求古训"指出了《伤寒杂病论》的渊源。《素问》《九卷》《八十一难》和《阴阳大论》都是理论医学著作。《九卷》一般认为指的是《灵枢》。《胎胪药录》应该是临床医学著作，大概是一部妇科与儿科学专著，不过其书已经亡佚。有一种观点认为"平脉辨证"也可能是一种临床医学著作。

"博采众方"的"众方"，除了《素问》《九卷》《八十一难》《阴阳大论》《胎胪药录》等以外，还有哪些著作呢？晋代皇甫谧（公元 215～282 年）《针灸甲乙经·序》说，"伊尹以元圣之才，撰用《神农本草》以为《汤液》。仲景论广伊尹《汤液》为数十卷，用之多验。"有学者经考证认为，皇甫谧所言伊尹《汤液》可能就是《汉书·艺文志》所载"经方"类著作中的《汤液经法》。《汉书·艺文志》提到的另一种著作《神农黄帝食禁》，它的一些内容经过考证，可能见于张仲景《金匮要略》的最后两篇，即《伤寒杂病论》的食禁部分。有学者把《汉书·艺文志》经方十一卷的标题与《金匮要略》的篇名相对照，发现二者十分吻合："以两者部类而言，则彼此略可覆掩，没有过多差异。"这些资料说明《伤寒杂病论》与《汉书·艺文志》所载"经方"类著作之间存在着密切的联系。

《汉书·艺文志》所提到的"房中"及"神仙"两派，他们所关注的重点在于养生，倾向于"和平寿考"的摄生观念及追求一种所谓"荡意平心，同死生之域，而无怵惕于胸中"的宁静祥和的精神境界，从而达到"保性命之真"的终极人生追求。其具体内容偏于养生与修炼，而其目的则在身体健康的基础上追求长生不老，这与以医治疾病为主的理论医学及临床医学有所不同。

第二节 《伤寒杂病论》的几种重要学术渊源

一、《汤液经》

晋·皇甫谧《针灸甲乙经·序》中云："伊尹以元圣之才，撰用《神农本草》，以为《汤液》。"又云："仲景论广《伊尹汤液》为十数卷，用之多验。近代太医令王叔和撰次仲景遗论甚精，皆可施用。是仲景本伊尹之法，伊尹本神农之经，得不谓祖述大圣人之意乎？"《伊尹汤液》在《隋书经籍志》中已不载，而《隋书经籍志》主要依梁阮孝绪《七录》和《隋大业正御书目录》而成，则知《伊尹汤液》在三国之末齐梁之前（公元 265～502 年）已经遗失。汉·班固《汉书·艺文志》经方类著录"《汤液经法》三十二卷"。所谓《汤液经法》之书，亦久佚。宋·王应麟《汉书艺文志考证》云："《内经·素问》有《汤液醪醴论》。《事物纪原》：《汤液经》出于商伊尹。《郊祀志》：莽以方士苏乐言，起八风台于宫中，作乐其上，顺风作《汤液》。皇甫谧曰：仲景论广《伊尹汤液》为十数卷"，认为仲景据《伊尹汤液》而为《伤寒杂病论》。清·姚振宗《汉书艺文志条理》在"汤液经法三十二卷"下云"按后汉张机仲景取是书论次为十数卷"。另外，姚振宗在《后汉艺文志》"张仲景方十五卷"下云："按王应麟《汉书艺文志考证》引皇甫谧曰：仲景论广《伊尹汤液》为十数卷。按汉志经方家有《汤液经法》三十二卷，仲景论定者，盖即是书。"根据王应麟、姚振宗二人所考，皇甫谧所言之《伊尹汤液》，即班固《汉书·艺文志》所谓的《汤液经法》。

据《针灸甲乙经·序》推测，皇甫谧亲见并曾阅读《伊尹汤液》，而且还曾亲见"太医令王叔和撰次仲景遗论"，他对比二者，得出结论：《伤寒杂病论》是仲景在《伊尹汤液》一书基础上"论广"而成。"论"者，所谓"研究"和"条理化"；"广"者，所谓"扩大"和"补充"。张仲景正是在对《伊尹汤液》一书进行研究和条理化，并结合自己的医疗经验而增补与扩充一些内容，撰成此书。这正与《伤寒论·序》所言"勤求古训，博采众方"之意合拍。

林亿《伤寒论序》云："夫《伤寒论》盖祖述大圣人之意，诸家莫其伦拟，故晋皇甫谧序《甲乙经》云：伊尹以元圣之才，撰用《神农本草》以为《汤液》，汉张仲景论广《汤液》为十数卷，用之多验。近世太医令王叔和撰次仲景遗论甚精，皆可施用。是仲景本伊尹之法，伊尹本神农之经，得不谓祖述大圣人之意乎？"与皇甫谧一样，林亿亦认为《伤寒杂病论》是张仲景在《伊尹汤液》一书基础上"论广"而成。

有关《汤液经法》的作者，从今存文献看，最早为皇甫谧云是商人伊尹"撰用《神农本草》，以为《汤液》"。但有学者认为，最早著录于《七略》的《汤液经法》一书，直至班固所修《汉志》，均不曾著录其撰著者。从我国文化发展史与医学发展史的角度看，若云商人伊尹"为《汤液》"之书，其可能性是很小的。《汤液经法》的作者极有可能是托伊尹之名。皇甫谧的说法，无论是依据某种文献，还是得之于口耳相传，均难令人相信。

《汤液经法》一书在现存的医学文献中著录或引录甚少。1988 年中国中医研究院中国医史文献研究所马继兴教授主编的《敦煌古医籍考释》和 1994 年甘肃中医学院丛春雨先生主编的《敦煌中医药全书》，均收录《辅行诀脏腑用药法要》（下简称《辅行诀》）一卷，其卷端署"梁华阳隐居陶弘景撰"。据考证此书可能为陶弘景所撰，抄写年代约在宋代以前。该书的不少内容为张仲景继承《汤液经法》提供了佐证。《辅行诀》书中有言："陶弘景云：商有圣相伊尹撰《汤液经法》三卷，为方亦三百六十首……实万代医家之规范，苍生护命之大宝也。""今检录常情需用者六十首，备山中预防灾疾之用耳。"表明该书为《汤液经法》的节略本。书中又言："汉、晋以还，诸名医辈，张机、卫汛、华元化、吴普、皇甫玄晏、支法存、葛稚川、范将军等，皆当代名贤，咸师式此《汤液经法》，愍救疾苦，造福含灵。"《辅行诀》的这句话说明张仲景曾师于《汤液经法》。《辅行诀》中有多处引录《汤液经法》文，其方剂与《伤寒杂病论》诸方有惊人的相似。如小阳旦汤即《伤寒论》之桂枝汤，大阳旦汤即《金匮要略》之黄芪建中汤加人参，小白虎汤即《伤寒论》之白虎汤，大白虎汤即《伤寒论》之竹叶石膏汤，小朱鸟汤即《伤寒论》之黄连阿胶汤，小玄武汤即《伤寒论》之真武汤等。

二、《黄帝内经》

目前学术界比较一致的看法认为，《黄帝内经》是春秋战国时期的作品，其成编则在战国至西汉之际。《黄帝内经》是《伤寒杂病论》的重要的理论基础。

仲景在《伤寒论·序》中言："撰用《素问》《九卷》《八十一难》《阴阳大论》《胎胪药录》并平脉辨证，为《伤寒杂病论》，合十六卷。"一般认为，仲景所说的《九卷》就是《灵枢》，与《素问》合为《黄帝内经》，简称《内经》，它是《伤寒杂病论》的理论基础。至于张仲景所说的《阴阳大论》，据林亿校正《素问》时提出的看法，《素问》与《阴阳大论》原为二本书，王冰将二书合而为一，仍名《素问》。《素问》之七篇大论便是《阴阳大论》的内容，主要论述运气学说。后世医家如成无己等用《素问》中七篇大论之理解释《伤寒论》。

这里选择几个与伤寒相关的问题看《伤寒杂病论》与《内经》的关系。

（一）伤寒的概念

关于"伤寒"，《内经》认为"寒"是一切外感热病的病原。《内经》指出："冬伤于寒，春必温病。""人之伤于寒也，则为病热。""凡病伤寒而成温者，先夏至日者为病温，后夏至日者为病暑。"此外，《素问·热论》又说，"今夫热病者，皆伤寒之类也。"这句话可以有两种理解：其一，热病就是伤寒，伤寒即是热病；其二，热病大多属于伤寒一类的疾病。

张仲景继承了《内经》中伤寒的概念。但张仲景著作中伤寒的概念与《内经》也有一些不同。《伤寒例》云："冬时严寒，万类深藏，君子固密，则不伤于寒。触冒之者，乃名伤寒耳。其伤于四时之气，皆能为病。以伤寒为毒者，以其最成杀厉之气也。中而即病者，名曰伤寒；不即病者，寒毒藏于肌肤，至春变为温病，至夏变为暑病。暑病者热极，重于温也。"《伤寒杂病论》明确提出触冒冬寒而病伤寒，不过伤寒虽然主要发于冬季，但春夏秋皆有发生；《内经》里也有伤寒伏气学说，但张仲景明确提出了"不即病者，寒毒藏于肌肤"，至春、夏、秋乃发。

（二）伤寒的分证

张仲景对《素问·热论》伤寒三阴三阳分证的方法有很多发展，建立了较为完整的伤寒三阴三阳辨证体系，后世又称六经辨证体系。《素问·热论》曰："伤寒一日，巨阳受之，故头项痛腰脊强。二日阳明受之，阳明主肉，其脉侠鼻络于目，故身热目疼而鼻干，不得卧也。三日少阳受之，少阳主胆，其脉循胁络于耳，故胸胁痛而耳聋。三阳经络皆受其病，而未入于脏者，故可汗而已。四日太阴受之，太阴脉布胃中络于咽，故腹满而咽干。五日少阴受之，少阴脉贯肾络于肺，系舌本，故口燥舌干而渴。六日厥阴受之，厥阴脉循阴器而络于肝，故烦满而囊缩。三阴三阳、五脏六腑皆受病，荣卫不行，五脏不通，则死矣。"仲景之六经辨证体系对《内经》三阴三阳辨证方法有很多的发展。《素问·热论》只论述了伤寒的部分热证、实证，而未论及虚证、寒证；论其变化仅及于"两感"，论其治法亦只局限于汗、下二法。而《伤寒杂病论》则全面论述了伤寒的发生发展过程及其证候特点，脏腑经络、气血津液的寒热虚实病变皆有细致的论述，治法则汗、吐、下、和、温、清、消、补八法赅备，针药合施。《素问·热论》论三阴三阳病证但言其常而不及其变，而《伤寒杂病论》则详细地论述伤寒的各种兼证和变证；《素问·热论》论伤寒的传变拘于时日，而《伤寒杂病论》论伤寒传变则不拘时日，而以脉证为凭。

有学者认为，仲景六经辨证是在《灵枢·经脉》十二脏腑经络基础上发展而来，但不排除受到《素问·热论》的影响。若将《伤寒论》与《灵枢·经脉》联系起来看，则伤寒三阳三阴病变机制及其传变规律便能得到较好的解释。如太阳经证不解循经入腑，则出现蓄水、蓄血之腑证，这都与脏腑经络之间的络属有关。如果仅仅将《伤寒论》与《素问·热论》联系起来看，六经病变的一部分外在表现和发展趋势就难以从脏腑经络的结构、功能上说得明白。

（三）伤寒的病机理论

《伤寒杂病论》虽然是一部临床著作，其病机理论主要渊源于《内经》，是《内经》理论的具体运用和临床发挥。如：《内经》十分重视阴阳，认为"阴阳者，天地之道也，万物之纲纪，变化之父母，生杀之本始，神明之府也"。"善诊者，察色按脉，先别阴阳。"仲景也重视阴阳，将阴阳作为伤寒临床辨证的总纲："病有发热恶寒者，发于阳也；无热恶寒者，发于阴也。发于阳者七日愈，发于阴者六日愈，以阳数七，阴数六故也。"又如：《内经》理论体系中有营卫学说。《灵枢·营卫生会》言："人受气于谷，谷入于胃，以传与肺，五脏六腑皆以受气，其清者为营，浊者为卫，营在脉中，卫在脉外，营周不休。"《灵枢·本脏》曰："卫气者，所以温分肉，充皮肤，肥腠理，司开合者也。""卫气和则分肉解，皮肤调柔，腠理致密矣。"说明卫者卫外，营者营中，正常情况下营卫二气协调配合。仲景应用《内经》营卫理论以阐明外感表证的病机。《伤寒论》云："病常自汗出者，此为荣气和，荣气和者，外不谐，以卫气不共荣气谐和故尔。以荣行脉中，卫行脉外，复发其汗，荣卫和则愈，宜桂枝汤。"又云："病人脏无他病，时发热自汗出，而不愈者，此卫气不和也，先其时发汗则愈，宜桂枝汤。""太阳病，发热汗出者，此为荣弱卫强，故使汗出，欲救邪风者，宜桂枝汤。"《伤寒论·辨脉法》中亦提出"风则伤卫，寒则伤荣，荣卫俱病，骨节烦疼，当发其汗也"。以上阐述病机理论时强调营行脉中，卫行脉外，而造成这些病证的病机在于营卫不和，故选用调和营卫的桂枝汤进行治疗。

《内经》较为广泛地论述了脏腑经络病机。《伤寒杂病论》对疾病之临床表现的记述较多，而较少进行病机阐述。不过张仲景对疾病病机的少数一些表述与《内经》理论是比较一致的。举例而言，《灵枢·邪气脏府病形》言"形寒寒饮则伤肺。以其两寒相感，中外皆伤，故气逆而上行"。而《伤寒论》有言："伤寒表不解，心下有水气，干呕，发热而咳，或渴，或利，或噎，或小便不利，少腹满，或喘者，小青龙汤主之。"此处的"伤寒表不解"为外伤于寒，"心下有水气"则为寒饮在于中，所谓"中外皆伤，气逆而上"，故表现为"咳"、"噎"、"喘"等症状。治疗用散外寒、蠲内饮的小青龙汤。仲景的这段论述，正与《内经》相合。又如《素问·玉机真脏论》言："五脏受气于其所生，传之于其所胜，气舍于其所生，死于其所不胜。病之且死，必先传行至其所不胜，病乃死，此言气之逆行也，故死。肝受气于心，传之于脾，气舍于肾，至肺而死。心受气于脾，传之于肺，气舍于肝，至肾而死。脾受气于肺，传之于肾，气舍于心，至肝而死。肺受气于肾，传之于肝，气舍于脾，至心而死。肾受气于肝，传之于心，气舍于肺，至脾而死。……五脏相通，移皆有次，五脏有病，则各传其所胜。"《素问·脏气法时论》亦曰："肝苦急，急食甘以缓之。"《金匮要略·脏腑经络先后病脉证第一》云："见肝之病，知肝传脾，当先实脾。四季脾旺不受邪，即勿补之。……夫肝之病，补用酸，助用焦苦，益用甘味之药调之。酸入肝，焦苦入心，甘入脾。脾能伤肾，肾气微弱，则水不行，水不行，则心火气盛，则伤肺，肺被伤，则金气不行，金气不行，则肝气盛，则肝自愈。此治肝补脾之要妙也。肝虚则用此法，实则不在用之。……余脏准此。"仲景在此遵循《内经》五脏之气相传而致病的主旨，并以肝病为例，提出具体的治疗方案。治疗肝病，酸为肝之味，故补用酸；肝受气于心，入心者焦苦，故助用焦苦；肝气传之于脾，入脾者甘也，故益用甘味之药调之。此外，仲景提出"余脏准此"，正是他对五行生克，脏腑病机理论的临床发挥。

除此以外，张仲景对于《内经》所言五脏风、风水、石水等病机理论皆有发挥，在此不一一详述。总之，张仲景有关伤寒杂病的病机理论，很多渊源于《内经》。

（四）伤寒的诊治方法

《内经》有很多论述诊法的内容，在方法上初步确立了望、闻、问、切四诊的基础。《伤寒杂病论》诊法与《内经》有颇多契合之处。张仲景在继承《内经》诊法的基础上，在临床上具体应用，同时也给予了充实和发挥。

《素问·方盛衰论》曰："诊无常行，诊必上下，度民君卿。……诊有大方，坐起有常，出入有行，以转神明，必清必净。上观下观，司八正邪，别五中部。按脉动静，循尺滑涩寒温之意，视其大小，合之病能，逆从以得，复知病名，诊可十全，不失人情。故诊之，或视息视意，故不失条理。道甚明察，故能长久。"《内经》的这段文字明确提出诊病的态度与方法，仲景观点与之相符。《伤寒论·序》言："观今之医，不念思求经旨，以演其所知，各承家技，终始顺旧。省疾问病，务在口给，相对斯须，便处汤药，按寸不及尺，握手不及足，人迎趺阳，三部不参，动数发息，不满五十，短期未知决诊，九候曾无仿佛，明堂阙庭，尽不见察，所谓窥管而已。夫欲视死别生，实为难矣。"仲景通过批评当时不负责任医生的种种表现，来强调医生应具备认真负责的态度，诊病要四诊合参，全面分析和掌握病情，这正与《内经》的观点相符。

在《内经》中，脉诊方面既有独取寸口的观点，又有应用人迎、寸口、趺阳的遍诊法。仲景对寸口诊法和三部合参二种诊脉方法均有论述。《伤寒论》条文："心下痞，按之濡，其脉关上浮者，大黄黄连泻心汤主之。""太阳病，寸缓，关浮，尺弱，其人发热汗出，复恶寒，不呕，但心下痞者，此以医下之也。"此类条文所言脉诊内容为寸口诊法，《伤寒论》和《金匮要略》以寸口诊法为主。仲景对疾病的诊断亦采用三部合参遍诊法。如《伤寒论》："趺阳脉浮而数，浮则伤胃，数则动脾。""趺阳脉浮而涩，浮则胃气强，涩则小便数，浮涩相搏，大便则硬，其脾为约，麻子仁丸主之。"《金匮要略》："趺阳脉微弦，法当腹满，不满者必便难，两胠疼痛，此虚寒从下上也。""趺阳脉数，胃中有热。""少阴脉不至，肾气微，少精血，奔气促迫，上入胸膈。"由此可见，仲景继承了《内经》寸口诊法及三部合参遍诊法两种方法，在临床实践中根据具体情况择而用之。《内经》、《伤寒杂病论》也有一些不同。如：《内经》所言遍诊法多数为人迎、寸口、趺阳三部，取少阴脉较少；而仲景所用者则为寸口、趺阳、少阴三部，除在《伤寒论序》中提到"人迎"外，在《伤寒论》正文及《金匮要略》中，均只字未提"人迎"脉。清·徐大椿对仲景的脉学成就作过这样的评价："其脉法，亦皆《内经》及历代相传之真诀。"

在望诊方面，仲景也充分继承了《内经》中有关内容，亦在临床中多有发挥。如明堂五色诊法，《灵枢·五色》篇曰："青黑为痛，黄赤为热，白为寒。"同篇又曰："沉浊为内，浮泽为外，黄赤为风，青黑为痛，白为寒，黄而膏润为脓，赤甚者为血痛。"仲景在《金匮要略·脏腑经络先后病脉证第一》中曰："问曰：病人有气色见于面部，愿闻其说。师曰：鼻头色青，腹中痛，苦冷者死。鼻头色微黑者，有水气；色黄者，胸上有寒；色白者，亡血也。设微赤非时者死。……又色青为痛。色黑为劳。色赤为风。色黄者便难。色鲜明者有留饮。"这些诊断内容，其理论渊源于《内经》，只是仲景用之于临床，更加具体和明确。望形态亦是望诊内容之一。关于痉病的论述，《灵枢·热病》曰："风痉身反折，先取足太阳及腘中及血络出血。"仲景丰富了对该病的认识，如《金匮要略·痉湿暍病脉证第二》中曰："病者身热足寒，颈项强急，恶寒，时头热，面赤目赤，独头动摇，卒口噤，背反张者，痉病也。" 此处"痓"同"痉"。仲景将痉病的临床表现更加具体化，使读者对该病的把握更具可操作性。

《内经》确立了中医的治则，内容十分丰富，主要包括治病求本、因势利导、急治其标、缓治其本、因地因人因时制宜等。在治法方面，其内容更为丰富，包括正治法、反治法、虚实补泻法、汗法、吐法、下法等均有原则性的论述。仲景对上述内容均有所继承，并应用于临床而加以发挥。例如关于因势利导法的应用，《素问·阴阳应象大论》曰："其高者因而越之，其下者引而竭之，中满者写之于内，其有邪者，渍形以为汗，其在皮者，汗而发之。"提出根据邪气所在部位，采取相应的治疗方法，通过最便捷的途径，将邪气逐出体外，治愈疾病。仲景于《伤寒杂病论》中对这一方法进行了充分的应用与发挥。如仲景用"汗法"治疗表证便是出自于"其有邪者，渍形以为汗，其在皮者，汗而发之"的思想。《伤寒论》曰："脉浮者，病在表，可发汗。"在这一理论指导下，仲景根据病邪的性质，结合其具体临床表现，立下数十首治疗表证的方剂，在发汗程度上更提出微汗、小汗、发汗等，并一再强调汗出不可过多，以免损伤阳气，如《伤寒论》桂枝汤下云："遍身漐漐微似有汗者益佳，不可令如水流离，病必不除，若一服汗出病瘥，停后服，不必尽剂。"大青龙汤下云："温服一升，取微似汗，汗出多者，温粉扑之。一服汗者，停后服。汗多亡阳遂虚，恶风烦躁，不得眠也。"这些实践经验，大大丰富了《内经》中"汗而发之"的理论原则，使之一变而成为切实可行的具体方法。

仲景医学的渊源，《伤寒论·序》说："撰用《素问》《九卷》《八十一难》《阴阳大论》《胎胪药录》并平脉辨证，为《伤寒杂病论》，合十六卷。"不过有学者经过考证，提出这段文字非张仲景本人所写，而为后人所加。还有学者认为张仲景撰写《伤寒杂病论》并非根据《内经》，其主要方证乃是源自于《汤液经法》，而其理论则源于经方体系的八纲。仲景在总结整理经方的方证和理论时，"避道家之称"而完善了方证辨证，并由八纲辨证、辨方证发展为六经辨证，撰成《伤寒杂病论》，成为据方证用药治疗疾病的独特的医疗体系。也有日本学者认为，《内经》《伤寒杂病论》两书的文化根源不同，故而属于两种不同的医学流派。笔者认为，无论二者医学流派有何不同，亦无论《伤寒杂病论》的方证体系是否源自《汤液经》，一个不可否认的事实是，仲景生活在东汉末年，作为"勤求古训，博采众方"的一代大医，他必定对业已成书的《黄帝内经》这部医学巨著有所涉猎。《黄帝内经》对仲景学说的影响，不仅仅限于有关热病的论述，它对《伤寒杂病论》全书都有影响，其整体观、恒动观、天人相应观以及辨证论治等中医学术核心思想浸透于整个仲景学说之中。金人成无己作《注解伤寒论》，"以经注论，以论证经"，是很有道理的。

三、《神农本草经》

《神农本草经》（以下简称《本经》）是我国也是世界上现存最早的一部药物学专著，其成书年代未可确考，目前比较一致的看法是，该书非出于一人一时之手笔，大约是秦汉以来，许多医家不断搜集药物学资料，直至东汉才最后加工整理成书。其书托"神农"之名，亦如《内经》托"黄帝"之名一样，乃是出于对古圣的崇拜。《本经》是集东汉以前药物学之大成的名著，该书系统地总结了汉及汉代以前药物学家及民间用药经验，所载药物大多疗效可靠，为我国药物学奠定了基础，对后世中医药学的发展产生了深远的影响。张仲景活动于东汉末年，理应受过《本经》的影响，他在《伤寒论·序》中所提到的《胎胪药录》一书，有人认为可能就是《本经》。其根据为，胎者，始也；胪者，列也。《胎胪药录》可以理解为早期记载药物学的专著。《本经》书名虽最早见于梁代阮孝绪之《七录》，但不等于古无其书，可能早期其书名不同。

《本经》序中说："夫大病之主，有中风，伤寒，寒热，温疟，中恶，霍乱，大腹，水肿，肠澼，下利，大小便不通，奔豚，上气，咳逆，呕吐，黄疸，消渴，留饮，癖食，坚积，癥瘕，惊邪，癫痫，鬼疰，喉痹，齿痛，耳聋，目盲，金创，踒折，痈肿，恶疮，痔瘘，瘿瘤，男子五劳，七伤，虚乏，羸瘦，女子带下，崩中，血闭，阴蚀，虫蛇，蛊毒所伤。"以上疾病多数是《伤寒杂病论》所论的内容。其中"中风，伤寒，寒热，温疟，中恶，霍乱"等伤寒类急重症疾病列为"大病之主"之首，充分体现了《本经》对此类疾病的重视。仲景的思想与其一脉相承。

张仲景《伤寒杂病论》所用药物多宗《本经》旨意，并结合前人与个人的临证经验，有所发挥。徐大椿曾说："汉末张仲景《金匮要略》及《伤寒论》中诸方，……其用药之义，与《本经》吻合无间。"《伤寒杂病论》中共用药 170 余种。经核对，绝大多数为《本经》所载，只有少数不见于《本经》，后见于《名医别录》。细考仲景用药规律，其中颇多与《本经》药物主治相合之处。如大黄，《本经》载："主下瘀血、血闭、寒热，破癥瘕积聚、留饮、宿食，荡涤肠胃，推陈致新，通利水谷，调中化食，安和五脏。"在张仲景方中，桃核承气汤、抵当汤、抵当丸、下瘀血汤中用大黄，即取"下瘀血"之功；鳖甲煎丸中用大黄，即取除"血闭寒热"之效（以治疟母）；大黄䗪虫丸中用大黄，即取"破癥瘕积聚"之力；己椒苈黄丸中用大黄，取其去"留饮"之力；大、小、调胃承气汤中用大黄，即取"破……宿食，荡涤肠胃，推陈致新，通利水谷，调中化食，安和五脏"的作用。

又如知母，具滋阴降火的作用，而《本经》原文又指出：知母"除邪气（这里指湿热水气而言），肢体浮肿，下水。"仲景用桂枝芍药知母汤，以治疗"诸肢节疼痛，身体尪羸，脚肿如脱，头眩，短气，温温欲吐"的湿热痹，其中用知母，即取《本经》上述"下水"的作用，而并非单纯取其清热的功效。在临床上，治疗湿热痹证，关节肢体浮肿者，选用该方往往获效。

再如麻黄，《本经》曰："治中风、伤寒、头痛、温疟。发表出汗，去邪热气，止咳逆上气，除寒热，破癥坚积聚。"《伤寒杂病论》之麻黄，用于发汗解表的有麻黄汤、大青龙汤；用于止咳平喘的，有麻杏石甘汤、小青龙汤；用于寒热止疟的，有牡蛎汤，用治水饮"心下坚大如盘，边如旋杯"的，有桂枝去芍药加麻辛附子汤。其主治与《本经》基本一致。

又如人参，《本经》原文首提"主补五脏"。五脏属阴，其义为主养阴。张仲景在《伤寒论》中，有人参的方剂，也多用于汗、吐、下后阴伤之症，以救津液。而回阳方中，如四逆汤、通脉四逆汤等均不用人参。但其中回阳方中也有用人参者，如四逆加人参汤用人参，这是用于利止而亡血者；茯苓四逆汤用人参，这是用于汗、下之后而阴液受伤者。这说明上述经方中用人参，是取其养阴的作用，而并非取其以补气回阳为主的功效。

又如干地黄，《本经》原文指出能"逐血痹"，《名医别录》载能"通血脉"，徐大椿在《神农本草经百种录》中指出：干地黄性质"滑利流通"，而有"行血之功"。故张仲景的大黄䗪虫丸及炙甘草汤中用干地黄，绝不是单纯取其滋阴的作用，而更重要的还是取其行血、逐血痹的功效。

同时，结合仲景所论之条文，反过来则容易理解《本经》用药主治之真义。以白术为例，《本经》载能"止汗除热"。根据有关经方的主治病证和方义分析，此处所论汗出发热，决不是桂枝汤证的自汗出发热，而应是治风湿相搏的发热汗出。属于后者才用白术以蠲除湿邪，而止汗除热。如防己黄芪汤，治风湿或风水，身重汗出恶风；甘草附子汤，治风湿相搏，骨节烦疼，汗出短气。根据上述经方的主治病证，对白术的理解，以白术治风湿相搏的汗出为准确。

又如厚朴，《本经》"主中风伤寒，头痛寒热"。根据有关经方的主治病证和方义分析，对上述原文不能理解为厚朴治伤寒中风之主症，而应是治疗伤寒中风之变症。也就是说，应用于伤寒中风，头痛发热之表证未解，而脾阳不振，湿阻气滞而致的其他变症。故用厚朴行气燥湿，以助其他解表药宣散邪气。如厚朴麻黄汤，为伤寒表邪不解，水饮上迫，导致"咳而脉浮"而设，方中用厚朴以降逆燥湿，顺气宣表，而助麻黄发散寒邪。再如桂枝加厚朴杏仁汤，为中风误下，表邪未解，肺气不宣而设，方中用厚朴行气降逆而平喘，以温通之性，助桂枝解肌疏风。由此可见厚朴虽无发散作用，但在特定的条件下，能助解表药发散表邪。故周岩在《本草思辨录》中指出："厚朴苦温散寒满，其气向表。"邹澍在《本经疏证》中谈到："此厚朴不必治伤寒中风，而伤寒中风内外牵连者，必不可无厚朴，此所以推之为首功欤。"因此，对仲景用厚朴原文的理解，以治伤寒中风之变症（即表证未解，而内有湿阻气滞等变症）更为准确。

再如麦门冬，《本经》主"胃络脉绝"。此处"胃络"应为胃之大络，名"虚里"。"脉绝"应指脉有间歇状。周岩在《本草思辨录》中谈到："窃谓胃之大络，内通于脉，脉绝乃胃络不贯，……麦冬补胃阴以通络，而脉得所资则有之。"邹澎在《本经疏证》中也说："盖麦冬之功，在提曳胃家阴精，润泽心肺（心主血脉，百脉皆朝于肺），以通脉道。"《珍珠囊》言麦冬"生脉保神"。炙甘草汤主心动悸、脉结代，方中用麦冬即证实了主"胃络脉绝"之原意，确有"生脉"之功。

综上所述，经方用药本于《本经》，二者关系极为密切；《本经》为仲景用药之渊源。在研究经方或《本经》时如将二者互相印证，就能加深对经方及《本经》原文的理解，这对于临床辨证用药是具有指导意义的。

四、《难经》

《难经》为中医的重要经典名著之一，历代医家多奉之为"医经之心髓，救疾之枢机"。张仲景在《伤寒杂病论·序》中所云之《八十一难》，即为《难经》。《难经》传说为秦越人所著，文献记载中最早为之作注的是三国时期东吴太医令吕广。关于《难经》的成编年代，学术界素有不同的看法，有战国说、西汉说、两汉说、东汉说、六朝说、唐代说等，其中以成编于西汉说为多数学者认可。《难经》的形成为中医奠定了重要的理论基础。张仲景所著《伤寒杂病论》在伤寒的概念与分类、整体观念、诊治原则及判断疾病预后等方面，无不融汇着《难经》的学术思想。

（一）伤寒的概念与分类

《难经》认为"伤寒有五"。《五十八难》云："伤寒有几，其脉有变不?然。伤寒有五，有中风，有伤寒，有湿温，有热病，有温病，其所苦各不相同。"此处伤寒作为病名出现。原文明确指出伤寒有广义和狭义之分，广义伤寒是各种外感病的总称，它包括中风、伤寒、湿温、热病、温病五种；狭义伤寒是外感病之一。仲景顺承了这一思想，在《伤寒论》中既写了广义的伤寒病如湿病、暑病等，又写了狭义伤寒，即与中风相对的伤寒。所以徐灵胎说："伤寒，统名也，下五者伤寒之分证也……古人皆谓之伤寒，与《难经》渊源一辙。"

《难经》不仅对伤寒明确分类，而且还论述了五种外感病的基本脉象，对于外感病辨证论治方法的形成有重要意义。《五十八难》云："中风之脉，阳浮而滑，阴濡而弱。湿温之脉，阳濡而弱，阴小而急。伤寒之脉，阴阳俱盛而紧涩。热病之脉，阴阳俱浮，浮之而滑，沉之散涩。温病之脉，行在诸经，不知何经之动也，各随其经所在而取之。"其中所述中风、伤寒的脉象，在《伤寒论》中亦得到了体现。《伤寒论》论中风之脉象："太阳中风，阳浮而阴弱"；伤寒之脉象："脉阴阳俱紧者，名为伤寒。"由此可见，《伤寒杂病论》与《难经》是一脉相承的，《难经》为仲景专篇探讨伤寒奠定了基础。

（二）整体观念

《难经》认为人与自然界密不可分，人体阴阳、脉象亦与自然界相应。如《七十难》云："春夏者，阳气在上，人气亦在上。""秋冬者，阳气在下，人气亦在下。"春夏之季自然界的阳气向上，人身的阳气亦趋于肌表而升发；秋冬之季自然界的阳气向下，人身的阳气亦趋于内部而敛藏。《金匮要略·血痹虚劳病脉证并治第六》论阴虚阳浮的虚劳病与季节的关系时云："劳之为病，其脉浮大，手足烦，春夏剧，秋冬瘥。"意即春夏季时自然界阳气外浮而人身之阳气亦外浮，不利于阴虚阳浮证，故病情加重；秋冬季时自然界阳气敛藏而人身之阳气亦内藏，有利于阴虚阳浮证，故病情减轻。

《难经》认为脉与四时不相应则病。如《十三难》曰："见其色而不得其脉，反得相胜之脉者，即死。""假令色青，其脉浮涩而短，若大而缓，为相胜。"此谓色脉相胜，疾病预后不良。例如春令面色青，其脉当弦。假如脉浮涩而短，为脉（肺也。肺脉浮）胜色（肝）；若脉大而缓，是色（肝）胜脉（脾也。脾脉缓）。此皆为色脉不相应，是肺乘肝、肝乘脾的之外兆，预后不良。《金匮要略·脏腑经络先后病脉证第一》亦曰："寸口脉动者，因其旺时而动，假令肝旺色青，四时各随其色，肝色青而反色白，非其时色脉，皆当病。"本条根据人体色脉与自然界相应与否以诊断疾病。肝旺于春，春季当色青脉弦，今反见色白脉浮，为克我之脏色脉也，是色脉与时相违，故知为肺金乘肝木之病，其论述与《难经》所论相合。

《难经》认为五脏之间存在相生相克的关系，相互促进、制约，是不可分割的整体。如《五十三难》曰："心病传肺，肺传肝，肝传脾，脾传肾，肾传心，为传其所胜也。"《七十七难》曰："所谓治未病者，见肝之病，则知肝当传之与脾，故先实其脾气，无令得受肝之邪，故曰治未病焉。中工治已病者，见肝之病，不晓相传，但一心治肝，故曰治已病也。"前者论五脏病相克传变，后者举肝病传脾为例，阐述治未病的原则，均体现了五脏相关的观念。仲景继承了这一学术观点，对此文稍加修改，全文引入《金匮要略》首篇，《金匮要略·脏腑经络先后病脉证第一》云："夫治未病者，见肝之病，知肝传脾，当先实脾。四季脾旺不受邪，即勿补之。中工不晓相传，见肝之病，不解实脾，唯治肝也。……甘入脾，脾能伤肾，肾气微弱，则水不行，水不行则心火盛，则伤肺……。"这种用五行生克关系分析疾病传变规律，及时治疗防患未然的治未病原则，与《难经》所言一脉相承。

《难经》中亦有关于五脏病相生传变的论述。如《五十三难》曰："假令心病传脾，脾传肺，肺传肾，肾传肝，肝传心，是母子相传，竟而复始，如环无端，故言生也。"仲景深入领悟了这一理论。《金匮要略·呕吐哕下利病脉证治第十七》论胃反呕吐病机时曰："以发其汗，令阳微，膈气虚，脉乃数，数为客热，不能消谷，胃中虚冷故也。"汗为心之液，误汗而伤心阳，母病及子，心病传胃而致中土阳气受损，胃阳虚寒不能腐化水谷而致呕吐，此是脏病母子相传。

在治疗上，《难经》亦以五行学说的整体观为指导，解释疾病发生和传变，指导临床补泻。如《难经·六十九难》："虚则补其母，实则泻其子，当先补之，然后泻之。"此是根据五行相生规律确立的治则。所谓补母，是根据五脏母子关系的"母能令子实"，在子脏虚时，补其母脏；所谓泻子，是根据五脏母子关系的"子能令母虚"，在母脏实时，泻其子脏。《难经·七十五难》指出，"东方实，西方虚，泻南方补北方。"《难经》创立了肝实肺虚补水泻火法，用以治疗心肝之火有余，肺肾之阴不足的证候。仲景深受《难经》"补母泻子"、"泻南补北"治则的影响，在辨证组方时，十分重视脏腑间的相互关系。如《金匮要略·脏腑经络先后病脉证第一》篇提出治疗肝病应"补用酸，助用焦苦，益用甘味之药调之。酸入肝，焦苦入心，甘入脾"。提出从肝、心、脾三脏入手调治肝病的组方方法。又如《金匮要略·五脏风寒积聚病脉证并治第十一》论肾着病："其人身体重，腰中冷，如坐水中，形如水状，反不渴，小便自利，饮食如故，病属下焦，身劳汗出，衣里冷湿，久久得之，腰以下冷痛，腹重如带五千钱。"治之用甘姜苓术汤，其甘、姜、苓、术辛温甘淡，不温肾散寒以治下焦，而培土制水以治中焦，通过健脾燥湿祛除肾脏之湿。又《金匮要略·肺痿肺痈咳嗽上气病脉证治第七》："火逆上气，咽喉不利，止逆下气者，麦门冬汤主之。"此言肺胃阴虚，虚火上炎，肺气上逆而发生咳喘，用麦门冬汤治疗。方中重用麦门冬养胃润肺，清降虚火；人参、甘草、粳米、大枣养胃益脾，以生肺津，俾肺津充沛而虚火自降，则咳逆可止。此例运用"培土（脾胃）生金（肺）"之法，病在肺而治重在脾（胃），正是"虚者补其母"治则的具体运用。另如《金匮要略·惊悸吐衄下血胸满瘀血病脉证治第十六》："心气不足，吐血，衄血，泻心汤主之。"此论心火亢盛，迫血妄行所致之吐、衄血，用泻心汤治疗，方中大黄、黄连、黄芩主要归胃经，长于泻胃火。病在心（火），而治在胃（土），正是"实者泻其子"治则的具体运用。凡此种种，皆为《难经》"虚则补其母，实则泻其子"理论的应用。

（三）治疗原则

关于伤寒的治疗，《难经》曾明确提出："伤寒有汗出而愈，下之而死者；有汗出而死，下之而愈者何也？阳虚阴盛，汗出而愈，下之即死；阳盛阴虚，汗出而死，下之而愈。"《难经》认为寒邪外袭，邪盛于表，宜汗忌下；热邪内炽，邪盛于里，则宜下忌汗。《伤寒论》较多地继承了这一原则，太阳病汗之，阳明病清下。《伤寒论·伤寒例》"桂枝下咽，阳盛即毙；承气入胃，阴盛以亡"的原则也符合《难经》的精神。

关于杂病的治疗，《难经》虚实异治的原则在《伤寒杂病论》中也有体现。如《八十一难》曰："经言无实实虚虚，损不足而益有余，……假令肝实而肺虚，肝者木也，肺者金也，金木当更相平，当知金平木。假令肺实而肝虚，微少气，用针不补其肝，而反重实其肺，故曰实实虚虚，损不足而益有余。"此处以肺肝二脏疾病的治法为例，说明虚则补之、实则泻之的原则。肝实肺虚，治当补肺金，泻肝木，使金能平木。又如肺实肝虚，治疗时若不补肝而侧补肺，那就是虚虚实实，泻虚补实，使虚证更虚而实证更实，是错误的治法。《金匮要略·脏腑经络先后病脉证第一》论肝实肝虚不同治法："经曰：虚虚实实，补不足，损有余。是其义也，余脏准此。"与《难经》之旨相符。

综上所述，《难经》是《伤寒杂病论》的重要学术渊源。任锡庚在《难经笔记》中说："《黄帝内经》已阐医学之理，仲景之书始昭医学之实。而《难经》继承《内经》之理，启《伤寒》之实。谈理之处固多，尚实之处亦复不少，体用兼备，华实并茂者也。"

五、《伤寒杂病论》以前的其他几种方书

（一）《五十二病方》

马王堆汉墓出土的医书中重要部分是我国已经发现的最古老的医方——帛书《五十二病方》。这本书共有治疗 52 种病证的 280 个方。原书没有书名，释者根据书中内容，将该书定名为《五十二病方》。这是一部比较完整的方书，每种疾病都有抬头标题，每种病名的标题下分别记载各种不同的方剂和治疗方法，少则一二方，多则二三十方不等。从字体上看，帛书的抄写不晚于秦汉之际。就内容考察，医方是早于《黄帝内经》成书时期，应为公元前 3 世纪末的写本，它汇集了先秦时期许多医药著作的内容，也有秦汉之际的某些内容的增补，保存了远古时期流传下来的若干方药，是古人长期与疾病斗争积累起来的宝贵经验。书中有不少方剂的方后注明"尝试""已验""令（令者，善也）"。它是我国已经发现的最古老的医药文献，对研究我国医药学史具有非常重要的意义。《五十二病方》共有约 15000 字，用药多达 243 种，疾病内容涉及内、外、妇、儿、五官等科100 多种，以外科疾病最多。《五十二病方》所记载的方剂绝大多数由单味药和二味药物组成。有人认为，《马王堆帛书》与张仲景《伤寒杂病论》有一定联系，

《伤寒杂病论》与它的关系较与《黄帝内经》的关系更为密切。

（二）《居延汉简》

20 世纪 30 年代至 70 年代，我国西北边陲居延地区出土了 3 万余枚汉代简牍，是西汉至东汉中期汉王朝屯戍居延边塞军队的文书档案，全部出自当时人的手笔，反映了那时人们对疾病的认识水平，具有很高的史料价值。透过其内容看《伤寒杂病论》，可知《伤寒杂病论》具有很好的临床基础。居延地处西北边陲，昼夜温差很大，冬季气候寒冷，加之生产水平有限，人们的饮食与居住条件较差，他们抵抗寒冷的能力也较差。牍简中有许多戍边卒吏感受风寒而发病"病苦伤寒"的记载，说明"伤寒"在汉代是一种主要的常见病，人们对伤寒一病有较多认识与理解。牍简中有一枚内容完整的简（甲五〇九），记载伤寒四物，乌喙十分，术十分，细辛六分，桂四分。以温汤饮一刀圭，日三、夜再行，解汗不出。本方用辛温发汗散寒的方法治疗伤寒，从药物组成、服用方法，到叙述方式，都与《伤寒杂病论》有相似之处。可见《伤寒论杂病论》是在汉代临床医学基础上发展起来的。在《居延汉简》中，温热药的使用很普遍，说明当时寒邪为病较多。

另据薛愚主编《中国药学史料》的说法，公元 1930 年，中国学术团体协会必备科学考察团同瑞典学者贝检曼在甘肃延海汉张掖据延都尉遗址中发现了 1 万多片木简，其中一片正是上述甲五〇九简。有的学者认为它是治伤寒病的最早的方剂，故作者特将该书命名为《伤寒论前方》。木简上所写药物的剂量是以"分"为计量单位。据云诸木简中有年号，从汉太初三年（公元前 102 年）到后汉建武六年（公元 30 年），但西汉晚年的内容占多数。这说明在西汉已经出现了复方。《伤寒杂病论》的方剂与之相似，提示它可能是张仲景方剂的源头。

（三）《汉武威方》

武威汉简于 1972 年在甘肃武威县发掘出土，为木质医药简牍，共 92 枚，是东汉早期墓葬品，其时间大约在汉光武稍后，汉明帝和汉献帝间，即公元 25～88

年。简牍有关医药的内容是极为丰富的，包括内科、外科、妇科、五官科等方面的知识，还记载了各科疾病的病名、症状、药物剂量、制药方法、服药时间等，也有针灸经络、药物禁忌、药方主治等方面的内容，用药 100 多种。从内容上看，该简牍属于医学杂记。其最后一枚上有"右治百病方"，故《汉武威方》又名《治百病方》。不过该简牍记载的疾病仅有 36 种，而不是 100 种。据此推论，该简牍已经散失了大部分的内容。《汉武威方》与《伤寒杂病论》成书年代比较接近，也在一定程度上反映了东汉时期中医药学的状况与水平，反映了东汉时期医药学发展过程中不同系统间相互衔接的关系。与《伤寒杂病论》一样，《汉武威方》较多应用桂、附等温热药物，这可能与当时自然环境、气候有关，与患者的体质有关，也与医生用药习惯有关。

第二章

《伤寒杂病论》成书的时代背景

第一节　成书年代

关于《伤寒杂病论》的成书年代，古今学者多有考证。《伤寒论·序》："建安纪年以来，犹未十稔，其死亡者，三分有二，伤寒十居其七。感往昔之沦丧，伤横夭之莫救，乃勤求古训，博采众方……为伤寒杂病论，合十六卷。"如果《伤寒论·序》的确是张仲景所写，那么《伤寒杂病论》就成书于建安年间。大多数学者同意这个说法。如方有执《伤寒论条辨》云："是书也，仲景之作于建安，汉年号也。"人们根据张仲景自序"建安纪年以来犹未十稔"的话进一步推算，《伤寒杂病论》的撰写年代约在公元 206 年前后。也有学者认为《伤寒杂病论》始撰于建安以前，成于建安年间。还有少数学者认为它的成书年代当在六朝之后。另有一种观点认为："建安纪年"为建安十二年，则著书应在建安二十年之后；还有日本学者提出建安乃建宁之误，并结合史料记载的大疫流行年代，认为《伤寒杂病论》的著述应该始于建宁十年（公元 178 年）之后。总之，关于《伤寒杂病论》著述的起迄年代史家并无明确记载，目前尚需存疑。

第二节　时代背景

我们在关注张仲景著述的时候，应留意仲景著述时所处的时代背景。春秋战国以后，中医学发展较快，特别是《黄帝内经》《难经》《神农本草经》以及其他医经、医方著作的问世，标志着也推动了医药学的大发展，预防医学、基础医学、临证医学均已形成较为完整的体系，中医整体观念和辨证论治的原则初步确立。这种医药学的内环境是《伤寒杂病论》撰写的成熟时机。而当时社会背景，则是促成张仲景撰写《伤寒杂病论》的重要因素。

东汉末年，战乱频繁，灾疫连年，民不聊生。史学记载，东汉中后期，我国中原地区疫情频发。《后汉书·五行志》记录有疫情 10 次，全发生在安帝元初六年（公元 119 年）以后。尤其是建安年间（公元 196～219 年），疫情持续时间之长、死亡人数之多，是历史上少见的。

曹操在他的《蒿里行》中进行过这样的描述："铠甲生虮虱，万姓以死亡。白骨露于野，千里无鸡鸣。生民百遗一，念之断人肠。"《通鉴》六十五卷记载赤壁大战"时曹军众已有疫病，初一交战，曹军不利"。说明疫情已波及军中。《曹集诠评》中曹植曾记载："建安二十二年，病气流行，家家有僵尸之痛，室室有号泣之哀，或阖门而殪，或复族而丧。"简练的语言描绘了疫病流行的猖獗，染疫之人大量死亡的惨状。《曹丕与吴质书》记载："亲故多离其灾，徐、陈、应、刘一时俱逝，何图数年之间，零落殆尽。言之伤心。"说明当时疫情严重，连官宦贵族亦在所难免。建安七才子中徐轩、陈琳、应阳、刘祯四人死亡。当时许多家庭零落。建安诗人王粲（仲宣）的《七哀诗》对这个时期的惨象进行了具体的描述："出门无所见，白骨蔽平原。路有饥妇人，抱子弃草间。顾闻号泣声，挥涕独不还；未知身死处，何能两相完？驱马弃之去，不忍听此言。南登霸陵岸，回首望长安。悟彼下泉人，喟然伤心肝！"

综上可以看出，当时疫情十分严重，人民对于医药之需求十分迫切。仲景"宿尚方术"，且素有拯疾济世的大医情怀。当时灾疫肆虐，其亲属亦深受其害，仲景家族"宗族素多，向余二百，建安纪年以来，犹未十稔，其死亡者，三分有二，伤寒十居其七"。张仲景"感往昔之沦丧，伤横夭之莫救，乃勤求古训，博采众方"，撰用群书，写成《伤寒杂病论》十六卷。

另外，当时的社会风气亦是仲景发愤著书的原因之一。东汉末年，社会风气颓败，一般士大夫都轻视医学，一味追逐名利，贪恋荣华富贵。张仲景对此极为不满，故痛下针砭，在《伤寒论·序》中言到："怪当今居世之士，曾不留神医药，精究方术，上以疗君亲之疾，下以救贫贱之厄，中以保身长全，以养其生。但竞逐荣势，企踵权豪，孜孜汲汲，唯名利是务。"这些人争名于朝，逐利于市，流浪颠沛于物欲的追求而不顾身命，所谓"崇饰其末，忽弃其本，华其外而悴其内"。一旦身染重病，就只能"降志屈节，钦望巫祝，告穷归天，束手受败"。请巫师祈祷，请鬼神保佑，都无济于事，最终变为"幽潜重泉，徒为啼泣"的异物。这段序文，反映出当时浮躁的社会状态以及人们"信巫不信医"的风气，而这些却发生在灾疫流行的战乱年代。灾疫流行、满目疮痍的惨状促成张仲景撰写《伤寒杂病论》。

另外，当时医疗界的种种劣习，也促成张仲景撰写《伤寒杂病论》。张仲景说："观今之医，不念思求经旨，以演其所知，各承家技，终始顺旧，省疾问病，务在口给，相对斯须，便处汤药。按寸不及尺，握手不及足，人迎趺阳，三部不参，动数发息，不满五十。短期未知决诊，九候曾无仿髴，明堂阙庭，尽不见察，所谓窥管而已。夫欲视死别生，实为难矣。"这段文字批评了当时医生的技术陈旧和低劣及医疗风气的草率。《伤寒论》中较多的篇幅记述了误吐、误汗、误下导致坏病、变病的情况。由此可见，仲景著书的目的不仅为了救患者，更重要的是，他还要挽救当时医生的医疗技术和医德医风。

总之，东汉末年医药学内环境的成熟，以及连年灾疫、颓败的社会风气、一般医生草率医疗作风和医疗技术的低劣等外部情况，促成悲天悯人的张仲景撰写《伤寒杂病论》。用历史的眼光看，《伤寒杂病论》的成书绝非偶然，乃是时代的产物。

第 三 章
张仲景著作分合隐现

第一节　史志中的张仲景著作

　　根据《伤寒论·序》，张仲景撰有《伤寒杂病论》16 卷。但《后汉书》和《三国志》都没有仲景著作的记载。最早记录张仲景著作的史书是《隋书经籍志》，不过《隋书经籍志》载录的书名不是《伤寒杂病论》。《隋书经籍志》载：张仲景著作有《张仲景方》15 卷、《张仲景辨伤寒》10 卷、《张仲景评病要方》1 卷、《张仲景疗妇人方》2 卷，合计 28 卷。《旧唐书·经籍志》载录《张仲景药方》15 卷（王叔和撰）。《新唐书·艺文志》载录王叔和《张仲景药方》15 卷、《伤寒卒病论》10 卷。《宋史·艺文志》载录张仲景《脉经》1 卷、《五脏荣卫论》1 卷、《五脏论》1 卷、《金匮要略方》3 卷、张仲景《疗黄经》1 卷、《口齿论》1 卷。从这些文献看来，在《伤寒杂病论》以外，仲景似乎还有其他多种著作。但是学者们一般认为，张仲景著作只有《伤寒杂病论》1 种。《隋书经籍志》等所载录的《张仲景方》《张仲景药方》《张仲景辨伤寒》《张仲景评病要方》《张仲景疗妇人方》等，或与《伤寒杂病论》同书异名，或者是仲景以后的医家从《伤寒杂病论》中节录部分内容，另予命名，传播于世。当然，也不排除有些书是托仲景之名。

第二节 《伤寒杂病论》分合

一、《伤寒论》的形成及版本流传

张仲景《伤寒杂病论》在问世后不久，由于战乱等原因，很快便散失，大概也是这个原因，《汉书》和《后汉书》都没有载录这本书。《隋书》载录有《张仲景方》，应该就是《伤寒杂病论》的一个版本，但未讲清撰集者为谁。《旧唐书·经籍志》明确注明《张仲景药方》为"王叔和撰"，这似乎也提示《隋书·经籍志》中的《张仲景方》可能就是王叔和撰次、整理仲景遗文而成。《伤寒例》有一段话："今搜采仲景旧论，录其症候、诊脉、声色，对病真方，有神验者，拟防世急也。"这句话肯定不是张仲景写的。按照《旧唐书》的说法，《张仲景药方》是王叔和所撰。历代医家一般也认为是王叔和整理张仲景遗文，编为《伤寒论》。《太平御览》卷 720 有一段话似亦可以作为佐证："高湛《养生论》曰：王叔和性沉静，好著述，考核遗文，采摭群论，撰成《脉经》十卷，编次《张仲景方论》，编为三十六卷，大行于世。"如果这是事实，那么《伤寒例》里的那段话就应该是王叔和写的。由此进一步推断《旧唐书》载录的《张仲景药方》乃至《隋书》载录的《张仲景方》还不完全是《伤寒杂病论》。而是由王叔和辑录张仲景著作之伤寒部分，并进行了适当的删减和调整所形成的版本，这也就是最早的《伤寒论》。王叔和整理撰次仲景遗文的时间大概在公元 220 至 235 年之间。

《伤寒论》在唐代的流传不广，所以在唐朝初年，即使像孙思邈那样的大医学家，他在撰写《千金要方》时，也未能见到《伤寒论》全书。为此他十分感慨："江南诸师秘仲景要方不传。"《千金要方》成书约 30 年后，孙思邈又撰写了《千金翼方》，其中卷九、卷十为《伤寒论》全文。这二卷内容可以称为"唐本《伤寒论》"。在孙思邈晚年所处的年代以及其后的时间里，《伤寒论》的流传似乎较先前普遍。因为后来唐代有人建议将张仲景《伤寒论》作为医生的考试内容之一。《唐会要》卷八十二《医术》条:"乾元元年(757 年)2 月 5 日制:自今以后,有以医术入仕者,同明经例处分。至三年正月十日右金吾长史王淑奏:医术请同明法选人,自今以后,各试医经方术策十道、《本草》二道、《脉经》二道、《素问》十道、《张仲景伤寒论》十道、诸杂经方义二道,通七以上留,已下放。"

《伤寒论》传到宋代,林亿、孙奇奉朝廷之命校正《伤寒论》,形成了后世所称的宋本《伤寒论》,到金代出现成无己《注解伤寒论》,明代出现赵开美复刻本《伤寒论》,这些是《伤寒论》的一些主要版本,详细情况各见下面的章节。

二、《金匮要略》的形成

现行之《金匮要略方论》,不见于《隋志》《旧唐志》《新唐志》,而见于《宋志》。《金匮要略》的内容本来是《伤寒杂病论》的一部分,《隋书·经籍志》中的《张仲景方》和《旧唐书·经籍志》中的《张仲景药方》可能包含较为完整的《伤寒杂病论》的内容。但正如前面所说,《伤寒杂病论》在成书后不久,由于战乱等原因很快散失。王叔和只采用了其中重点论伤寒的内容,整理编次形成了《伤寒论》。《金匮要略》或《金匮要略方论》是翰林学士王洙在国家图书馆的蠹简中发现的。孙奇《金匮要略方论序》说:"张仲景著《伤寒卒病论》,合十六卷,今世但传《伤寒论》十卷,杂病未见其书,或于诸家方中,载其一二矣。翰林学士王洙在馆阁日,于蠹简中得仲景《金匮玉函要略方》三卷,上则辨伤寒,中则论杂病,下则载其方,并疗妇人,乃录而传之士流,才数家耳。尝以对方证对者,施之于人,其效若神。"显然,《金匮玉函要略方》可能就是《伤寒杂病论》。学者们认为《金匮玉函要略方》的书名是六朝人所为,因为六朝之人极为珍爱仲景书,名之曰"金匮玉函",以示珍贵、重要。而"要略"二字似乎提示业已经过删节。王洙发现此书的时间是公元 1034 年。

林亿、孙奇对《金匮玉函要略方》进行了校定,并对原书在段落结构和内容上做了一些改动。原书论在前,方在后,林亿等人将方剂逐一移到相应的病证条文之下,这样做的目的是"使仓卒之际,便于检用也"。林亿等人"又采散在诸家之方，附于逐篇之末，以广其法"，就是将散落在其他诸家著作中的张仲景方辑录出来，按病证逐一附于各篇之后。顺便说一句，一般认为林亿择录诸家之方充实《金匮要略》，其实这样的理解是不正确的。"采散在诸家之方"不是"采诸家之方"。"散在诸家之方"是说张仲景方散诸家医书之中。此外，林亿等人在校正《金匮玉函要略方》时，将其中主要论述伤寒的内容删除了。这样就形成了今天所见的《金匮要略》。林亿等人完成此书校定工作的时间大概是治平三年或四年（1056～1057年）。

第四章
张仲景著作版本流传

第一节　国内几种《伤寒论》版本

一、唐本《伤寒论》

所谓唐本《伤寒论》，就是指唐代医学家孙思邈在撰写《千金翼方》时，编为第九卷和第十卷的《伤寒论》。易言之，唐本《伤寒论》就是《千金翼方》卷九、卷十。孙思邈在编写《千金要方》时也没有见到张仲景《伤寒论》，只见到一些零星的、散在的《伤寒论》的片断。尽管仅仅是一些零星的片断，他还是十分珍视，把它们编入了他的《千金要方》第九卷里。孙思邈对《伤寒论》是很向往的，他在《千金要方》中说："江南诸师秘仲景要方不传"，由此可见其情愫。《千金要方》第九卷专论伤寒，该卷一共有九节。第一节是《伤寒例》，此节引用了《伤寒论·伤寒例》的不少文字。宋本《伤寒论》把《伤寒例》作为张仲景的文字，而孙思邈当时所见到的《伤寒例》却被认为是王叔和所撰。其他各节分别论伤寒的膏方以及汗、吐、下诸法，大约其收录《伤寒论》的条文有49条。

《千金翼方》卷九、卷十是现存唐代最完整的《伤寒论》传本。与宋本《伤寒论》相比，它没有《辨脉法》《平脉法》和《伤寒例》三篇。其他诸篇，仅缺少数条文字，但又另外多出了几条文字，这多出的几条文字可补宋本之缺。除此以外，它几乎就是《伤寒论》的全部。这说明孙思邈在晚年得到了《伤寒论》。唐本《伤寒论》对于校勘宋本《伤寒论》，研究《伤寒论》的流传具有较大的意义。

二、宋本《伤寒论》

宋本《伤寒论》指北宋治平二年（1065 年）刊雕之本，所据的底本是荆南国末主高继冲所献。北宋校正医书局所校之书，初期皆刊为大字本，然纸墨价高，医人往往无力购买，且携带也不方便，于是宋元祐三年（1088 年）礼部奉圣旨将《伤寒论》雕刻成小字本。大字本和小字本今已无存。明万历二十七年（1599 年）江苏常熟赵开美据小字本《伤寒论》翻刻，逼近原书面貌，故今通称之"宋本《伤寒论》"指的只是赵开美的翻刻本。

宋朝国家成立校正医书局，"国家诏儒臣校正医书"，指令孙奇等人承担校书任务。孙奇等人考虑到"百病之急无急于伤寒"，所以首先校定张仲景《伤寒论》，于 1065 年完成全部校正任务。孙奇临床经验丰富，北宋校正医书局校正之《外台秘要》亦由孙奇负责完成。研究宋本《伤寒论》应该参阅孙奇校定的《外台秘要》。

孙奇校定的《伤寒论》共有 10 卷，总 22 篇。孙奇的序文说"删复重，定有一百一十二方"。由此可见，高继冲本《伤寒论》原书必不止于一百一十二方。高继冲本的原始结构为"条论于前，方汇于后"，即"前论后方"，论与方分离。孙奇等在校正时，将一百一十二方分别移附于有关"法"的条文之后。这种调整方法可能受了唐·孙思邈《千金翼方》的影响。

《千金翼方·卷九》云："旧法方证，意义幽隐，乃令近智所迷，览之者造次难悟。中庸之士，绝而不思，故使闾里之中，岁致夭枉之痛。远想令人慨然无已。今以方证同条，比类相附，须有检讨，仓卒易知。"孙思邈的"方证同条"处理方法就是改过去的"前论后方"形式，将各方剂分别移置于各病证的条文之下。宋本《伤寒论》第六卷第十二节"辨厥阴病脉证并治"下有小注曰"厥利呕哕附"。也就是说，孙奇等将原书"厥利呕哕"篇与"厥阴病篇"的内容合并到一起。在《金匮玉函经》里，厥阴病与厥利呕哕是分开的两篇，即"辨厥阴病形证治第九"和"辨厥利呕哕病形证治第十"。成无己在注解《伤寒论》的时候删去了宋本的小注和校勘语，如此一来大多数人便不知道为什么《伤寒论》厥阴病篇包含厥利呕哕的原因了。

三、成本《伤寒论》

即金·成无己在晚年注解的《伤寒论》版本，也就是《注解伤寒论》，是《伤寒论》现存的较早的版本之一。刻于公元 1114 年。此书未及问世，成无己却已辞世。后来士大夫张孝忠于绍兴庚戌年（1190 年）重获此书，传于医者王光庭，亟为梓版，乃得流传。明·赵开美在刻宋本《伤寒论》之前，曾于医家沈明卿得到成无己的《注解伤寒论》，并复刻传世。成本也有多种版本，如明·汪济川校刊本、《医统正脉》本、四库全书本、清刻本等。成本《伤寒论》以王叔和撰次的《伤寒论》为蓝本，从《辨脉法》始，至《辨发汗吐下后》终，共 10 卷，逐条注释，以经注论、以论证经，辨证明理，分析异同，简明扼要，朴实无华。是流行的《伤寒论》的主要版本，也是最早的注释本。

四、赵本《伤寒论》

赵刻本《伤寒论》指明·赵开美于万历二十七年（1599 年）据北宋国子监小字本《伤寒论》翻刻的版本。赵开美（1563～1642 年）又名琦美，字玄度，号清常道人，明末江苏常熟人。父用贤（1535～1596 年），字汝师，号定宇，隆庆五年（1571 年）进士，万历时官检讨，终吏部侍郎，刚直不阿，疾恶如仇，喜藏书，明医理，刻书甚多，对赵开美的影响很大。开美聪颖博闻，喜藏书，精校雠，著书、刻书多种。据史料载，北宋元祐三年《伤寒论》小字本刊行后至明万历二十七年凡 511 年中间未再刊行。其原因甚多，一个主要的原因是大字本和小字本《伤寒论》没有注解，通称为"白文本"，不便阅读。赵开美在其父亲的影响下，早就期望得到北宋白文本《伤寒论》，但其书传世很少，赵开美父子久寻不得。后来赵开美得到了成无己的《注解伤寒论》，虽知其书舛错较多，但他还是复刻了该书。当时与张仲景《金匮要略》一起刊刻，名曰《仲景全书》。4 年以后，也就是万历二十三年乙未（1595 年），常州一带大疫流行，病死者不可胜数。这时候有一位姓沈名南昉字明卿的医生来赵开美家乡行医，救治了很多很多的患者，赵开美家病卧不起的奴婢也都被沈南昉救治过来了。赵开美得知沈南昉用的治疗方法就是张仲景《伤寒论》的方法。正好沈南昉有宋小字版《伤寒论》，赵开美得到他的同意，复刻之。此外，赵开美还从故纸堆中翻检出宋云公的《伤寒类证》，一并刻之，全套书仍名《仲景全书》，包括宋版《伤寒论》10卷、《注解伤寒论》10卷、《金匮要略》3卷、《伤寒类证》3卷，共26卷。赵开美作《刻仲景全书序》，列于卷首。

赵刻本《伤寒论》基本上保持了宋本的原貌，因此后世也称之为"宋本"。赵开美刻《伤寒论》时，宋本《伤寒论》存世极少，在宋本一发垂绝之际复刻之，功莫大焉。时至今日，赵开美本《伤寒论》也仅有5本存世，良可叹也。

五、《金匮玉函经》

《金匮玉函经》就是《伤寒论》，大约在东晋葛洪以后，医家始称《伤寒论》为《金匮玉函经》，但《伤寒论》的名称同时也在流传。根据钱超尘先生的观点，《伤寒杂病论》到隋唐出现一个新的名称和版本《张仲景方》15卷，而《金匮玉函经》就是其中的8卷，主要内容为伤寒辨治。本书在医学家中流传极少，但明代一些藏书家还珍藏着北宋治平三年的刻本，并著录于书目中。到清代，本书几近失传。清初医家陈士杰从当时的藏书家何焯那里得到何焯据宋刻本手抄的《金匮玉函经》。陈士杰用4年的时间细心校勘，于康熙五十五年雕版刊行。关于《金匮玉函经》的编者，有人认为是王叔和，有人认为是南朝医家。本书与《伤寒论》二书内容大致相同，但编次有异。作为《伤寒论》的一个别本流传，本书对于研究《伤寒论》有很大的参考价值。

六、桂林古本《伤寒杂病论》

桂林古本《伤寒杂病论》是清末左盛德藏书、桂林罗哲初手抄本。因为此传本出自广西桂林，故称"桂林古本"。原抄本左盛德于光绪二十年（1894年）序中说，"余闻吾师张绍祖之言曰：吾家伤寒一书，相传共一十三稿，每成一稿，传抄殆遍城邑，兹所有者为第十二稿，余者或为族人所秘，或付劫灰，不外是矣。叔和所相传为第七次稿。与所藏者较，其间阙如固多，编次亦不相类，或为叔和所篡乱，或疑为宋人所增删，聚讼纷如，各执其说"等。张绍祖自称是仲景的四十六代孙，虽承家学，不以医名，张绍祖将祖传手抄本《伤寒杂病论》十六卷传予左盛德，而左盛德又传给了罗哲初。

1934 年，罗哲初结识了陕西名医黄竹斋，罗哲初遂将其师左盛德于光绪年间传授给他的第十二稿《伤寒杂病论》十六卷原稿抄本之首册见示于黄竹斋。黄竹斋将左盛德所作的序文和目录再抄一遍，登载于《光华医学杂志》，1939 年校勘出版，书名为"白云阁藏本木刻版《伤寒杂病论》"，故又称白云阁本。

目前印行的桂林古本有二，一为 1980 年由黄竹斋高足米伯让补刻三页书版（勘误表），由陕西中医药研究院依原黄竹斋所刻之白云阁藏本版重印二百部。另一为广西人民出版社 1960 年出版之桂林古本《伤寒杂病论》，1980 年 7 月改竖排为横排再版，是简体字版。

桂林古本伤寒论与宋本《伤寒论》比较，有许多不同之处，内容也较宋本多出 1/3。桂林古本伤寒论特点可概括如下。

（1）该版本包括"伤寒论"及"杂病论"，共 16 卷，书名卷数与张仲景原序中"为《伤寒杂病论》合十六卷"一致。

（2）该版本内容编排是先总论后分论，先诊断后治疗，符合一般医学论著的撰写体例。卷一至卷三概述伤寒及杂病的病因、病机、诊断、治疗、预防等方面，为总论部分。卷四至卷五论述六淫致病的脉证并治，卷六至卷十六则分别论述伤寒、杂病及妇人病的具体情况，为全书的各论。

（3）对六淫邪气论述较详尽。卷三有六气主客的内容，卷四、卷五分别论述了温病脉证并治、伤暑病脉证并治、热病脉证并治、湿病脉证并治、伤燥病脉证并治、伤风病及寒病脉证并治。尤其是卷四详尽论述了温病。宋本则详述了寒邪致病，其余邪气致病内容较少，谈到温病的仅第六条。

（4）杂病内容较多。桂林古本中杂病内容丰富，有统于六经篇中，也有分篇单独论述者。如黄疸、宿食、下利、呕逆、寒疝、消渴等分别隶属于阳明、少阳、厥阴诸篇，体现了"六经钤百病"的重要思想。另外有百合、狐蜚、阴阳毒、疟病、血痹、虚劳、咳嗽、水饮、黄汗、历节、胸痹、妇人病等分篇论述。宋本中则杂病内容较少。

（5）载方较多。桂林古本中载方 337 首，其中有 88 首是《伤寒论》、《金匮要略》所没有的，如人参地黄龙骨牡蛎茯苓汤、大黄香蒲汤、黄芩石膏杏子甘草汤等。如在其他版本中，治疗宿食，无论虚实皆用承气，实有不足，古本在太阴篇中有："有宿食，若大便溏者，宜厚朴枳实白术甘草汤。"此汤为虚者设。有文献报道，古本中部分方剂临床应用疗效显著，如越婢加术汤主治风水，现代多用治疗肾小球肾炎，但疗效欠佳，而古本则有柴胡桂枝汤治疗风邪乘肾，河南蔡德元医生尊之，用此汤治疗肾炎多获良效。

（6）条文互异。古本与宋本载条文内容上有较多出入。如仲师自序云："观今世之医……明堂厥庭，尽不见察。"其批评世医不知道审查此两处，自著中必论及其审查方法，但其他版本都未记载，应是脱漏，只有古本有之。与序文相应，且其审查手法十分新颖，见解高明。又如关于脏结，宋本仅有 132、133、172 条记载，条文简单，仅有寒证。而古本在《辨太阳病脉证并治下》认为五脏俱可脏结，分别论述了肝脏结、心脏结、肺脏结、脾脏结、肾脏结，对各脏结分别寒热列证举方。古本与宋本所载 397 条勘对，在文字或方治上有出入的达 119 条，其中以古本较精确合理者有 85 条，基本上解决了历代争议的疑点。如宋本 176 条"伤寒，脉浮滑，次表有热，里有寒，白虎汤主之"。而古本则为"里有热，表无寒"更准确。

对于此传本的真伪，国内争议较大，有些学者认为该传本确系仲景真传，如黄竹斋等，从多方面论述认为是仲景专著的较好传本。另有部分学者则有不同见解。赵有忧认为"我国在清末出现的桂林古本伤寒论和长沙本伤寒论以及日本近代公布出来的康平本伤寒论都是赝品"。马继兴认为这些书"均出自近代人之手，虽托名古传，但无确证，故均属赝本"。也有一些学者认为关于该版本的真伪，尚需要进一步的考证、商榷。考证版本真伪固然重要，但抄本仍具有一定参考价值。米伯让认为"首先应该以说理真实，应用有效为辨别之关键。即或非仲景手稿，亦无关宏旨。"王琦认为"不专限在版本考证和条文疑阙方面下功夫，而贵在从实践上去研究验证"。这些看法更客观公允一些。

七、白云阁藏本《伤寒杂病论》

清同治三年（公元 1864 年），桂林医家左盛德同其父游岭南，得识医家张学正。张学正字绍祖，据云他是张仲景的第四十六世孙。二人相识之后，张绍祖先生将家藏《伤寒杂病论》传给左盛德。左盛德讲该书珍藏四十余年，未尝轻示于人。一直到清光绪二十四年（公元 1898 年），左盛德才将此书传给门人罗哲初。罗哲初珍藏此书三十余年。至 1934 年，陕西名医黄竹斋赴江浙一带寻访张仲景的著作，经名医周岐隐先生的介绍，得与罗哲初相识。罗哲初始将珍藏的《伤寒杂病论》拿出来让黄竹斋看。次年抗日战争爆发，黄竹斋担心这个珍贵的藏本面临因为战乱而散失的危险，经征得罗先生的同意之后，手抄了一部完整的书稿带回陕西。到了 1939 年，由陕西籍辛亥革命元老、时任军事参议院副院长的张钫先生捐资，黄竹斋安排将该手稿刻制成木版，印刷发行。这就是后来被人们称为"白云阁藏本"的《伤寒杂病论》。该木刻版现存于南阳医圣祠，为国家二级文物。

白云阁藏本《伤寒杂病论》具有如下一些特点：

（1）伤寒与杂病合论，全书 16 卷，书名、卷数与张仲景原序所说"《伤寒杂病论》十六卷"一致。

（2）序言之后，先总论后各论，先诊断后治疗。卷 1～3 分别为"平脉法"、"伤寒例"、"杂病例"，为全书的总论部分，概括性地论述伤寒杂病的病因、病机、诊治。卷 4～16 为各论部分，其中卷 4 专论温病，卷 5 论伤暑、热病、湿病、伤燥、伤风、寒病，卷 6～11 论六经病，卷 12～15 论杂病，卷 16 论妇人病。

（3）黄疸、宿食、下利、吐逆、呕哕、消渴等病证的论述分别见于阳明、少阴、厥阴诸篇，在杂病部分不再重复出现。

（4）较现行《伤寒论》和《金匮要略》多 88 首方剂。《伤寒论》之禹余粮丸，《金匮要略》之黄连粉，在白云阁藏本中均有名有方，为完整的方剂。

（5）现行版本《金匮要略》杂疗方以下 3 篇的内容，不见于白云阁藏本。

（6）仲景著作的一些文献或学术疑问，在白云阁藏本似乎有令人满意的解决。如《伤寒论》第 176 条"伤寒，脉浮滑，此以表有热，里有寒，白虎汤主之。"历来没有令人满意的解释。白云阁藏本该条文则为："里有热，表无寒"。

人们对白云阁藏本《伤寒杂病论》的评价不一。有学者认为它是张仲景本人修改完成的最后一稿，具有很高的学术价值，可以勘正现行《伤寒论》和《金匮要略》的一些文字错误。但是也有一些学者认为，白云阁藏本《伤寒杂病论》其实是清代或民国时期好事人士刻意编造出来的一本伪书。

第二节 日本几种《伤寒论》版本

一、康平本《伤寒论》

据云此版本原为唐卷子本之旧，日·丹波雅忠抄于日本康平三年（1060 年，我国宋嘉祐五年），故称"康平本"《伤寒论》。饶有趣味的是，丹波雅忠抄写的时间是公元 1060 年，而我国北宋治平年间林亿、孙奇校定《伤寒论》的时间是 1065 年，前后只差 5 年。日本医学家大塚敬节于昭和十二年（公元 1937 年）进行校对后，于 1946 年赠与我国苏州籍著名医学家叶橘泉，叶橘泉重校后在国内出版发行。大塚敬节和叶橘泉等人都认为该版本在不少地方胜于宋本《伤寒论》。民国时期的名医陆渊雷还说："《伤寒论》传世诸本，以予所见所闻，当以康平本为善尔。"不过，也有不少学者提出了疑问。医史学家范行准先生认为康平本《伤寒论》没有多少胜于赵本之处，与《千金》、《外台》等书伤寒部分的内容更不相侔，它可能是从宋本，而不会是唐以前的本子出。范行准先生仍然肯定康平本有一定的价值，如现在我们通用版本的《伤寒论》有一些字句方面的疑问可以从康平本找到解释。

二、康治本《伤寒论》

康治本是 19 世纪中叶日本发现的一种唐人手抄《伤寒论》卷子本，是日本康治二年（公元 1143 年，相当于中国南宋初）沙门了纯抄写，卷末有"唐贞元乙酉岁写之"字样。全书一卷共 65 条，50 方，是一个《伤寒论》的节录本。抄于康治年间，故称"康治本"。1849 年，日人户上重较发现了这个本子，他在影抄的同时，用宋本《伤寒论》进行校勘，附加眉注、卷首凡例、方剂目次，于 1858 年由日本京都书林据此影本加注后刊行。康治本与宋本互有异同，对《伤寒论》研究有一定的参考意义。

三、安政本《伤寒论》

明代赵开美校刻《伤寒全书·伤寒论》，刊行不久后传于日本。日本对赵本非常重视，陆续进行了翻刻，现存有宽文本、安政本、燎原本等版本，其中以安政本又称崛川济本最佳，是公认较似赵开美《伤寒论》旧貌的版本。

安政本《伤寒论》前有丹波元简的序，书后有崛川济的跋。据序和跋记载，此书是日本医学家丹波元简之子丹波晓湖"于枫山秘府始览清常原刻本"。"枫山秘府"是日本官方书库，"清常原刻本"即明代赵开美本《伤寒论》。经丹波元简校阅，其弟子崛川济点校刊印。是年安政三年即公元 1856 年，故称安政本。

安政本主要特点如下：

首先，安政本是以赵开美首刻本为底本翻刻。赵开美于 1599 年校刻完宋本《伤寒论》以后，发现该版有大量错字和墨钉，书口黑白交错，于是修改了错字，将墨钉补上文字，书口统一，进行了补刻。虽从内容正确性上补刻本比首刻本为佳，但从版本学上首刻本较补刻本珍贵。安政本是以赵开美首刻本为底本而翻刻的。

其次，安政本由丹波元简撰写了《影刻宋本伤寒论序》并考订句读，增加返点标志（为日本人阅读中国古文而设的语序标志）。

第三，摹写翻刻，每页行数、每行字数、字体大小、行格格式等均与赵开美首刻本同，接近原貌。对首刻本的某些讹字及书口不统一等予以适当纠正。安政本对首刻本书口黑白交替出现加以纠正。书口皆为黑口，并将赵开美书口上端的《仲景全书》四字全部取消。

目前中国中医研究院图书馆、北京中医药大学图书馆皆珍藏着安政本《伤寒论》初刻本。南阳医圣祠也珍藏着安政本《伤寒论》。中国学者对该版本较重视，并普遍认为"是一部精刻的古籍善本书"。

第三节 《金匮要略》几种主要版本

国内《金匮要略》的主要版本有元·邓珍本、无名氏本、赵开美本、徐镕本、吴勉学本、俞桥本、何任本等几个主要的版本。1990 年人民卫生出版社刊行何任教授主编的《金匮要略校注》，书以邓珍本为底本，为当今通行本。

邓珍，字玉佩，幼嗜医学，其生卒年不详。邓珍有感于王洙获遗篇不易，又担心仲景之书再失，乃旁索群引，从丘氏家中得到仿南宋小字本，以为底本而摹刻之，于公元 1340 年刊刻成《新编金匮要略方论》三卷。邓珍本为书林重宝，原为清末著名藏书家李盛铎藏书，后辗转归北京大学图书馆。该书是目前存留于世最早的版本。

明·赵开美于万历二十七年（1599）将《金匮要略方论》收于《仲景全书》。该书以邓珍本为底本，前有邓珍序。1956 年人民卫生出版社影印发行。

徐镕本刊行于明万历二十六年（1598），收于《医统正脉》，中华书局《四部备要》亦收录之。《经籍访古志》云："此本卷首题应天徐镕校，讹字甚多，盖逊赵刻一等。有万历乙酉镕附按一卷，附遗方升合分两。"徐镕在目录后附按语云："或曰：林亿等校勘，脱误重复，焉能为有？余曰：《活人书》，奉议公之手笔也，方尚重复，况此论校者非一人，正者非一手，仲景没而微言绝，虽有《病源》《千金》，词愈繁而理愈晦，正医道如缕之秋也。奈校《方论》时，医学才开，胸中无主，又且术业素异，居养不同，或执己私，失于商较，焉知不无差讹哉？余今亿度于千载之后，聊附鄙语，以俟明哲，更为正之。若篇注论几首，脉证几条，抬头高下，有圈无圈，则仍旧本所书云。"

明万历二十九年（1601）安徽歙县人吴勉学将徐镕本收入《古今医统证脉全书》，该版本被称为吴勉学本。

20 世纪 80 年代，浙江中医学院教授承担国家中医药管理局全国重点中医古籍整理研究项目《金匮要略校注》，其底本为公元 1340 年元代仿宋刻本《新编金匮要略方论》（邓珍本），主校本为公元 1599 年明万历二十七年赵开美的《仲景全书·金匮要略方论》（简称赵开美本）和公元 1601 年明万历二十九年吴勉学的《古今医统正脉全书·金匮玉函要略方论》（简称医统本），人民卫生出版社 1990 年 8 月印行。

第五章
张仲景医学流派

第一节　伤寒学派的形成和发展

伤寒学派是以研究、探讨张仲景《伤寒论》的辨证论治、理法方药为主要课题的众多医家所形成的一大医学流派。千百年来，仅从事《伤寒论》研究的著名学者就有百余名，迄今为止，这个流派的伤寒著作已达二千多种，在日本亦达到三百余种，其数量之多，影响之大，实属罕见。

伤寒学派的形成与发展及其经久不衰的原因，主要是因为《伤寒论》这部书具有很高的理论意义和临床实践价值，又加上历代注家的不断充实与发挥，使《伤寒论》成为一部成就辉煌、光芒四射的中医经典巨著。这主要表现在它继承并发展了《内经》《难经》《本草经》等经典著作的医学基础理论，总结并实践了秦汉以前的医学成就，记载了以张仲景为主的当时汉代名医的经验及学术思想。创立了中医辨证论治的诊疗体系。在国内外产生了深远影响。被誉为"医门之圣书"。

张仲景生活在东汉末年，当时封建割据，政治昏暗，战争、灾疫连年发生，以致民不聊生，死亡者众多。张仲景家族亦未能幸免于难，正如他在自序中所说："余宗族素多，向余二百，建安纪年以来，犹未十稔，其死亡者，三分有二，伤寒十居其七。"于是"感往昔之沦丧，伤横天之莫救，乃勤求古训，博采众方，撰用《素问》《九卷》《八十一难》《阴阳大论》《胎胪药录》，并《平脉》

《辨证》，为《伤寒杂病论》，合十六卷。虽未能尽愈诸病，庶可以见病知源。若能寻余所集，思过半矣"。从本段文字中我们可以看出，张仲景撰写《伤寒杂病论》的动机是：家族患伤寒而死亡者众多。其撰写的方法是：勤求古训，博采众方，并参考了《黄帝内经》《八十一难》等著名医学著作。可见，他的学术理论源于古医经家，其治法方药源于古经方家，并融入了自己的临床实践。张仲景写《伤寒杂病论》的目的是示后人"虽未能尽愈诸病，庶可以见病知源"。这部书的研究对象和实践基础，虽然主要是外感病，但它所提供的辨证论治原则，具有普遍的临床指导意义。

《伤寒论》的学术成就在中医学的发展史上举足轻重，这集中表现在：创立了"六经辨证"的理论体系。受《素问·热论》六经分证的启发（《素问·热论》）云："伤寒一日，巨阳受之，故头项痛腰脊强；二日阳明受之，阳明主肉，其脉夹鼻络于目，故身热目痛而鼻干，不得卧也；三日少阳受之，少阳主胆，其脉循胁络于耳，故胸胁痛而耳聋。三阳经络皆受其病，而未入于脏者，故可汗而已。四日太阴受之，太阴脉布胃中络于咽，故腹满而咽干；五日少阴受之，少阴脉贯肾络于肺，系舌本，故口燥舌干而渴；六日厥阴受之，厥阴脉循阴器而络于肝，故烦满而囊缩，三阴三阳皆受病，荣卫不行，五脏不通则死矣。"），将六经受邪后所表现出的复杂纷繁的临床症状及其演变规律加以系统地总结和归纳，创立六经辨证理论体系。在该体系中，囊括了后世所谓的八纲、脏腑、病因以及卫气营血等辨证方法，从此开创了中医辨证论治的先河。中医辨证论治体系始于《伤寒论》的六经辨证，将理论与实践密切结合起来，使中医的理法方药一线贯通，这也是中医的特色之一。因此，历代医家无不是以研读伤寒为主要治学方法，他们崇奉《伤寒论》为"医家之规矩""治病之宗本""方书之祖"，并对其进行广泛的整理、研究和发挥，形成了伤寒学派。该学派在其发展过程中大体经历了3个发展阶段。

一、晋唐时期的搜集、整理阶段

在这个阶段中，主要表现为晋·王叔和对《伤寒杂病论》的撰次整理。《伤寒杂病论》成书于公元 205 年以前,仲景在世时,此书绝不致散乱。其散乱的时间,可能是在他逝世后的几年间,但也只是散乱(竹简散乱,乱其章,乱其条,乱其序等),没有丢失。在散乱二三年或四五年之后,大约在公元 220~235 年间由王叔和对仲景遗著进行广泛的搜集、整理与编次("撰次")。面对搜集过来的杂乱无章的条文、方证,在缺乏佐证资料的前提下,对《伤寒论》进行撰次整理则具有很大的难度。然而王叔和与张仲景是前后同时代之人,王氏为太医令,"博通经方",具有丰富的临床实践经验,也是当时有名的伤寒学家。他对《伤寒论》撰次整理的方法是从脉、证、方、治入手,有序进行,切实体现出张仲景辨证论治的精神。如他在《伤寒例》中说:"今搜集仲景旧论,录其证候、诊脉、声色,对病真方有神验者,以防世急也。"因而他获得了成功。与王叔和同时代的皇甫谧(公元 215~282 年)对其作了肯定的评价,说:"近代太医令王叔和撰次仲景选论甚精,指事施用。"所谓"选论"是说王叔和对搜集起来的张仲景的《伤寒论》"旧论"进行了一番去粗存精、去伪存真的整理,使其更切合临床实际,因而达到"甚精"的程度。可见,王叔和最大学术成就即在于他通过搜集整理《伤寒论》,再现了张仲景的辨证论治精神,并使之发扬光大。

然而,王叔和撰次整理的《伤寒论》亦未得到广泛流传,以致唐·孙思邈直到晚年著《千金翼方》时,才见到《伤寒论》。不禁感叹道:"伤寒热病,自古有之,名贤睿哲,多所防御,至于仲景,特有神功,寻思旨趣,莫测其致,所以医人未能钻仰。"于是采取"方证同条,比类相附"的研究方法,将《伤寒论》条文分别按方证比附归类,独立写成两卷,收录于《千金翼方》之中,竟成为唐代仅有的《伤寒论》研究著作。孙氏以方名证,归类比较的研究方法,实为后世从方证角度探索《伤寒论》的先导。此外,孙思邈总结张仲景《伤寒论》的治法大意"不过三种:一则桂枝,二则麻黄,三则青龙,此之三方,凡疗伤寒,不出之也"。明·方有执、喻嘉言等竟将此学术思想发挥为"三纲鼎立"的学说,足见其对后世的影响深远。

二、宋金时期的研究、发挥阶段

到了北宋，林亿等人奉命校正《伤寒论》。据林亿等校定《伤寒论序》曰："百病之急，无急于伤寒。今先校定张仲景伤寒论十卷，总二十二篇，证外合三百九十七法，除复重，定有一百一十二方，今请颁行。"故于治平二年（公元 1065年）颁行于世，使《伤寒论》得以流传下来。其后又校定了原书的《金匮玉函要略方论》，即成为后世的《金匮要略》。在这个时期，由对《伤寒论》的整理转向对《伤寒论》的研究，涌现出一批优秀的《伤寒论》研究学者，留下了许多《伤寒论》研究的著作和具有理论联系实际特色的学术思想。其中具有代表性的有：庞安常的《伤寒总病论》，该书着重病因、发病方面的阐发，提出寒毒、异气之说；韩祗和著《伤寒微旨》，从脉证分辨，以脉为先；朱肱著《南阳活人书》，对三阴三阳的本质进行了探讨，倡经络之说；许叔微著《伤寒九十论》，对《伤寒论》方药进行临床验证；郭雍的《伤寒补亡论》则搜集世说以补充、丰富伤寒的内容。

此阶段特别值得一提的是成无己，他首次倡导对《伤寒论》进行全面注解，成为中医学史上第一个注解《伤寒论》的人。他注解的方法是以经解论，经论结合，重在阐明学理，使《伤寒论》第一次获得理论上的说明。同时他对论中五十个主要症状的发生机制、表现特点以及形证异同等都作了精辟的阐述和辨别。在成氏的成就影响下，加深了广大医家对《伤寒论》的理解和运用，开辟了用注解、释义的方法研究《伤寒论》的先河，直接导致了以后对于《伤寒论》的研究蔚然成风。也就是在这个阶段，伤寒学派真正形成。

三、明清时期的发展、兴盛阶段

明清时期为《伤寒论》学术发展的兴盛时期，在这一时期中，伤寒论学派内部围绕着《伤寒论》的编次注释、研究方法、六经本质等问题展开了热烈的大讨论，由此形成了新的不同的流派，通过广泛的学术争鸣，从而大大促进了《伤寒论》的理论和实践的发展。引起这次学术争鸣的实肇端于明·方有执的错简重订之说。方氏认为王叔和编次的《伤寒论》"颠倒错乱殊甚"，因此必须"重修考订"。他采取整移改削的方法，将《伤寒论》大加修订，著成《伤寒论条辨》。喻嘉言对方氏的考订大加赞赏，他在《尚论篇》中说：方氏"改叔和之旧，……卓识超越前人"。在方、喻的影响下，伤寒界一时刮起了错简重订之风。如张璐著《伤寒缵论》，认为注伤寒诸家多有分歧，唯方、喻之书，可使分歧"渐归一贯"。之后，一些著名医家如程郊倩著《伤寒论后条辨直解》、张虚谷著《伤寒本旨》、周扬俊著《伤寒论三注》、黄坤载著《伤寒悬解》等，无不是以错简立说，指王叔和之非，议成无己之误，形成错简重订学派。

与之相反的是，另外一些医家如张卿子、张志聪、张锡驹、陈修园等，却对王叔和的编次持赞成态度，他们认为王氏之编次，仍为长沙之旧，不必要对此改弦更张。而成无己的注释，不仅没有曲解仲景之说，相反，成氏引经释义，以经解经，实为诸家所不胜。这些医家被称为维护旧论派。其中以陈修园影响最大，他在《伤寒论浅注》中说："叔和编次《伤寒论》，有功千古，增入诸篇，不书其名，王安道惜之。然自《辨太阳病脉证篇》至《劳复》止，皆仲景原文，其章书起止照应，王肯堂犹如神龙出没，首尾相应，鳞甲森然。兹不敢增减一字，移换一节。"对王叔和编次《伤寒论》的学术价值及气节进行了高度评价。这一派中近世学者也不乏其人，如著名中医学家江阴曹颖甫著《伤寒发微》，其门人在《伤寒发微·沈石顽序》中说："历代之著伤寒者，不下百数十家，大率皆妄易次序，颠倒经义，……而吾书此书，以经解经，独得仲景之奥，更足以光大仲景之学。"西安黄竹斋著《伤寒论集注》，其编次注释在博采众家之所长的同时，在学术上倾向于王叔和、成无己，可谓近代维护旧论之代表。

介于两者之间，别有一派伤寒学者，如柯韵伯、尤在泾、沈金鳌、钱璜等，他们认为《伤寒论》的精神实质是辨证论治，不管是仲景旧论，还是叔和撰次，只要有利于辨证论治的运用，就应当认真掌握学习，至于其错简和真伪并不是主要问题。他们受孙思邈"方证同条，比类相附"的启发，运用归类编次的研究方法，或按方类证，或按法类证，或按症类证，或按因类证，或分经审证，从不同角度充分揭示了《伤寒论》的辨证论治规律，大大丰富和发展了仲景学说。

新中国成立后，仲景学说迎来了一个大的发展时期，各种伤寒著作和学术论文一批批涌现出来，对张仲景《伤寒论》从病因病机、方证脉理、治疗方法以及方法论、认识论等进行了全面而深入的探讨，与此同时，对《伤寒论》的方药进行了大量的临床观察与实验研究，以探讨其作用机理，其研究规模空前，研究方法先进，极大地促进了仲景学说的发展，提高了人们对《伤寒论》理、法、方、药科学性的认识，使伤寒学说显示了理论的可靠性、临床的实用性和强大的生命力。

第二节　伤寒学派代表医家及其学术思想

一、错简重订派

明清之际，一些医家认为张仲景《伤寒论》年代久远，虽经王叔和编次，仍存在有错简，需要加以考订，以求不失张仲景原意。此论方有执倡之，喻嘉言从之，程郊倩、张虚谷、周扬俊、黄坤载、吴谦等和之，形成了错简重订的伤寒学术流派。

（一）方有执

方有执，字中行，明代安徽歙县人。他"涉苦万端"，潜心研究《伤寒论》数十年，认为《伤寒论》因年代久远，早已失仲景之旧，虽经王叔和编次，然后人多有更易，"愚自受读以来，沉潜涵泳，反复抽绎，窃怪简篇条册，颠倒错乱殊甚。盖编始虽由于叔和，而源流已远，中间时异世殊，不无蠹残人弊，今非古是，物固然也。而注家则置弗理会，但徒依文顺释，譬如童蒙受教于师，唯解随声传诵，一毫意义，懵不关心，至历捍格聱牙，则又掇拾假借从牵合，即其负前修以误后进，则其祸斯时与害往日者，不待言也。"因此主张"心仲景之心，志仲景之志以求之"，还其仲景书之本来面目。于是，他对《伤寒论》进行认真的梳理，条分缕析，潜心考据，"不惮险遥，多方博访，广益见闻，虑积久长，晚忽豁悟，乃出所旧得，重考修辑。"至晚年写成《伤寒论条辨》8 卷，此书"属草于万历壬午，成于去岁己丑"，"凡若千万言，移整若干条，考订若干字"。并对其书名解释道："曰伤寒论者，仲景之遗书也；条辨者，正叔和故方位而条还之之谓也。"一石激起千层浪，方氏对《伤寒论》的考订编次，引起了后世的极大反响，赞成者有之，反对者有之，折中者亦有之，拉开了伤寒论学派间争鸣的序幕。根据方氏的考据，论中第三篇《伤寒例》为后人所加，"岂仲景之言，其为后人之伪，明亦甚矣。"竟删之。对《伤寒论》六经诸篇，则大加改订，将太阳病分成"卫中风""营伤寒""营卫俱中伤风寒"三篇，为第一、二、三卷；阳明病与少阳病二篇合为第四卷；三阴病篇为第五卷。认为论中有关温病、风温、杂病的条文"此皆旧本错杂乱出"，于是将之集中在一处，与霍乱、阴阳易、瘥后劳复诸篇，合为第六卷；关于辨痉湿暍病证一篇，方氏认为"此篇相传谓为叔和述仲景《金匮》之文，虽远不可考，观其揭首之词，信有之也。然既曰以为与伤寒相似而致辨焉，则亦述所当述者。"并认为《辨脉法》、《平脉法》两篇是王叔和"述仲景之言，附以己意，以为赞经之辞，譬则翼焉，传类也。"虽有仲景一些内容，但不该列于篇首，与辨痉湿暍病证一篇合为第七卷；又认为"可与不可与"诸篇亦为王叔和所编，乃将之移于篇末，合为第八卷。方氏之举，自以为恢复了张仲景《伤寒论》的原貌，但究竟是否原著顺序，实难稽考。不过，方氏以此来研究《伤寒论》，确实增强了《伤寒论》条文的系统性、条理性，使人们更容易掌握《伤寒论》的内在规律，因此不失为研究《伤寒论》方法之一种。

　　方氏研究伤寒的另一个成果是"风寒中伤营卫说"。他对《伤寒论》太阳篇大加改订，分为"卫中风"、"营伤寒"、"营卫俱中伤风寒"3篇。虽然"风寒中伤营卫说"是王叔和倡于前，又有成无己述于后，但都未能从整个太阳病篇系统地总结。方氏把风寒伤营卫作为整个太阳病发病的共同病理基础，深刻地揭示了太阳病发病、传变与转归的规律，因此对仲景伤寒学说确是一个发挥。他在《伤寒论条辨》中说："太阳一经，风寒所始，营卫二道，各自中伤。风则中卫，故以卫中风而病者为上篇。……寒则伤营，故于营伤于寒而病者为中篇。……若风寒俱有而中伤，则营卫皆受而俱病，故以营卫俱中伤风寒而病者为下篇。"并认为营卫俱中伤风寒必用青龙"发两难发之汗"。据此，方氏将太阳中风的桂枝汤证及其变证一类条文汇于太阳病上篇，共 60 条，20 方；将太阳伤寒的麻黄汤证及其变证一类条文汇于太阳病中篇，共 57 条，32 方；而将青龙汤证及其有关的变证、坏证汇于太阳病下篇，共 38 条，18 方。我们从方氏这种"重考修辑"研究《伤寒论》的方法中，可以窥探出他对《伤寒论》的学术见解：感受的邪气不同，其太阳病的发病类型也相异，当然其传变、转归也就不一致，揭示了外感邪气的致病特点。在这种前提下，将太阳病概括为"卫中风"、"营伤寒"、"营卫俱中伤风寒" 3 类，可谓高屋建瓴，提纲挈领，反映了他对伤寒发病、传变、转归理论与实践的深刻认识。因此，他的见解影响深远，如后世伤寒名家喻嘉言对此大加赞赏，他在《尚论篇》中说："夫足太阳膀胱，病主表也，而表有营卫之不同，病有风寒之各异，风则伤卫，寒则伤营，风寒兼受，则营卫两伤，三者之病，各分疆界，仲景立桂枝汤、麻黄汤、大青龙汤，鼎足大纲三法，分治三证。"由此产生了伤寒学术上著名的"三纲鼎立"之说。

（二）喻昌

喻昌，字嘉言，晚号西昌老人，江西新建（今南昌）人，为清初三大名医之一。著《尚论张仲景伤寒论重编三百九十八法》，简称《尚论篇》。

喻氏治学，注重实际，喜创新说，具有一定的革新精神。他对于《伤寒论》深有造诣，认为仲景《伤寒论》一书，为众法之宗，群方之和，经王叔和编次后，已失仲景著作的本来面目，出现了"纲领倒置，先后差错"的现象，曰："人但知叔和而明，孰知其因叔和而坠也哉"。为此，他主张重新订正《伤寒论》，大倡纲目之说：以冬伤于寒，春伤于温，夏秋伤于暑为主病之大纲；四序之中，又以冬月伤寒为大纲；伤寒六经之中，以太阳为大纲；太阳经中又以风伤卫，寒伤营，风寒两伤营卫为大纲。并削去了认为是王叔和所加的《伤寒例》《辨脉法》《平脉法》《可与不可》诸篇，仍以六经各自为篇。另立合病、并病、坏病、痰病四类附于三阳经末，以过经不解、瘥后劳复病、阴阳易病三类附于三阴经末。

诸家之中，喻氏唯最推崇方有执，对方氏的考订大加赞赏，认为其"改叔和之旧，以风寒伤营卫者分属，卓识超越前人"（《尚论篇·卷首》）。并将风寒中伤营卫之论概括为"三纲鼎立"学说，是错简重订派之中坚力量。

与方氏显著不同处在于，喻氏重视法，每篇、每条均注明法是其所创。所谓法，相当于条文下之提要性质。如《伤寒论》第一条："太阳之为病，脉浮，头项强痛而恶寒"。喻氏在条文之前曰："太阳经受病之初有定脉定证一证"14 字。此即喻氏所称的法。全书共制定了 358 法。

喻氏除了《尚论篇》之外，主要著作还有《寓意草》《医门法律》。三部书集中体现了喻氏的学术思想，其在当时社会上有较高的声望和较大的影响。

（三）张璐

张璐，字路玉，晚号石顽老人，江苏长洲（吴县）人，为清初医学三大家之一。著有《伤寒缵论》《伤寒绪论》等书。《四库全书提要》评其曰"采喻昌《尚论》及各家之注为之发明而参以己意，是曰缵论，又以原书残失极多，证治不备，博采前人之证以补之，是曰绪论"。

张氏研究《伤寒论》30 余年，最推崇喻嘉言和方中行，是错简重订派的重要医家。曰"余自幼迄今，遍读伤寒书，见诸家之多歧而不一，……后得《尚论》《条辨》内外诸篇，又复广求秘本反复详习文，初犹扞格难通，久之忽有燎悟，始觉向之所谓多歧者，渐归一贯"。所以在《伤寒论》编次上，基本沿袭喻昌，所不同的是删除了汗、吐、下"可不可"诸篇，将"脉法""伤寒例"移至书末，同时增设了"察色""辨舌"两篇，给《伤寒论》补进了望诊的内容，这无疑是对《伤寒论》的一大贡献。此外，还增补了论中一百个症状的鉴别分析，从证的角度进行了分析、归纳。

张氏虽学宗方、喻二氏错简论和三纲鼎立学说，但在一些具体问题上又与二家看法有别。如"喻昌混收瘟病条例于伤寒中为非是。"又说"喻氏《尚论》以风伤卫气为阳，寒伤营血为阴，亦属偏见"，他认为"寒伤营，风伤卫，风寒两伤营卫是大关钥。"

《伤寒缵论》《伤寒绪论》二书在《伤寒论》的编次、注释上，虽多是折中诸家之说，也难免有谬误之处，但其能从条文编次、症状、色、舌等方面去探讨

《伤寒论》，并补了前贤所未备，且语言朴实无华，通俗易懂，为后世研究《伤寒论》打开了思路，仍不失为一部有价值的伤寒参考书。

（四）程应旄

程应旄，字郊倩，清初安徽新安人。著有《伤寒论后条辨》，该书以方有执《伤寒论条辨》为基础，并收录了喻昌《尚论篇》，以发挥方、喻二家未尽之说。

明清时期，在方、喻影响下，错简重订之风大扇，和者竞起。程氏学宗方、喻，批王（叔和）赞成（无己），是错简重订派的代表人物之一。他对王叔和批驳的尤为激烈，专设"王叔和序例贬伪"一节，论点是：《序例》是王氏所加，并非仲景原文。自混入仲景著作中，一者，混淆了《热论》六经和《伤寒》六经之别。程氏认为"《素问》之六经，是因热病而源及六经；仲景之六经，是设六经以盖尽众病"。二者，王叔和不识仲景心法，将《伤寒论》误作时病书。程氏观点是：《伤寒论》为方法俱备之全书，既可以治伤寒，也可以治温热病，同时以其辨证论治的大法，能统赅百病。

程氏推崇方、喻二家的三纲学说，但并不囿于三纲学说的编次，而重点在于运用三纲学说注释原文。如大青龙汤证，方、喻只以风寒两伤论病因、营卫两感论病机，程氏并不满足于此，他认为该证成因有二：一是寒邪郁而化热，形成外寒内热之证，所谓"阴寒在表，郁住阳热之气"；一是寒温二邪合而侵入人体，寒邪闭于外，温邪盛于内。所称"唯二气寒温交错，则阴外闭而阳内郁"。

程氏对完善三纲学说是有贡献的，但行文枝蔓，离题之言太多，正如汪琥所云："闲话太多，举引经史百家之言，及歌曲笑谈，无所不至，绝无紧要，何异痴人说梦！"

（五）周扬俊

周扬俊，字禹载，清·江苏吴县人，著名的温病派大家叶天士，就是他的学生。周氏潜心于仲景学说，熟读《伤寒论》。读方有执的《伤寒论条辨》和喻嘉言的《尚论篇》后，赞佩有余，感到方、喻二注"有未融处，不敢依样葫芦"，于是"补其所不及者"若干条，"合为三注"，遂撰成《伤寒论三注》一书。

在六经病的编次上，周氏基本仿效方、喻二家。在太阳病篇，一如方、喻，按风伤卫、寒伤营、营卫俱伤三纲分为上、中、下三篇。所不同者，周氏把"病有发热恶寒者，发于阳也；无热恶寒者，发于阴也……"列为首条，并把此条作为六经辨证的总纲。此外，他强调伤寒病证应以风寒为重点，故将原文编次做了不少更动，把春温、夏热、火劫、并病等统统编于集后。

周氏思想体系，虽宗方、喻二家，但又能突破其藩篱而独辟蹊径。这不仅反映在条文编次上，而且在条文注释上也是如此，如少阴病篇："少阴病，始得之，反发热，脉沉者，麻黄附子细辛汤主之。"方注："发热，邪在表也；脉沉，少阴位北而居里也；以其居里，邪在表而发热，故曰反也；以邪在表，不在里，故用麻黄以发之。以其本阴而标寒，故以附子以温之；细辛辛温，通于少阴，用之以佐主治者，以其传经而向导也。"喻注："脉沉为里，证在少阴，不当复有外热，若发热者，乃是太阳之表邪，即当行表散之法者也，但三阴之表证与三阳迥异，必以温经为表，而少阴尤为紧要，故麻黄与附子合用，俾太阳之外邪出而少阴之真阳不出，才是少阴表法之证也。"周注："少阴中寒，原中经耳，未尝中脏也，虽经证即为里证，故少阴治法从无发表之理，只用附子温经，使正气回邪气退，此大法也，然少阴与太阳相表里，故言少阴表证，即太阳也，何仲景不于两感好立此方耶？殊不知两感当见两感之证。"

以上，均从表里立论，不同之处，方氏侧重于标本，喻氏重在邪正，而周氏寓意于常变，三家合璧，实能阐发伤寒之奥秘，使后学者能明其要旨。

（六）沈明宗

沈明宗，字目南，号秋湄，又名明生。清代康熙、乾隆间名医，浙江嘉兴人，为清初石楷临初先生之高徒。通禅学，尤精医，对仲景之学有深入的研究。擅治时病，从实践中体会"燥"邪当分温、凉，故其治病恒多验。治"伤寒"学，推崇方有执、喻嘉言等，于康熙三十二年（1693 年）著《伤寒六经辨证治法》8 卷。

沈氏学宗方有执《伤寒论条辨》、喻昌《尚论篇》，曰"仲景之书，乃医方之祖，今人置之不读，反宗后世方书，讹谈医事，罔识伤寒之真，所以重编注释，征为医者之鉴也。……因王叔和编次不明……即成无己顺文注释，欠表明白，唯明代方有执《条辨》、喻嘉言《尚论篇》堪破叔和之谬，后学识有所赖"（原书卷一）。所以在编次上与《尚论篇》大同小异，亦以风伤卫、寒伤营、风寒两伤营卫为纲论述太阳病；以太阳阳明、正阳阳明、少阳阳明阐发阳明病；置合病、并病、坏病于三阳经之后，以明邪在三阳之出入进退。且于各卷、篇之首，简明扼要地阐明本卷、篇之大意要旨。每篇之中，均取其脉证正治之法置于前，以误治变证，救逆之法归于后。所不同的只是在某些条文的顺序排列上，如"过经不解"病诸条，喻昌放在六经病后，而沈氏则置于三阳经病之后。

沈氏是三纲学说忠实继承和发扬者，他不仅在太阳病篇运用风伤卫、寒伤营、风寒两伤营卫立论，而且于其他诸篇亦贯穿着此精神，如他说："张仲景继阐风伤卫、寒伤营为《伤寒论》，而括燥湿于寒伤营，春夏温热赅于风伤卫，乃以寒热阴阳生成之理，难容少间"（自序）。沈氏以此思想贯穿于全书，而形成自身特点，然而理可粗通，终难与实际合拍。

（七）吴谦

吴谦，字六吉，安徽歙县人。清乾隆时名医，官至太医院判，供奉内廷，曾奉敕主编《医宗金鉴》，全书 90 卷，内容可分为 13 部分。其中第一部分"订正仲景全书"为吴氏亲自编撰，于清代影响深远，曾用作太医院教本。

吴氏认为"《伤寒论》《金匮要略》法律本自井然，但系千载遗书，错误颇多，虽经历注家编次诠解，然各抒己见，位置无常，难以为法，兹集《伤寒》分经，仍依方有执《条辨》而次序先后更为变通"。由此可见，在《伤寒论》研究上，吴氏推崇方、喻错简重订学说，属于错简重订派。

吴氏这里所提的"变通"，指的就是"改、补、删、移"四字。"改"就是改正原文，如《伤寒论》"伤寒脉浮滑，此表有热，里有寒，白虎汤主之。"吴氏将"里有寒"之"寒"字改为"热"字。"补"就是在原文中补字，如"发汗已，脉浮数，烦渴者，五苓散主之。"吴氏在"脉浮数"之后，补上"小便不利"四字。"删"就是删掉原文多余的字。如"寒湿结胸无热证者，与三物小陷胸汤，白散亦可服"。吴氏删去"小陷胸汤"、"亦可服"7字。"移"就是将原文打散原编次序，按自己的意见安排。然而吴氏的"改、补、删、移"不是直解在原文上改动，而是另立正误存疑篇，将改动的原文集中在一处，注明原文怎样，改后又怎样，并申述其改正之理由，较之方、喻辈为严谨。

吴氏在《伤寒论》注释上，"博采诸家注释，采其精粹"。他引用了张璐、喻昌、张志聪、张锡驹、柯琴、尤怡等20余家之注文，并亲自订正错讹，颇多中肯。

二、维护旧论派

维护旧论派是又一个重要的伤寒学术流派，这一学派的学术观点是"尊王（叔和）赞成（无己）"。认为王叔和完整地保存了张仲景的《伤寒论》，而并没有改动；成无己注解《伤寒论》，引经析义，以经解经，实为诸家所不胜。因此主张对现存的《伤寒论》三阴三阳病篇的排列顺序及其字句章法不可妄加改动，并批驳错简重订派对《伤寒论》章句的肆意篡改。这一学派的主要代表医家有张遂辰、张志聪、张锡驹、陈念祖等。

（一）张遂辰

张遂辰，字卿子，又号西农，浙江仁和县人，是明清时期的著名医家。著有《张卿子伤寒论》。

张氏研究《伤寒论》颇有造诣，是"尊王赞成"，维护旧论的杰出代表医家。他认为叔和编次《伤寒论》，不仅没有窜乱仲景之书，而且把仲景之学完整地流传下来，实为仲景之大功臣。因此，在《伤寒论》编次上，基本按照王叔和的编次。在注释上，张氏极为推崇成无己，他认为成氏不仅没有曲解仲景之说，而且引经析义，实为诸家之所不胜。"仲景之说，精入无伦，非善本读未免滞于语下。诸家论述，各有发明，而聊摄成氏引经析义，尤称详洽，虽低语附会，间或时有，然诸家莫能胜之，初学不能舍此索途也。悉依旧本，不敢不取"。故其所注《伤寒论》自"辨脉""平脉""伤寒例"以至"六经论治","霍乱""阴阳易""汗吐下可与不可"诸篇次第，依成氏《注解伤寒论》之旧，对于成氏的注释，亦毫未变动，仅是在成注之后，有选择地增列历代诸家之说加以补充，间附他自己的评论，这样则显得比较客观，亦比较周到。

在注解《伤寒论》上，张氏述多作少，但其所作，多属心得之言，如《辨太阳病脉证并治第六》中"太阳病，发热恶寒，热多寒少，脉微弱者，此无阳也。不可发汗，宜桂枝二越婢一汤方"。张遂辰注曰："无阳二字宜审，谓脾气不发越耳。又云：寒少故桂枝少，热多故石膏多。"这里张氏提出了自己的独特见解，卓识自非一般。

张氏治学严谨，注释虽宗成无己，也非一般盲从。如《辨痉湿暍脉证第四》中"风湿相搏，一身尽疼痛……"条，成氏注曰："风湿相搏，则风在外，而湿在内。汗大出者，其气暴，暴则外邪出，而里邪不能出，故风去而湿在。"而张注："风湿相搏，法当汗出解，正如前条麻黄加术，使微微蒸发，表里气和，风湿俱去，若成注似以表言风，以里言湿则不可。"其义较成氏为平正。

（二）张志聪

张志聪，字隐庵，浙江钱塘人，清代著名医家。曾师事于张遂辰，一生勤研医学经典，并在"侣山堂"集同学及门人弟子数十人讲论医学、考证经典、辨其是非，其学术活动颇极一时之盛。张氏对《内经》《伤寒论》钻研颇久，领悟极深。著有《伤寒论宗印》《伤寒论集注》等。

在《伤寒论》研究上，张氏受其师影响极大，是"尊王赞成"，维护旧论的杰出代表医家。他认为《伤寒论》原书的六经编次，条理贯通，没有错简。"本经章句，向循条则，自为节目，细玩章法，联贯井然，实有次第，信非断简残编，叔和之所编次也。"于是著《伤寒论宗印》以明其理。此后，为阐发幽微，论其精义，又著《伤寒论集注》，仍沿用王叔和原本，略改其编次，首列六经病，次列霍乱、劳复、痉、湿、暍等，删除王氏《伤寒例》，而将《辨脉法》《平脉法》两篇移至书后。对于伤寒六经三百九十八条，则汇节分章，或数条或十余条为一章。其目的是为了"拈其总纲，明其大旨，所以分章也，章义即明，然后节解句释，阐幽发微，并无晦滞不明之弊"。为说明王叔和整理之《伤寒论》并非断残错简提出了有力证据。

张氏注释《伤寒论》的核心理论是标本中气学说，着重从气化角度来解释六经的实质以及六经诸证的病因、病机。他认为六经属性为厥阴风木、少阴君火、少阳相火、太阴湿土、阳明燥土、太阳寒水。邪气感人，初为天之六气与人体的风、寒、热、湿、燥、火六气相感而为气化之病，继入经络而为病。认为《伤寒论》中三阴三阳病，多半是指气化为病，而不是经络本身病。此证与朱肱以经络释六经的观点有所不同。后来，张锡驹进一步提出了"六经相传即为气传"，赞同并发展了张志聪这一学说。

在注释中，张氏常能独抒己见，对前人不妥之处，能予以驳正。如对成无己"风伤卫，寒伤营，风寒俱伤营卫"及"伤寒忌寒，中风恶风"等语就大持异议，并提出了自己的见解。他说"成无己注解本论，谓风则伤卫，寒则伤营，凡遇风寒，俱执是解。不知此二语，乃辨脉篇中论神机出入。"这种认识与临床相符，确实颇有见地。

（三）张锡驹

张锡驹，字令韶，清·钱塘（浙江杭州）人。曾师事名医张志聪，二人又同时学医于张遂辰，有"钱塘二张"之称，于清代颇负盛名。著有《伤寒论直解》、《胃气论》。

由于受师承影响，张氏在治学《伤寒论》上，坚持叔和编次的旧论，是维护旧论派的中坚力量。他认为《伤寒论》"章节井井，前后照应，血脉贯通，无有遗漏，是医中诸书之语孟也"（《伤寒论直解自序》），根本不存在有错简。因此，《伤寒论直解》一书，六经编次，全依旧论，不作只字之变，只是削去《伤寒例》，章节基本如张志聪，尤对张志聪"汇节分章"之法极为推崇。

该书体现了张氏的主要学术观点。第一，他认为《伤寒论》不仅为治伤寒的专书，而且是治百病的全书。"书虽论伤寒，而脏腑经络，营卫气血，阴阳水火，寒热虚实之理，糜不具备，神而明之，千般疾难，如指诸掌，故古人云：能医伤寒，即能医杂证，信非诬也。"第二，他还强调治伤寒的关键，首在弄清传经的道理。"传经乃伤寒之大关键，传经不明，虽读是书无益也。""传经之法，一曰太阳，二曰阳明，六气以法相传，周而复始，一定不移，见气传而非病传也。本太阳病不解，或入于阴，或入于阳，不拘时日，无分次第，随其证而治之，此传经之大关键也"（《伤寒论直解·太阳病篇》）。

（四）陈念祖

陈念祖，字修园，号慎修，福建长乐县人。陈氏天资聪颖，好读书。有感于时医专尚唐宋以后各家方书，而于古圣先贤相传之《内经》《难经》《本草经》、《伤寒》诸典籍，则弃而不习，不以为然，因此偾事者，比比皆是。于是就潜心研究古典，尤重仲景之学，凡数十年而不倦，是一位崇古遵经而又为普及中医作出重大贡献的医家。主要著作有《伤寒论浅注》等。

诸家之中，陈氏最崇奉"钱塘二张"（张志聪，张锡驹）之说，并深受其影响。他著的《伤寒论浅注》，不仅在章节上参照了"二张"，在原文的注释中，大量引"二张"的注文对于"二张"之三阴三阳六经气化理论更是推崇，所以，可以认为其《伤寒论浅注》是"二张"学术的继续。

《伤寒论》条文编次，是历代医家争论的热点，而以陈氏为中坚的维护旧论派，坚持叔和编次的旧论，未增减一字，移换一节。曰："叔和编次《伤寒论》，有功千古，增入诸篇，不书其名，王安道惜之，然自《辨太阳病脉证篇》至《劳复》止，皆仲景原文，其章节起止照应，王肯堂谓如神龙出没，首尾相应，鳞甲森然……。"认为旧论原文连贯井然，实有次第。

陈氏一生孜孜不倦地从事医学知识普及工作，于古代典籍，沉潜函泳，炉火纯青，发明甚多。其于伤寒之成就，与浙之柯氏和吴之尤氏相比在伯仲之间。

三、辨证论治派

这一伤寒学派认为，《伤寒论》年代久远，错简与否，实难考据，与其在此问题上进行无谓的争论，还不如坐下来研究些实际的问题。《伤寒论》的内容实质是辨证论治，不管是仲景旧论，还是叔和纂集，只要有利于辨证论治的临床运用，就是值得研究的范围。因此这一学派比较结合实际，思想也比较活跃，分别从方、法、因、症、经等多个角度对《伤寒论》进行了深入的研究，充分揭示了《伤寒论》辨证论治的精神实质。这一学派由于研究方法不同，又分几个支系：按方类证者，有柯琴、徐大椿；按法类证者，有吴人驹、尤怡、钱潢；按症类证者，有刘纯、王肯堂、秦之桢、沈金鳌；分经审证者，有陈念祖、包诚等。

（一）按方类证

1. 柯琴

柯琴，字韵伯，号似峰，清浙江慈溪（今余姚市）人。生平致力于《内经》《伤寒论》的研究，颇有贡献，著《伤寒论注》《伤寒论翼》《伤寒附翼》，合称《伤寒来苏集》。温病学家叶天士曾为《附翼》作序，赞誉其"独开生面"，"透彻详明"。

柯氏是仲景学说继承与发扬的楷模，从《伤寒论》的编次方法到证、治、方、药及适用范围都进行了全面地探讨。在编次上，既不赞成维护旧论派对仲景原文不敢增减一字，移换一节的主张，又反对方、喻等人的"三纲鼎立"之说。"伤寒一书，自经王叔和编次后，仲景原篇已不可复见，虽章次混淆，犹得寻仲景面目，自方、喻辈各为更定，使距仲景原旨更远"。他认为伤寒论的精神实质是辨证论治，不管是仲景旧论或叔和纂集，只要符合辨证论治精神，其真伪就不是主要的。于是他主张　"以方名证，证从经分"，对伤寒条文方证进行重新编次，"虽非仲景编次，或不失仲景心法耳"。如在太阳病里汇列了桂枝汤证、麻黄汤证、葛根汤证等十一类。

在学术思想上，柯氏尊仲景理法，认为仲景之六经为百病立法，从而扩大了《伤寒论》的应用范围。此外，对六经概念也提出了自己的独特见解，认为六经为六个地面分区，为后世对六经的研究开辟了新的途径。

此外，柯氏在伤寒方剂学上，首创制方大法，将六经理论与方法、病机有机结合，以解释方义，类比分析，组成了仲景方剂学说体系。并明确反对"因经定方"，实乃难能可贵。故名医叶天士称赞说："有如是注疏，实阐先圣不传之秘，堪为后学指南。"（《伤寒论翼·冯纶序》）。

柯氏不拘于仲景旧论的繁琐考订，着重辨证论治精神的阐发，这种独树一帜的创新精神对后世影响很大。后世医家在其按方类证思维方法的启发下，有"按因类证"编次的，有"分经审证"编次的，等等，都以各自的特点，从不同角度更深刻地揭示仲景辨证论治规律。柯氏理所当然地成为伤寒学派中，以强调辨证论治为特点的一大流派的代表人物。

2. 徐大椿

徐大椿，原名大业，字灵胎，晚号洄溪老人，清江苏吴县人。徐灵胎是我国医学史上一位学识渊博，成就卓著的医学家。他上追灵素根源，下沿汉唐支派，博览群书，注重实践，理论和临床均有不少独到见解和高深的造诣。

徐灵胎治学严谨，主张研究医学应该从源到流，首先熟读《内经》《本草经》《伤寒论》《金匮要略》等古典著作，继而博览《千金》《外台》以下各书，以免落于窠臼，取长补短，以广见识，然后多经临证，务使理论联系实际，只有这样才不致步入偏见而误入歧途。所以他说"凡读书议论，必审其所以然之故，而更精思历试，方不为邪说所误"。徐氏以研究医学为己任，专攻活人之术，锲而不舍，五十年中，批阅之书千余卷，泛览之书万余卷，每过几时，必悔从前疏漏，盖学以年进也。他著述甚富，先后撰有《难经经释》《伤寒类方》《兰台轨范》《医学源流论》等书。其医论言简意赅，见解独到，影响深远。临床上精于内、外，娴熟妇、儿、针灸乃至骨伤、兽医等科无不运用自如。

徐氏治学《伤寒论》的独到观点是：打破六经界限，以方来统证。他根据《伤寒论·伤寒例》"今搜仲景旧论，录其证候脉声色，对病真方，拟防世急"之句，分析《伤寒论》当时已无成书，乃叔和之所搜集者，虽分六经而语无诠次，阳经中多阴经治法，阴经中多阳经治法，参错不一。后人各生议论，每成一书，必前后更易数条，互相异议，各是其说，愈更愈乱，终无定论。于是徐大椿断定《伤寒论》"非仲景依经立方之书，乃救误之书"，仲景著书"亦不过随证立方，本无一定之次序"。所以徐氏"不类经而类方"。认为这样有利于辨证论治，"与仲景之意，无不吻合"。于是他把全论 112 方分为桂枝汤、麻黄汤、葛根汤、柴胡汤、栀子汤、承气汤、泻心汤、白虎汤、五苓散、四逆汤、理中汤、杂方共 12 类。除杂方外，其余 11 方都是各类的主方。主方之下，列述该方有关证治条文。如柴胡汤类，先列论中柴胡证所有条文，再列其类方：大柴胡汤、柴胡桂枝汤、柴胡加龙骨牡蛎汤、柴胡桂枝干姜汤、柴胡加芒硝汤方，后附方的主证条文。所列主方、类方下间加评注，颇多卓见。徐氏以方类证治伤寒，《四库全书提要》评曰："虽于古人注书本意未必果符，而于聚讼纷呶之中亦芟除葛藤之一术也。"

（二）按法类证

1. 吴人驹

吴人驹，字灵犀，号飞白老人，清安徽歙县人。年二十七始究医艺，初受业于同邑世医余子敬，继游学四十多载，后积多年之学识，撰成《医宗承启》六卷。

吴氏研究《伤寒》，首创以法类证，他置六经分证于不顾，将《伤寒论》原文所制定发表、利渗、涌吐、攻下、和解、救内、清热、温里等八法之中。

他认为《伤寒论》并非仲景原定编次而是后人整理，六经分证也是后人所附加，若按六经分证，某些方法反而局限于一经，而不利于辨证论治。吴氏的以法类证的学术思想，实脱前人之窠臼，对研究《伤寒论》确有很大的启发。

2. 尤怡

尤怡，字在京，一作在泾，号拙吾，晚号饲鹤山人，清代长洲（今江苏吴县）人。年幼家贫而笃学，工诗善书，少即学医于马俶，博涉医籍，私淑喻昌，兼采各家，潜心于《灵枢》《素问》，尤其对仲景之学，精研覃思，深得其秘。其学验俱富，连目空时人的徐大椿亦为之称道。著有《伤寒贯珠集》、《金匮要略心典》。

尤氏治伤寒，突出治法，是按法类证的杰出代表。他认为"振衣者必挈其领，整网者必提其纲，不知出此，而徒事区别，纵极清楚，亦何适于用哉？"故于太阳、阳明、少阳、太阴、少阴、厥阴六经，每经皆分列纲目。这里的"纲"，就是治法；"目"，就是汤证及处方。以法为纲，统率证候和用方。其法有正治法、权变法、斡旋法、救逆法、类病法、明辨法、杂治法，以及少阴清法、下法、温法等。由于每经的不同情况，其法又各有不同。如太阳、阳明、少阳各有正治法，审其脉之或缓或急，辨其证之有汗无汗，从而解之汗之，为太阳正治法；阳明病，经病有传变，自受之不同，腑病有宜下、宜清、宜温之各异，皆为正治之法；而小柴胡汤一方和解表里，为少阳正治之法。太阳病篇内，以人气体有虚实之殊，脏腑有阴阳之异，虽同为伤寒之候，不得竟从麻桂之法，而分别有小建中汤，炙甘草汤，大、小青龙汤等，是为太阳权变法，各经诸法，不一一列举。总之，是以治法为纲，证方为目，将伤寒论条文重新编排。这种编法，尤怡自谓"可令千头万绪，总归一贯，比于百八轮珠，个个在手矣"。朱陶性序中，亦盛称其"汇诸家之学，悟仲景之志。遂能提其纲挈其领，不愧轮珠在手"。

《伤寒贯珠集》的注释部分，亦颇具特色。尤氏不是停留在一般的随文衍注，解难释疑上，而是能发微抉奥，在深层次展开，自成一家之言。如自方、喻倡导"三纲鼎立"之说后，在清代，其说大行。尤怡在注文中，从临证实际出发，力驳其说。他认为"寒之浅者，仅伤于卫；风而甚者，并及于营。卫之实者，风亦难泄；卫而虚者，寒犹不固。所以，但当分病证之有汗无汗，以严麻黄、桂枝之辨，不必执营卫之孰虚孰实，以证伤寒、中风之殊"。至于大青龙汤证，"其辨不在营卫两病，而在烦躁一证"。这种阐释方法，甚便于读者对《伤寒论》的理解和运用。从《伤寒贯珠集》全文注文可以看出，尤怡处处注意抓住主证，不尚空谈，故能言中肯綮，自成一家。诚如清唐立三所言"仲景著书之旨，如雪亮月明，令人一目了然，古来未有"。

尤氏超脱于方、喻之外，分类精细，提纲挈领，论述平正通达。章太炎曾称赞说："能卓然自立者，创建大义，莫如浙之柯氏，分擘条理，莫如吴之尤氏，嗟呼解伤寒百余家，其能自立者，不过二人，斯亦稀矣"。

3. 钱潢

钱潢，一名虚白，字天来，清虞山（今江苏常熟）人。出身世医，对《内经》《伤寒论》有深入研究，著《伤寒溯源集》，该书系作者综合诸家之言，并结合自己的心得，将《伤寒论》重加编次，注释而成。

钱氏治伤寒，主要是侧重于探讨六经病证的立法施治，主张以法类证。其特点是全书卷数照王叔和之旧，但重加编次，删去"伤寒例""可与不可"诸篇。首冠"阴阳发病六经统论"，将"病有发热恶寒者，发于阳也；无热恶寒者，发于阴也"置于六经诸篇之首，以作为六经辨证之总纲。然后，按太阳、阳明、少阳、太阴、少阴、厥阴等秩序逐一排列。每一经中辨证候、立法治，颇为精审，如"太阳上篇"属中风证治，其中又分中风正治、太阳坏病、中风失治、中风火劫、中风误吐、中风误汗、汗下颠倒、中风误下、中风蓄血九个类型。"太阳中篇"属伤寒证治，其中又分伤寒证治、伤寒失治、伤寒禁汗、伤寒误汗、伤寒误下、伤寒蓄血六个类型。"太阳下篇"属风寒两伤营卫证治，其中又分风寒并感证治、风寒火劫、心下水气、证属阳旦、邪传阳明五个类型。分证之中虽贯穿了方、喻思想，但突出以证治分析《伤寒论》，尤以治法分析证候，这与方、喻不同。

钱氏虽主张以法类证，但他反对拘泥于三百九十七法，"三百九十七之说，原非出自仲景氏，未可强求印合，大约六经论治中，无非是法，无一字一句非法也，其有方者未尝无法，而法中亦未尝无方，故以方推之，则方中自有法；以法论之，则法内自有方，不必拘泥于三百九十七也，若必支离牵合，以实其数，则凿矣。"钱氏此种见解，可谓精辟，对于学习和研究《伤寒论》确有启发。

原文注释上，能遵从《素问》《灵枢》之旨，广采诸家之说，本着"合者择之，缪者摘之，疑者释之，混者晰之"的态度，援古证今，直溯源流。每方之后又各立一论，推求制方之意，务求使读者能明立法之意，用药之因，从中窥测仲景理法制方之妙。这种编次方法，使经文条分屡析，令人一目了然，对临证辨证很有帮助。

（三）按症类证

1. 刘纯

刘纯，字宗厚，明初吴陵（今江苏泰县如皋一带）人。其父刘利渊为名医朱震亨之高徒。刘纯幼承庭训，并师事冯庭干、许宗鲁等名家，可谓博采众家之长而会通之。著有《医经小学》《杂病治例》《伤寒治例》，又增补徐用诚《医学折衷》辑为《玉机微义》。

刘纯治伤寒学，打破六经框架，重在类症，将《伤寒论》所有证候按主要症状分类，共列 84 症，并附列温病、温疟、风温、瘟疫等病。每症条分其特点，分析其证候，制定其治法，以仲景学术为经，参考了朱肱、韩祗和、庞安时等学说为纬。立论平正，查阅便利，颇切于临床应用。可见其对《伤寒论》的造诣很深。

2. 王肯堂

王肯堂，字宇泰，号损庵，自号念西居士，明金坛（今江苏金坛）人。王氏博览群书，兼通医学，所著《证治准绳》为医家所宗。清代医家汪琥评论此书曰"其书悉因娄氏纲目之义，而以仲景方论为主，后贤读法附之。伤寒之书，至此可为详且尽矣"。

王氏治伤寒学，重在类证，是以症类证的代表医家之一。首先，抓住六经中之主症，认为太阳病包括发热、恶寒、恶风、头痛、项强、体痛六大主症；阳明病包括胃实不大便、不得卧、自汗、潮热、谵语、狂乱、循衣摸床、渴、呕等九个主症；少阳病包括口苦、咽干、往来寒热、胁满痛、胸痛、耳聋 8 个主症；太阴病包括腹满、腹痛、发黄 3 个主症；少阴病包括但欲寐、嗜卧、口燥咽干、咽痛、吐、利六个主症；厥阴病包括气上冲心、饥不欲食、吐蛔、厥、少腹满、囊缩六个主症。其次，对某些次症及误治变证如喘、短气、身重、面赤、坏病、筋惕肉瞤、惊悸、咳、烦躁、结胸、痞证、叉手自冒心等五十余症则摒于六经之外另加论述。上述各症，均以经文、王氏注文、先贤之精萃注释、方药之顺序详加论述。

在《伤寒论》的编次上，王氏也颇有所见，他认为"王叔和编次张仲景《伤寒论》，立三阴三阳篇。其立三阳篇之例，凡仲景曰太阳病者入太阳，曰阳明病者入阳明，曰少阳病者入少阳。其立三阴篇，亦依三阳之例，各如太阴、少阴、厥阴之名入其篇也。其或仲景不称三阳三阴之名，但曰伤寒某病用某方主之而难分其篇者，则病属阳证发热、结胸、痞气、蓄血、衄血之类皆混入太阳篇；病属阴证厥逆，下利，呕吐之类，皆混入厥阴篇也。……后人不悟是理，遂皆谓太阳篇诸证不称名者亦太阳，而乱太阳之真，厥阴病诸证不称名者亦属厥阴，而乱厥阴之真，为大失仲景之法也"（见原书凡例）。王氏这一推论是比较近理的，近乎叔和初衷，不过他也无法恢复仲景之旧，所以他说"各证分经处尚多叔和之旧，学者但以意神而明之"。

3. 秦之桢

秦之桢，字皇士，清初云间（今上海市松江）人。著《伤寒大白》《女科切要》以及辑伯祖父秦昌遇之《症因脉治》。

秦之桢研究伤寒注重以症类证，并密切结合临床实践，研究症状的发生、发展规律。在其代表著作《伤寒大白》中，将伤寒证候列出 55 症，先于每症前的"秦子曰"中记下自己的心得体会，次列仲景《伤寒论》条，再次为释文，最后列出古今治方。秦氏论伤寒证候可谓提纲挈领。深入浅出，执简驭繁。如论发热，其曰："发热有翕翕发热，蒸蒸发热。翕翕发热者，身热无汗，恶寒拘谨，如鸟羽之和而不发舒，此邪伤于表，郁于肌肤，表热而里未热，治宜发散表邪。蒸蒸发热者，手足遍身𤸆𤸆多汗，热而润泽，此表邪已散，郁热于里，蒸汗时时外出，治宜清热。"读后确能令人胸中明了，疑窦顿解。基于这种特点，秦氏因之命其书名曰《伤寒大白》。

4. 沈金鳌

沈金鳌，字芊绿，号汲门，晚号尊生老人，清江苏无锡人。因举孝廉屡试不中，方致力医学，著《沈氏尊生书》，其内有《伤寒论纲目》16 卷。

《伤寒论纲目》是循柯琴之六经分次法，以仲景原文为纲，以前贤所论及自己见解为目编辑而成。沈氏云："余读伤寒书至百余家，人各一说，不胜繁冗驳杂之虑，倘欲学者如是以为业，恐白首不获所据，不如是以为业，又空空罔所识知，乃不揣著为《纲目》一书，循六经之次，析各款之繁，以仲景论为纲，历代诸家之语足以阐明仲景者为目"（原书自序）。此说明沈氏写此书的目的乃是为了理清诸家之争，运用以症类证的方法，来体现《伤寒论》的辨证论治精神。

该书除卷首总论、六经主证、表里、传变及卷一论风伤卫、寒伤营等篇外，全部采用以症类证来排列，计太阳经 86 症，阳明经 34 症，少阳经 9 症，太阴经 5 症，少阴经 21 症，厥阴经 19 症。此外还有伤寒后 5 种病证以及百合、狐蜮、阴毒、阳毒等。是以症类证研究伤寒之典型代表。

（四）分经审证

1. 陈念祖

陈念祖，不独是维护旧论派之中坚，也是六经分经审证之典型。他晚年吸取了其他流派的优点，著《伤寒医诀串解》，立足于六经气化理论，创分经审证之法，充分体现出方证的联系及其传变、转归的机理，揭示了《伤寒论》六经辨证之精神。

以太阳病为例，他将其分为太阳经证、腑证和变证。经证以头痛，项强，发热，恶寒为典型症状，但有虚实之分：脉浮缓，自汗，恶风为表虚，宜桂枝汤；脉浮紧，无汗，恶寒为表实，宜麻黄汤。循经入腑，有蓄水与蓄血之不同，蓄水证宜五苓散，蓄血证宜桃核承气汤。变证多由汗下失治而来，有从阴从阳之别，凡汗下太过伤正而虚其阳，阳虚则从寒化，有下利清谷，四肢厥冷之四逆汤证；汗漏不止之桂枝加附子汤证；阳虚水停之真武汤证多属之，都是阳虚则从少阴阴化之证，以太阳少阴为表里也。若汗下失宜，热炽而伤其阴，阴伤则从热化，热盛伤津之白虎汤证；肠燥热结承气汤证多属之，都是阴伤则从阳明阳化之证，多以太阳阳明相传也。其他各经不一一列举。

陈氏如此分经辨证，展现六经证治及其传变之规律，若非深得堂奥，难有此发挥，直至现在仍为医家所崇奉。

2. 包诚

包诚，字兴言，晚清安徽泾县人。少曾师事昌邑名医张宛邻，私淑黄元御，黄氏分别六经，注明本病、经病的方法为他采用，分证审证为其研究《伤寒论》的主要方法。著有《伤寒审证表》。

在该书中，包氏运用表格的形式归纳《伤寒论》六经主要内容，纲举目张，一目了然，实有功于后学。其将太阳经分做本病中风、本病伤寒、兼病、阳盛入腑、阴盛入脏、坏病、不治病七类。阳明经分做腑病连经、腑病、虚证、不治病四类。少阳经分做经病、本病、入阳明病、入三阴病、坏病五类。太阴病分做脏病连经、脏病两类。少阴、厥阴均分做脏病连经、脏病、不治病三类。另立汗下宜忌表，分可汗、可吐、可下、不可汗、不可下等项目。并立伤寒类证表，分温病、痉病、湿病、暍病、霍乱等项目。表格以六经为纲，以病证为纬，病证中以主证统次证，并间作简要注释，李瀚章形容之曰："证状毕呈，如掌如貌，不失铢寸，厥功巨哉。"但该书有两个主要缺陷：一是分类层次较混乱；二是对经证的概念不清，故包氏常将脏证或腑证混同经证。

包氏与陈念祖、沈目南等主张每经按表里、阴阳、虚实、标本等分证，成为伤寒辨证论治派中的分经审证派的代表人物之一。然其由博返约，融会贯通之功底不及陈念祖。

四、经典考证派与临床经典派

在《伤寒论》流派中，还有一些医家，独尊《伤寒论》，其学术思想的核心是尊经崇古。根据其学术特点，这些医家又可以大致分为两派：一派是以宋本或成本《伤寒论》为蓝本，并参考其他版本，对原文进行字、词、章句等诸多方面的考证，可以称为经典考证派，以陈恭溥、孙鼎宜为代表；一派独宗《伤寒论》理法方药，坚持张仲景方法可以统治外感疾病，他们并不赞成后世形成的温病学派。这一学术流派可以称为临床经典派，以陆懋修为代表。

（一）陈恭溥

陈恭溥，号退翁，侯官（今福建闽侯）人。少博览群书，好游，因此见多识广，后以医为业。其治病用药，宗仲景心法，积数十年心得体会，撰成《伤寒论章句方解》六卷。

陈氏注释《伤寒论》，仿儒学朱子著《大学》《中庸》定章句之例，对《伤寒论》章句详加厘定，并重文字的考证。以成无己注本为基础释文；章、节多依张令韶《直解》、张隐庵《集注》；句读则依据具体内容而定，并于每章每节之后著文以昭示其内涵。对于伤寒论文字注释，详略得当，浅明者略而不论，古奥者则详加注释。厚积薄发，深入浅出，深为读者所喜爱。后附方及方解，不分六经，每方后收载《伤寒论》相应之条文后，集后世注文以及自己的临床经验体会，使《伤寒论》理论与临床实践密切结合起来，便于临床学习应用。

陈氏运用考证方法来研究《伤寒论》，在伤寒学术史上独树一帜。但因其知名度不及柯韵伯、张令韶、张隐庵等，因此其《伤寒论章句方解》流传未广。

（二）孙鼎宜

孙鼎宜，清末医家，湖南湘潭人。1905 年留学日本，回国后任教于湖南国医专科学校。撰有《伤寒杂病论章句》《伤寒杂病读本》等书。

孙氏治伤寒之学有 3 个特点：其一，研究《伤寒论》重在其章句及文字考证上，他不依《伤寒论》原文次序分章节，而是按内容来归类条文。如他对六经的分类，分为"六经总论""太阳总论""太阳经病""太阳腑病""阳明经病""阳明腑病""少阳病""太阳兼阳明""太阳兼阳明经病正治并救误""太阳经并阳明腑病正治并救误"等 20 余类。

其二，孙氏于《伤寒论》原文之下，遴选各家注释并加以评辨，并于各章节之后再作以简要综合概括，以归纳其要。缺点是他对于《伤寒论》原文"误字羡文，径改删之，并合取舍，不必悉同于前"，病同柯韵伯，失于严肃。

其三，孙氏对于散见于古代文献中的仲景著作佚文，进行了广泛的收集，继承、发掘在先，可歌可颂。

（三）陆懋修

陆懋修，字九芝，江苏元和人。出生世医，初业儒，以文学著名，中年才致力于医学。因陆氏有扎实的文学基础，又博览群书，熟谙经典，尤精于伤寒，故治病常起沉疴，名噪一时。陆先生平生著作颇多，合订为《世补斋医书》，共 33卷。该书内容丰富，涉及运气、内经、难经、伤寒、温病、妇人等科目，而伤寒内容甚多。

陆氏治学，推崇张仲景，而独尊《伤寒论》。他说"仲景为医中之圣，《伤寒论》为医书有方之祖，"又说"仲景方为上古圣人相传之方，所谓经方也。伊尹殁而仲景出。"可见其对仲景敬仰之情。而对清代医家，悉举其得失，尤对温病学家观点多持否定态度。

陆氏治伤寒有不少独到的学术见解：第一，他认为《伤寒论》包含一切外感杂病。《难经》提及的"伤寒有五"，陆氏解释为"伤寒者，病之总名也，下五者，病之分证也，伤寒为纲，其目为五"。又说"余既取难经伤寒有五之意，明仲景撰用难经之意。凡湿热之治，即当求助伤寒之论者，无释义矣"，"俾人知风寒温热之皆在论中，论中之方，可治伤寒，亦治温病。"综观陆氏所述，《伤寒论》概括一切急性热病，伤寒方亦可概治各种热病。第二，倡"阳明为成温之薮"，他认为温病即伤寒之阳明病，"病之始自阳明者为温，即始自太阳而已入阳明者亦为温。"并斥责喻嘉言、周禹载、舒驰远等诸贤之非，认为他们均"不知阳明为成温之薮，古来皆无异说。"又言"以证言之，太阳为表，阳明为里，伤寒由表入里，其始既为太阳，温热由里出表，其始既为阳明证"。陆氏上述所言，其目的是为"阳明为成温之薮"提供充实证据。第三，否定温热学家理论，他说："叶天士医案出门弟子，不尽可信；所传温病证治亦门人笔述；开卷揭温邪上受，首先犯肺，逆传心包一语，不应经法；误以胃热为肺热（见《清史稿》）。"

总之陆氏之学术思想恪守仲景心法，临症以仲景方为主，或加减化裁，极少使用后方，这是奇特点。但认为温病既为伤寒之阳明病，对温病学说更持否定态度，这都未免失于偏颇，但瑕不掩瑜，陆氏仍不失为清代伤寒派名医。

（四）章太炎

章太炎是中国近代史上很有影响的民主革命家和思想家，也是中医学史上颇具影响的医学家，他在张仲景学说方面也有很多成就。

章太炎（1869~1936 年），名炳麟，字枚叔，浙江余杭人，生于 1869 年 1 月，卒于 1936 年 6 月。章太炎出生于三代知医的书香门第，祖父章鉴是闻名遐迩的医生，父亲、哥哥都谙熟医术。在这种家庭环境成长，从小就接触中医药；成年后与名医书信交往，切磋医学。他具有良好的传统文化教育背景，对中医药学和中国传统文化有系统深刻的研究。在被袁世凯软禁期间，他与负责看护他的医生交流医学心得。晚年进一步研究《黄帝内经》《伤寒论》《金匮要略》等古代医学文献，与西医理论相对照，取长补短，融会贯通，医术更加纯熟。民国初期曾任中医学院院长、上海国医学院院长、苏州国医院院长等职。他撰写了丰富的政论性文章和学术论著，也写了不少医药学论著，《章太炎全集》记载了他的医学论文 134 篇。

章太炎在临床上较多应用张仲景方法。他曾用越婢加术汤治愈过肠痈，用四逆汤治愈霍乱。1905 年，因《苏报》案与他一同入狱的青年革命家邹容病倒在床，太炎先生为其开方治疗，其方基本方便是《伤寒论》黄连阿胶汤。他在考证训诂方面的贡献尤为突出，对中医四大经典著作均有考证，有《论素问灵枢》《论伤寒论原本及注家优劣》《金匮玉函经校录》。正因为如此，姑且将他列在"文献考据派"。不过，他在张仲景学说研究方面的成就并不限于文献考据。在此仅举数例以看他在《伤寒论》学术方面的特点。

1923 年秋，太炎先生在杭州中医学校作《伤寒论讲词》报告，此文收于《章太炎全集》第八册《医论集》中。其中有云："要知《伤寒论》其论病机，乃积千百年之经验而来……仲景以太阳、阳明等名篇，不过沿用旧名，要于经脉起止之说无与也。柯韵伯曾谓仲景六经各有提纲，非定以次相传，其语甚确。柯氏又谓，伤寒只太阳、少阴、太阴有之，肝胆为发热之源，阳明为成温之薮，其病伤寒者鲜矣，语尤精辟。故厥阴脉滑而厥，用白虎汤；少阴脉微而厥，用通脉四逆，同是一厥，治有不同。即少阴篇中之用黄连阿胶汤甚者用承气汤，亦是瘟病，非由太阳经传来可知。昔人谓少阴病必由太阳传入者，则由叔和序例日传一经之说误之。按日传一经，义出《内经》，而仲景并无是言。且阳明篇有云：阳明居中土也，无所复传。可见阳明无再传三阴之理。更观太阳篇中，有云二三日者，有云八九日者，甚至有云过经十余日不解者，何尝日传一经耶？盖《伤寒论》全是活法，无死法。阳明无再传三阴之理，而三阴反借阳明为出路，乃即《内经》所谓中阴溜府之义也。且伤寒本非极少之病，亦非极重之病。仲景云，发于阳者七日愈，发于阴者六日愈，足见病之轻者不药可自愈，更可见伤寒为常见之病。若执定日传一经为伤寒，否则非是，不独与本论有悖，且与《内经》所谓热病者，伤寒之类也句亦有抵触。故六经递传之说，余以为不能成立。"

章太炎赞成"六经非经"的观点，主"六经六部"说。他在《论脏腑经脉之要谛》一文中曰："《伤寒论》所以分六部者，各有所系，名目次第，虽袭《内经》，固非以经脉区分也。按《伤寒》太阳病等六篇，并不加经字，犹曰太阳部、阳明部耳。柯氏《论翼》谓经为经界。然仲景本未直用经字，不烦改义。若其云过经不解，使经不传，欲作再经者，此以六日七日为一经，犹女子月事以一月为经，乃自其期候言，非自其形质言矣。虽然诊脉之法不过三部，《伤寒论》仲景自序举寸口、人迎、趺阳为主，寸口即手脉，人迎即头脉，趺阳即足脉，知此三者，手足十二经何取焉！"

章太炎认为《伤寒论》之六经与《素问·热论》之六经不同。他在《论太阳病非局指太阳》一文博引诸说，详为论证。他说："《伤寒论》称太阳病六七日、太阳病八九日、太阳病过经十余日，又云阳明中土也，无所复传。又云：少阴病得之一二日，少阴病得之二三日，是伤寒非传遍六经，三阴病不必自三阳传致，更无一日传一经之说也。叔和序例引《素问》以皮傅，后人辗转师法，遂谓一日太阳、二日阳明、三日少阳、四日太阴、五日少阴、六日厥阴（《外台秘要》引《序例》亦称仲景，此犹引《易传》者称《易》，引《书序》者称《书》，昔人往往有是。近陆九芝竟谓此是仲景原文，且以《秘要》所题伤寒日数者悉归之仲景，则拘泥之见也）。刘守真见世无其病，则并仲景《伤寒论》而亦疑之。然如正阳阳明之非受传，少阴寒证之为直入，虽《活人》与成无己亦不能有异言。则知《伤寒论》本与《素问》不同。近代张令韶弥缝《素问》《伤寒论》之异，遂谓六经以气相传，非以病传。黄坤载、陈修园皆主之。修园于大论言太阳病几日者，不审其为验病浅深，而云某经主气之期，气既无形，谁能质验？至《素问》所述六日病象，目有见证，何得以气言之？其他或谓太阳为寒水，故伤寒首中太阳，然则厥阴为风木，中风何以不首犯厥阴耶？按之大论，义皆龃龉，终不如柯氏《论翼》所谓六经提纲各立门户者为截断众流也。"

（五）黄竹斋

黄竹斋（1886~1960 年），名谦，又名维翰，字吉人，竹斋亦其字，晚号中南山人，又号诚中子。祖籍陕西临潼，幼贫困，无力入学，14 岁随父以打铁为生。冶炼之暇刻苦自学，苦读经史、数理知识，尤喜中医。他聪颖过人，肯下苦功，弱冠时即能研读《伤寒论》《金匮要略》。1907 年就写出《三阳三阴提纲》，对仲景学说提出自己的见解。25 岁时在陕参加辛亥革命。其后随同王敬如等创办"日新学社"，编印《日新丛刊》；并问学于著名学者张果斋、牛兆濂等，研读我国古典哲学和自然科学著作。对西方卢梭、柏拉图、达尔文等之学说亦有研究。矢志钻研中医，尊崇仲景学说，以继承和发扬中医学为己任。他"壮岁虽有志学问"，但"迫于生计，作工养亲"，"四旬以后，克专心致力学业"。撰《伤寒杂病论集注》（1923 年）、《针灸经穴图考》（1924 年）、《医圣张仲景传》（1924 年）等50 多种。1929 年，积极参加全国反对南京国民政府废止中医的决定；在全国中医药界一致抗议下，南京国民政府不得不取消其废止中医的决定，并成立了中央国医馆。1933 年被聘为中央国医馆理事兼编审委员，参加统一病名等审查工作。1937 年他被聘任为卫生署中医委员会委员。他在中央国医馆和卫生署中医委员会的多次会议上，提出发展中医教育事业等的议案，主张突出中医特色，吸取现代科学成就，加强中西医团结合作。1935 年，黄竹斋将罗哲初保存之仲景十二稿《伤寒杂病论》（桂林古本）及白云阁藏本《难经》亲手各抄一遍研读。他对这些新发现的版本非常重视。南京为日军侵占后，带抄本返陕，获爱国将领张钫资助，于 1939 年以木刻版印行公世。

中华人民共和国成立后，黄竹斋热烈响应党的号召，积极参加人民卫生工作，被选为长安县人民代表陕西省政协委员。1954 年被聘任为西安医学院附属医院中医科主任。1955 年奉调赴京，受聘为卫生部中医研究院附属医院针灸科主任，后并任该院学术委员会委员。他年近古稀，仍十分勤奋。一生著述多达 50 余种，涉及中医药理论、临床各科和医史文献，以及哲学、天文、数学等领域，其中以《伤寒论》研究造诣尤深。他对工作一贯积极负责，治学严谨，为人正直，生活俭朴，受到大家尊敬，曾被评为先进工作者，并出席了全国文教先进工作者代表大会。

黄竹斋一生潜心研究伤寒之学。他的好友赵玉玺说他"其精神专注，最有志趣者，厥维医道；其于医道探讨无厌者，厥维仲景之书"。

黄竹斋所处的时代正值西方医学大量传入，中医学受到很大影响和冲击，很多人主张中西医汇通。他在精读中医典籍的同时，博采群书，兼涉西医，也阅读唐容川中西汇通学派的著作，开阔了眼界。他崇尚仲景，怀疑各家注解有误，《伤寒杂病论》"自晋迄今注者无虑百十家"，然"余自弱冠读《伤寒论》，观诸家所注，即疑其不是仲景本意。迨后见西哲生理学术，以人身器质功用分为三系统，于是恍然觉悟。乃撰《三阳三阴提纲》六篇"。他将《伤寒论》《金匮要略》合为一帙，撷近世西哲生理学说，……撰成《伤寒杂病论新释》，后来又撰成《伤寒杂病论集注》。见桂林古本后，发现该本内容较宋本多三分之一，且纠正民国以来所发现的其他版本错讹之处甚多，于是不遗余力，取各种版本相互校勘，补缺正讹，采中外数百医家巨著之精华，条分缕析，撰成《伤寒杂病论会通》一书。他认为仲景的三阳三阴不同于《素问·热论》的三阴三阳。"仲景本论三阳三阴之定义，是将人身部位、质体分为六纲，而以太阳、阳明、少阳、太阴、少阴、厥阴等术语识之。三阳标识其部位，三阴标识其质体。立此六经以名篇，而辨其病证治法焉。"他尝试着以中医理论联系现代生理学说，探讨疾病的发病机理和治疗法则。他说："太阳者，躯壳表面部位之术语，凡六淫之邪从皮肤中人而病者，其治法皆可求之太阳篇也。"他赞成"六经钤百病"的观点，认为掌握了三阳三阴原则，《伤寒论》便可解读，百病皆可辨治。

黄竹斋有关中医学史的著述中，以《医圣张仲景传》最负盛名。《后汉书》《三国志》等正史均未为仲景立传，黄竹斋广搜博采，于 1924 年撰著《医圣张仲景传》。后再作修订增损，于 1948 年所撰《伤寒杂病论会通》印行时，又将增订本列于该书"卷首"（新中国成立后已有单行本）。全传虽仅 8000 多字，但内容赅备，资料丰富，为现存记载仲景史事之最著者。他对张仲景生平籍里、长沙太守等史事进行了严谨的考证，提出了自己的看法。这一传记及其所撰《祝告医圣文》，石刻存立于南阳医圣祠。

五、伤寒温病汇通派

伤寒有广义、狭义之论，广义伤寒是一切外感疾病的总称。《素问·热论》云："今夫热病者，皆伤寒之类也。"《难经·五十八难》说得更具体："伤寒有五，有中风，有伤寒，有湿温，有热病，有温病。"一部伤寒大论，既括伤寒，又有温病，还在第六条专为温病设提纲证条文。所以，一些医家着力伤寒与温病渊源关系的研究，并在临床实践中运用伤寒理论治疗温热病，形成伤寒温病汇通学派。这个学派的代表医家有陶华、喻昌、吴贞、俞根初等。

（一）陶华

陶华，字尚文，号节庵，明浙江余杭人。据《杭州府志》载："其幼读儒书，旁通百家之学，精于医，治病多有其效，为当时名医。正统年间曾为官方征用，后引疾归故里。"著有《伤寒六书》，系由陶氏所撰的六种伤寒著作汇集而成，每种列为一卷，在医学界有一定影响。

《伤寒六书》集中地反映了陶氏的学术观点，该书以《伤寒论》为基础，结合其临床经验编写而成。陶氏论伤寒特别注意寒温鉴别，并常以寒温对比的方法来论述伤寒。他强调伤寒之邪自外而入，因人体质之差异，邪之传变亦不同，或入于阴，或入于阳，并无一定的规律。因"受病之源则同，亦可谓之伤寒"，伤寒之名可以概括一切外感热病。但因"所发之时既异，治之则不可混也"。即强调四时外感各有其特异性，不可以治伤寒法治一切外感热病。

关于温病，陶氏认为其形成原因是"冬时感受寒邪而未发，在人身中伏藏，历二三时之久，天道大变，寒化为热。人在气交之中，亦随天地之气而化"。此即《素问》伏寒成温之理。或因"伤寒汗下不愈而过经，其证尚在而不除，亦温病也"。后一种观点为陶氏所首创。关于对温病的分类，亦按六经划分，曰"太阳温病""阳明温病""少阳温病""太阴温病""少阴温病""厥阴温病"。并提出温病治法"不宜发汗"之戒。

关于六经传变，他指出"三阳传次三阴之阴证，外虽有厥逆，内则热邪……若先热后厥者，传经之阴证也，经云厥深热亦深，厥微热亦微是也，故宜四逆散、承气汤，看微甚而治之。若初病便厥，但寒无热，此即直中阴经之寒证也，急宜四逆辈以温之"。提出了"传经为热，直中为寒"的观点，颇有见地。

此外，陶氏在伤寒的治疗中，创制了不少有效名方。如创羌活冲和汤治太阳病，以代桂枝、麻黄、青龙、桂麻各半等汤，主治春秋夏非时感冒风寒。另创黄龙汤扶正攻下，三黄石膏汤表里两解，回阳救急汤回阳固脱等方，影响深远。至今仍为临床常用的方剂。

（二）喻昌

喻嘉言重视温病，是伤寒温病汇通派的代表医家之一。针对当时流行的"仲景书详于治伤寒，略于治温"一说，喻氏认为"仲景治温法度俱错出于治伤寒中，后人未解义例，故春温一证，漫无成法可师"，因而"会内经之旨，以畅发仲景不宣之奥"。立冬伤于寒，春必病温为一大例；冬不藏精，春必病温为一大例；既冬伤于寒，又冬不藏精，至春月同时病发为一大例，所谓"温病三纲"说，同"伤寒三纲"以为对待。并根据明末清初温病大量流行的实际情况，指出"触冒风寒之病少，感发温气之病多。寒病之伤人十之三，温病之伤人十之七"（《尚论后篇》）。喻氏对温病的这样高度重视，在当时医家中是很突出的。

在温病的治疗上，喻氏强调了"存阴"问题，"阴气犹存一线，方可得生"，于是反对用麻、桂辛温发汗，曰"温热病，原无风伤卫，寒伤营之例，原无取于桂枝、麻黄二方也。表药中，即败毒散、参苏饮等方，亦止可用于春气未热之时，若过时而发之温病，暑病，尚嫌药性之带温，况于桂、麻之辛热乎？"（《尚论后篇》）。

喻氏寒、温异治及注重保存阴气的见解，对温病学的发展是有一定意义的。

（三）吴贞

吴贞，字坤安，归安（今浙江嘉兴）人。清代嘉庆年间名医。学术上吴氏博采众家，古法宗仲景和《证治准绳》《医宗金鉴》；新法则遵叶天士、薛生白。著《伤寒指掌》四卷。

吴氏认为"世之伤寒正病绝少，类证殊多，寒证绝少，热病殊多"，而《伤寒论》则详于寒而略于温，于是首创伤寒和类伤寒之辨。其云："凡感四时六淫之邪，而病身热者，今人悉以伤寒名之，是伤寒者，热病之总名也。其因于寒者，自是正病，若因暑、因湿、因燥、因风、因六淫之兼气，或非时之戾气，发为风温、湿温、温病、寒疫等证皆类伤寒耳。热病虽同，所因各异，不可概以伤寒法治之。且伤寒正病绝少，类证尤多，苟不辨明，未免有毫厘千里之差"。

在论述伤寒病传变规律中首创"六经自感"之理论，吴氏认为世人皆知太阳伤寒、中风为感受风寒，而不识阳明、少阳、太阴、少阴、厥阴皆有本经自感之证。如《伤寒论》236 条："阳明病，脉迟，汗出多，微恶寒者，表未解也，可发汗，宜桂枝汤。"此即阳明经自感证。《伤寒论》276 条："太阴病，脉浮者，可发汗，宜桂枝汤。"则为太阴经自感证。

对于六经证治，吴氏颇有发挥，每经分"本病述古"、"新法"两大类。本病述古乃宗仲景《伤寒论》原文精神条例论治，新法则采撷后世寒温论治。如太阳经病，"述古"中先录麻黄、桂枝、青龙等证条文，次列太阳主证发热、恶寒、恶风、头痛、项强、体痛。在"新法"中立"太阳阳明""太阳少阳""太阳兼肺""太阳太阴""太阳少阴"。

（四）俞根初

俞根初，名肇源，清浙江山阴（今绍兴市）陶里人氏。俞氏出身世医，早承家学，遍读古今医书，汲取各家之长，对仲景伤寒学说研究尤深，多有发挥。因其医术精湛，排行居三，人称俞三先生。著有《通俗伤寒论》。

俞氏认为"百病不外六经""伤寒，外感百病之总名"，在六经实质问题上，也独树一帜地提出"形层说"，即"太阳经主皮毛，阳明经主肌肉，少阳经主腠理，太阴经主肢末，少阴经主血脉，厥阴经主筋膜"。此为六经外部之形层。六经内部之形层是"太阳内部主胸中，少阳内部主膈中，阳明内部主脘中，太阴内部主大腹，少阴内部主小腹，厥阴内部主少腹"。外邪致病总不外内外两途，这样俞氏从理论上阐明了"六经统外感"的思想。

俞氏不同意某些医家强将温病与伤寒对峙，是寒是热，总以对症为基准。他崇尚六经，以六经辨证（包括三焦）统治四时外感和以六淫合论消除寒温之疆界，熔伤寒、温病为一炉。俞氏对伤寒的发挥，还在于详辨伤寒之兼夹证。"人皆谓百病莫难于伤寒，予谓治伤寒何难，治伤寒兼证稍难，治伤寒夹证较难，治伤寒复证更难，治伤寒坏证最难"，所以他以众多的篇幅来论述兼证、夹证、坏证、复证，大大地丰富了伤寒学内容。

寒温派至俞氏已总其大成，学术发展推向了高潮。俞氏亦成为统一中医外感病学的先行者。

六、中西汇通派

所谓中西汇通，即将西医学与中医学理论汇集而沟通之。西洋医学从明末传入我国，至清代已很兴盛。受之影响，其间有不少医家接受西说，运用西医的解剖、生理、病理等知识解释中医的基本理论。《伤寒论》是中医理论与临床相结合的桥梁，是中医学的必修课程，因此，一些医家试图从西洋医学寻找解释伤寒的突破点，形成伤寒学派中的中医汇通派。其代表医家有唐宗海、罗止园、余无言、张锡纯、恽铁樵、曹颖甫、陆渊雷等。

（一）唐宗海

唐宗海，字容川，四川彭县人。自幼习儒，光绪己丑年举进士，授礼部主事。少年时因其父多病而研究医药，久之，渐通悟医理，博采中西之说而著《中西医汇通五种》。其中包括《中西汇通医经精义》《伤寒论浅注补正》《血证论》等。唐氏业医时，正处国难深重，内外矛盾日益激化，欧风东渐，西学在中国迅速传播。他力主顺乎潮流，成为我国中医界明确提出"中西医汇通"口号的第一人。

唐氏提倡中西医汇通，是从保存和发扬我国传统医药学的愿望出发的，主要是用西医来印证中医，力图证明中医并非不科学。他认为中西医各有所长，亦各有所短，主张"参酌乎中外，以求尽善尽美之医学"。曰："盖西医初出，未尽周详，中医治讹，率多差谬……，不存疆域异同之见，但求折衷归于一是。"他汇通中西医的主要学术观点是：中西医原理相通。

在研究伤寒学上，唐氏大胆创新，将中西医学理论互相融会贯通注释《伤寒论》，并提出不少独特见解，第一，一反历代"寒伤营""风伤卫"旧说，主张"寒伤卫""风伤营"。第二，明确三焦实质，他认为三焦即人体之内膜，为阴阳气血水津上下表里之通道。因此，有许多伤寒病证的机理，都关乎三焦病理。因此常用三焦生理、病理来解释伤寒诸证的病机和症状。这种说法有穿凿附会之处，但亦有一定见解。

唐宗海擅长内科，对各种出血病证研究尤深。在具体措施上，他提出止血、消瘀、宁血、补血四大法，充实、发展了中医学的气血理论，并为后人治疗出血病证开辟了新的途径。

作为早期中西医汇通的代表，唐氏筚路蓝缕之功不可没。《清朝续文献通考》评价曰："近代医家，喜新者偏于西，泥古者偏于中，二者未将中外之书融合贯通，折衷至当。唐氏慨之，研精覃思，著此五种书，执柯伐柯，取则不远。"

（二）罗止园

罗止园，名文杰，字亦才，号未若，山东德县人。出身书香门第，其叔罗止宣，是有名的中医。由于家庭熏染，他自幼即学习刻苦，博览群书，尤喜医学和绘画。1907 年中医官考试合格，录为北洋陆军第五镇军医。1938 年任北国医学院教授。著有《新伤寒证治庸言》《止园医话》等书。

罗氏在他新中医观的自述说，其医理观念屡经变更，大略可分为 3 个时期：早期于家学继承外，复受中医业于章丘邵敬甫先生，在此阶段，只知中医，一切古籍均视为神秘，诊断处方，悉遵古训，不敢稍违，如者 10 余年，可谓极端崇拜中医第一时期；继而受西医业于恩县姜子全和无锡丁福保两先生之门，惊于西医学说之日新月异，西医学术之踏实，西药效验之准确，自是遂怀疑中医，渐有不自信之势，如是者又十余年，见异思迁，几视中医学说为粪土，此可谓极端崇拜西医学说之第二时期；自此以后，年龄渐高，临证益多，经历逾久，实例逾繁，经过反复比较，试验对照，逐渐认识到中西医各有所长，确能相济为用，此谓折衷中西医学之第三时期。由是确立了新中医观念："新中医者，非中医科学化之谓，亦非抛开中医理论，单独照西法化验中药之谓，更非完全保守中医，盲目误解国粹之谓，乃从事发觉纯粹中医之真谛，汰其渣滓而得其精华，又采西医之所长，以补中医之所短，同时并抉剔西医之所短，而济以中医之所长，不苟同，不偏执，不附会，不臆断。"

由此可看出，罗氏之治学态度是十分严谨的，突出地体现了"不唯中，不唯西，但唯实"的科学态度，正如他自己所说："医不分中西，凡能愈人疾病者，余辄感兴趣。"

罗氏中西汇通观点体现在《新伤寒证治庸言》中，他打破传统研究《伤寒论》注不破经，疏不破注的方法，采用中西医之学理，结合个人临床经验来研究伤寒学。正如自序中所言："本编所称新伤寒，系参合中西医之学理治法，加以五十余年之实验，互相比较采取确实卓效之方法，又复以最近治疗，作有系统之论述，并无帘视壁听之谈。"书分 6 章，第一章论伤寒病总论，先叙西医伤寒、副伤寒、斑疹伤寒及其他变型证，后叙中医之伤寒、温病之伤寒、暑温伤寒、湿温伤寒等，几乎包括一切外感热病。第二章论证，选恶寒，身痛，头晕，头痛发热，自汗等二十余证分别加以叙述。第三章至第五章，论述伤寒并发症如肺炎，心炎，食复，劳复等病证，介绍其辨治经验。第六章乃简短之结论。

（三）余无言

余无言，名余愚，字择明，江苏阜宁人。少时随父余奉仙（江浙一带名医）攻读岐黄，弱冠执医业乡里，宗仲景学说，擅伤寒、杂病及中医外科。1920 年至沪求学于西医俞风宾，故通中西二术。1929 年定居上海，后从事中医教育，先后执教于上海中医学院、中医学专修馆、苏州国医研究院、上海新中医学院。1956年赴京，先后在卫生部中医研究院和北京中医学院工作，曾主持中医研究院编审工作，并参与卫生部主办的第一届西医学习中医研究班教学工作。著有《伤寒论新义》一书。

在国民党统治时期，中医教育事业受到摧残，他们诬控中医"不科学"，"有碍国际体面"，声言中医不能列入教育系统，并阻挠中医条例的通过。中医的一切合法权益甚至生存都受到了威胁，余氏不断撰文与之进行斗争，并与西医余云岫消灭中医思想进行辩论，为捍卫中医教育事业和中医的合法地位而大声疾呼。

余氏是近代兼通中西之学者，他善采中西之长，以汇通中西为己任。其研究《伤寒论》，自称从"四纲"立论，"一曰以经注经，即举仲景原文纵横驰策以相互应；二曰以精注经，即采诸家学说择其精英以相发明也；三曰以新注经，即引西医之新说矫正中医之谬误，以资汇通也；四曰以心注经，即以予个人心得及诊疗之经验以资参考也。"并言："引古说，以不违背科学原理为准，凡采新知，以能阐中医真理为率。"《伤寒论新义》集中体现了余氏治伤寒的观点。谢观于本书序言中，赞赏其新颖的编撰方法，指出此书"折中诸家注释者十之三，发扬原文故义者十之三，汇通新医说者十之四，使三百九十七法成为一合乎科学之新书，与一般粗制滥造之作，窃取旧人《皇汉医学》而为之者，试不可以道呈计矣"。张赞臣认为此书"正误格非，方喻之芜杂已去；存真删伪，仲景之精义常存"。书中并附大量图标，特别是汤证主治表，条理清晰，对读者习读起到提纲挈领的作用。

余氏在同行中有"善用经方"之誉。但他认为仲景之方并不全都合乎科学性，他明确提出"烧裈散方不悖"。又于仲景原文中有法无方者，悉依历代注家意见补出方治。对书中有最牵强，最费解者，或决为伪文者悉删除之，附于每篇之末，另为评正。"盖删之所以清本书之眉目，附之所以备学者之参考，使知所取焉。"其所注部分，丁仲沽誉其"于汇通大旨，多所折中；于仲景原文，多所发明"。

（四）张锡纯

张锡纯（1860～1933 年），字寿甫，河北盐山县人。张氏出身世医，自幼聪颖，于医学、经史、天文、数学、哲学皆有研究，是近代中医史上的著名医家。早年悬壶乡梓，辛亥革命后，应聘去武汉为军医。1917 年在沈阳创建"立达医院"，开创中医办院收治病人之先河，晚年移居天津，创办"天津国医函授学校"，自编《伤寒论讲义》，后由其子收入《医学衷中参西录》中。孙静明赞评"黄卷功深，青囊学富，囊括中外，融贯古今"。

受时代思潮的影响，张氏精研中医，兼采西说，是继唐宗海之后力主中西融会的著名医家。在充分吸取前人见解的基础上，不以中西之界横亘胸中，在立足我国传统医学的根基上，"采西人之所长，以补吾人之所短"，确立了"衷中参西"的汇通原则。《伤寒论讲义》中，张氏亦本着这一指导思想，中西医理互相印证加以阐发《伤寒论》。主要体现在：第一，生理、病理之中西印证。如他说"中医谓人之神明在心，西医谓人之神明在脑，及观《内经》，知中西之说皆函盖其中也。"他的中西汇通主要是试图印证中西医理相通，说明中医并不落后于西医。第二，善用经方，发挥经方的应用。如白虎汤证，临证使用时，一般认为必具"四大证"（大热，大渴，大汗出，脉洪大），张氏认为此说既不符合经旨，亦不符合实际。并引用本论论证使用白虎汤的标准并不在于渴与汗，而在证之是否为热实，脉是否洪滑。主张中西药物并用也是张氏中西汇通的一个特点。他着重从临证治疗，特别是药物治疗上来沟通中西医学，为中西医汇通提出了一条新的思路。他认为中西药不应互相抵触，而应相济为用，不要存有疆域之见。"西医用药在局部，其重在病之标也；中医用药求原因，是重在病之本也。究之标本宜兼顾。若遇难治之症，以西药治其标，以中药治其本，则奏效必捷。"因此他在临床上经常应用西药加中医复方治疗疾病。如西药阿司匹林为治肺结核之良药，而发散太过，恒伤肺阴，若兼用玄参，沙参诸药以滋肺阴，则结核宜愈。

在临床医学上，张氏也有很深的造诣，疗效卓绝，屡起沉疴危证。张锡纯与张山雷、张生甫"三张"，为医界公认的名医。

（五）恽铁樵

恽铁樵，名树钰，清江苏武进人。曾任长沙某校教授，后在上海商务书馆任编辑，主编《小说月报》，以译西洋小说著称。恽氏业医时，社会上流行一股排斥和消灭中医的逆流，而他则是当时奋起捍卫中医，反对逆流斗争的中坚人物，是主张以中医本身学说为主的改革论者。先后创办"铁樵中医函授学校"和"临证实习班"，培育了像陆渊雷、章巨膺、顾雨时等一批具有创新思想的优秀人才，有力地推动了中医事业的发展。主要著作有《群经见智录》《伤寒论研究》等书。

恽氏从医之时，中医正处于生死存亡的危急关头。20世纪初，随着新文化的传入，面对西方科学的进步，如何看待中国传统医学出现了两个极端：一是盲目崇拜外国，彻底否定中医，如余云岫所著的《灵素尚论》攻击《内经》"无一字不错"，中医"不科学"，甚至主张立法废止中医；另一种是夜郎自大，顽固保守，拒不接受现代科学，攻击研习西医是"媚外卖国，蹂躏国粹"。

恽铁樵具有深厚的旧学根底，广泛地接触了中西文化，又通晓英语，这些使他有条件对中西医学进行比较深入的研究，从事中西医汇通的探索，提出一些独特性的见解。他认为中医有实效，乃有用之学，西医自有长处，尤其生理学的研究，由于中西文化背景不同，医学基础各异，从而形成了两个不同的体系，"西方科学不是唯一之途径，东方医学自有立脚点"，但是中医由于年代久远，应该整理提高，使之发展进步，并明确提出吸取西医之长处，融会贯通产生新的医学，说"中医有演进之价值，必须吸取西医之长，与之合化产生新中医，是今后中医必循之轨道"，并说："居今日而言医学改革，苟非与西洋医学相周旋更无第二途径。"然而这是为了发展中医，补助中医，"万不可舍本逐末，以科学化为时髦，而专求形似，忘其本来。"他的真知灼见，为垂危的中医指出了生存和发展的道路，回顾半个世纪来中医所走过的历程，立足中医，吸取新知的观点无疑是正确的。

在研究《伤寒论》上，恽氏首先从六经入手，"《伤寒论》第一重要之处为六经，而第一难解之处亦为六经，凡读《伤寒论》者无不与此致力，凡注《伤寒论》者亦无不与此之力"（《伤寒论研究》）。并提出了六经界说新论："六经为何物？则径直答曰：六经者，就人体所著之病状为之界说也。是故病然后有六经可言，不病直无其物，执不病之躯体而指某处是太阳，某处是阳明，则不可得而指名。"也就是说六经是人生病时所表现的症状，无病时不存在有六经。此观点有失偏颇。

恽氏的一生都在为中医事业而奋斗，特别是与余云岫笔战二年，不惜个人精力，为援救中医中药的生存立下了不可磨灭的功绩，他是民国以来的著名医学大家。

（六）曹颖甫

曹颖甫，名家达，号南鹏，晚署拙巢老人，清江苏江阴人。少治举子业，肄业于南菁学院。时山长黄以周（元同）为晚清经学大师，尝于治经之余以考据训诂之法移治医经，对《伤寒论》研究造诣颇深。曹氏师承有自，于治伤寒学方面颇得黄氏师传，时常以仲景之方为人治病得心应手。丁甘仁创办上海中医专门学校，延聘曹氏任教务长，教授《伤寒》《金匮》。以其精深汉学功底，对文深义奥的仲景原旨讲解透彻，为学生所折服。著有《伤寒发微》《金匮发微》

《经方实验录》。

曹氏推崇仲景《伤寒论》，致力仲景之学术研究尤有心得，他的医学生涯主要在于对仲景学说的研究和实践：其一，善阐发仲景书之微意。其所著《伤寒金匮发微合刊》"一洗空泛浮论，专务实学"。如对仲景栀子豉汤的认识，成、柯等注家皆认为是涌吐之剂，曹氏谓："栀子味苦而主泄，能使脾湿下陷，故病人旧微溏，不可与服，今人动以栀子豉汤为吐剂，夫探吐之剂，当以从口出，岂有反能下泻者？其谬一。第一节言汗吐下后之余邪，岂有吐后虚烦而更吐之理？其谬二。况呕逆者加生姜明止之，岂有吐剂而反能止呕者？其谬三。"他的这些论述不但论说清晰，而且在领悟经文上独具创见。是以曹氏治仲景之学，正如近人陆渊雷先生所赞："以经解经，精湛允当，当为自来注大论，未能或先。"其发微阐奥，切合临床，以实用为主，堪属可矣。其二，善用经方，且有诸多发挥。明清以后，由于温热学派的崛起，医林多行时方，甚感认为"古方不能治今病"，有的甚至不问邪之寒热，不辨汗之有无，一概以辛凉为法，用药不出桑菊、银翘之属，力避硝黄麻附之类愈疾之峻药等的倾向。曹氏极力阐扬经方，并疾呼"仲景之法，千古咸宜，岂能置良方而不用"。他潜心钻研仲景之学长达30余年，成为一位纯粹的经方家。其三，以西医知识注释《伤寒论》。在《伤寒发微》中每以西医解剖、生理等来释大论原文。如释阳明腑证因肠胃燥屎内结，里热炽盛而致神昏谵语，历代学者或以"胃"，或从"心"释之。曹氏则认为系阳明悍热之气上循入脑所致。

曹氏遵经法古，思想偏于保守，对金元医家提倡的本新思新、学术争鸣，以至晋唐以后对仲景学术的发挥均表示异议，以为金元四大家的学术争鸣是"溺于一偏"，对于西洋医学，是满足于少数解剖的一知半解，因而不免牵强附会，如认为下焦即输尿管，上中焦即胸中淋巴系统等。但论在医学上的贡献，仍不失为一代经方大家。

（七）陆渊雷

陆渊雷，字彭年，江苏川沙县人。早年毕业于师范学校，通经学、小学、天文、历算，知识颇为全面。先后在多处高校执教。后弃教从恽铁樵学医，并协助恽氏创办医学函授学校。1928年任教于上海中医专门学校、上海中医学院，次年与徐衡之、章次公等创办上海国医学院，任教务长，并授《伤寒论》《金匮要略》等课程。新中国成立后，陆氏历任上海市卫生局中医顾问，中医学会主任委员。陆氏受中西医汇通学派的影响，试图以西医学说来印证中医古代学术见解。其代表作《伤寒论今释》及《金匮要略今释》等引证古代注家及日本汉医学术的解释，证以现代医学理论，对沟通中西医学，有一定的帮助。

陆氏所处时代，正值余云岫等西医借助反动政府势力，蔑中医不科学，竭力诋毁，扼杀中医，中医处境困难。陆氏奋起反击，以中医科学化为号召，并效仿恽氏办函授医学，一时国内反应强烈，效仿者众。

陆氏倡导中医科学化，"国医所以欲科学化，并非逐潮流，趋时髦也。国医有实效，而科学是实理。天下无不合实理之实效，而国医之理论乃不合实理。"这里的"科学化"是指"今用科学以研求其实效，解释其已知者，进而发明其未知者"。也就是说运用西医知识去解释祖国医学，能解释通者，即以现代医学取而代之，不能解释通者，则根据现代医学而否定，一言以蔽之，就是中医必须同西医看齐。本着这一指导思想，陆氏著成《伤寒论今释》，"用古人之法，释以今日之理，故曰今释"。如解释少阴病，陆氏云："少阴病者，心力不振，全身功能衰减之病也。有抵抗外感而起者，有衰老虚弱自然而成者。在抵抗外感之伤寒病中，有初起即属少阴者，有阳证误治过治而传变者，亦有虽不误治日久自变者。其病理证候，体温不足则恶寒，心脏衰弱则脉微细，脑神经贫血则但欲寐，四肢之神经肌肉失去煦濡，则身疼蜷卧，胃肠虚寒则自利清谷。其人常静卧畏光，其舌苔常淡白，其腹常软而清，此其大较也"（《伤寒论今释》卷七）。然而，如果用西医理论解释不通的《伤寒论》原文陆氏则斥为不科学。如厥阴病篇条文很难用西医知识来说通，陆氏则加以否定，他说："所谓厥阴病者，明是杂凑成篇，吾故曰少阴、太阴之外更无厥阴也。"这种用所谓西医的理论来决定中医理论是否正确的治学态度，颇遭后人非议。

总之，陆氏提倡整理提高祖国医学，既要学习中医的全部知识，同时又不排斥现代科学知识和技术，这一主张是可取的，然而，其倡言科学化，虽下了一番功夫，风靡一时，毕竟没有收到真正科学化的结束。其症结是：第一，认定西医都合乎科学，中医皆不合乎科学，把科学与不科学都绝对化；第二，中医科学与否，悉以西医为标准，系用考据训诂的方法，从文字上穿凿附会，而未曾使用任何科学的手段，如实验、化验、临床观察等，因而得不出科学化的结果，只能是事倍功半。

第三节　金匮学家代表人物及其学术思想

（一）徐彬

徐彬，字忠可，清初著名医学家，为顺治、康熙时人，今浙江嘉兴人，受业于江西喻昌（嘉言），生卒不详。对仲景学说颇有研究，能提纲挈领，分析形证，阐发病机，言简意赅，辨证立法，丝丝入扣。著《伤寒112方发明》及《金匮要略论注》，其说皆本于昌。四库著录《金匮要略》，即用彬论注本。凡疏释正义，见于注；或賸义及总括诸证不可专属者，见于论。彬谓："他方书出于凑集，就采一条，时亦获验。若金匮之妙，统观一卷，全体方具。不独察其所用，并须察其所不用。"世以为笃论。

公元 1671 年徐彬著《金匮要略论注》，该书是《金匮》诸注释本中一部注本较早而价值较高的著作。全书以深刻平正著称，其论严谨精当，论述简明，辨疑剖析，引经析义，切于临床，为学习和研究《金匮》的重要参考书目之一。全书共 24 卷，即按《金匮》篇序排列，每卷各列病证 1 篇（将食禁两篇合为 1 卷）。每卷开首既先示明本卷共列论若干，脉证若干条，方若干首，提纲挈领，作者按明代徐熔本之次序进行注释，将正义疏释纳为注，将总括诸症不可专属者纳为论，更有经义可借以发本文所未见的，别具上方。文中有论、有注，其注有依据，论有渊源，对《金匮》脉、因、证、方之奥义，多有深刻的阐发和剖析。如其在"肺痿肺痈咳嗽上气第七卷"对"咳而脉浮者，厚朴麻黄汤主之"一条，注释曰："咳而脉浮，则表邪居多，但此非在经之表，乃邪在肺家气分之表也，故与小青龙去桂芍草三味而加厚朴以下气，石膏以清热，小麦以戢心火而安胃。"徐氏对本条中脉浮的病机，在各个注本中解释的最为清晰，他把表邪分为"在经之表"与"肺家气分之表"，这在辨证上是一个突破。所谓"在经之表"，是指六经的太阳表证；所谓"肺家气分之表"，即指饮邪上迫于肺。徐氏深得仲景精义，于条文的解释中，不但详细通达，且结合自己的多年临床经验，又有所发挥，在"妇人杂病第二十二卷"中，对"妇人咽中如炙脔"的注释中指出，"此病不因肠胃，故不碍饮食二便；不因表邪，故无骨痛寒热，乃气为积寒所伤，不与血和，血中之气溢而浮于咽中，得水湿之气，而凝结难移，妇人血分受寒，多积冷结气，最易得此病"，并提出"男子间有之"之论，对临床颇有指导意义，此外对"历节"与"黄汗"的鉴别等都有精辟论述，分析清晰，义理详明，故此书深得后世赞赏。

（二）程林

程林，字云来。号静观居士。清朝新安人（今安徽宁县人）其祖上松崖公，以进士起家，精于星象奇门岐黄术，著有医案等书。云来皆宗法之，于方书无所不读，穷研考究，巧思绝艺，善于绘画，精刻篆，工文章，有斑扬之誉。年少时从其叔祖，安徽名医程敬通，游处十余年。

公元 1673 年程林著《金匮要略直解》。程氏以融汇前人学术经验的方式直接解释原文各篇条文。"不故作僻语，迂论，曲解"及误人之谈，故名之曰"直解"。他以先圣后贤之理论阐发金匮要义，融汇前人学术思想，参以个人心得，其注释直截简要，分析清晰，义理详明，为《金匮》注本中的善本之一。书凡 3 卷，所列篇次均依原本次第。程氏之注，言简意明，通俗易懂，并多以《内经》、《难经》之理论，以经证论，博采各家之精要"期于取用"。程氏博及群书，尤好医术，对仲景遣方用药研究颇深。如对乌头煎方注释云："乌头大热大毒，破积聚寒热，治脐间痛，不可俯仰，故用之以治绕脐寒疝痛苦。治下焦之药味不宜多，多则气不专，此沉寒痼冷，故以一味单行，则其力大而厚，甘能解毒药，故纳蜜煎以制乌头之大热大毒。"程氏研读《金匮》多能切中要领，取其精要，且抒发己见，颇有发挥。如对大黄䗪虫丸的分析时说："此节单指干血而言，夫人或因七情，或因饮食，或因房劳，皆令正气内伤，血脉凝积，致有干血积于中，而虚羸见于外也；血积则不能濡肌肤，故肌肤甲错；不能以荣于目，则两目黯黑。与大黄䗪虫丸以下干血，干血去，则邪除正旺矣，是以谓之缓中补虚，非大黄䗪虫丸能缓中补虚也。"详细阐述了干血的病因、病理、证候及治疗，说理透彻。程氏的"读仲景《金匮》，必融会仲景《伤寒》，否则得此失彼"这一正确观点，给后世学习《金匮》者以启发。

（三）沈明宗

沈明宗既是伤寒学家，也是金匮学家，前面已有介绍。公元 1692 年著《金匮要略编注》，此书初名《张仲景金匮要略》。

沈氏潜心于《伤寒论》《金匮要略》之学，善谈错简。他认为世传的《金匮要略》与张仲景原著有所出入，非仲景原义，于是将《金匮》条文重新整理编次，使其既合实际，又趋于条理。同时沈氏于条文中也加以详细通达的注释，深得仲景精义，对研究和学习仲景之学有一定参考价值。全书共 24 卷。卷一首列叙例，时令病、问阴阳病十八、望色、闻声、问治未病、五脏病喜恶、五脏攻法、误治救逆、切脉、厥论、喘论等篇。卷二至卷二十四，每卷分列病证一篇。本书的主要特点是在编次上与各注家不同，作者认为"《金匮》首章原概伤寒杂病通部之序例。其第一卷，乃通部察病治法之纲领，故立望闻问切，表里阴阳，寒热虚实标本，汗吐下和温之法，悉以阐明，不遗毫末……"。在此书中以序例冠于首，次以天时、地理、脉证、汤法、鱼尾相贯于后，"而使读者易升堂奥，同登觳趣"。沈氏之注，特别注重博引轩岐之言与仲景之论，融合为一来阐发病因病机，辨析证候治法。如其在"诸有水者，腰以下肿，当利小便；腰以上肿，当发汗乃愈"一条的注释中曰："此以腰之上下分阴阳，即风水正水两大法也。腰以下主阴，水亦属阴，以阴从阴，故正水势必从下部先肿，然阳衰气郁，决渎无权，水逆横流，疏凿难缓，利小便则愈。经谓洁净府是也；腰以上主阳，而风寒袭于皮毛，阳气被郁，风皮二水，势必起于上部先肿，即腰以上肿，当开其腠理，取汗通阳则愈，经谓开鬼门是也。"可见其注有依据，释有渊源，分析简要，说理透彻。仲景论证，多以药测证，或以脉测证，沈氏刻苦钻研，以其精湛的医学造诣于无字经中求神，颇能把握仲景要旨，实为可贵。

（四）魏荔彤

魏荔彤为清代著名医家，简要介绍见前伤寒学派。积研读仲景《金匮要略方论》数十年之心得，于公元 1721 年著《金匮要略本义》，该书为《金匮要略》的较佳注释本。

魏氏之注多以《内经》《难经》理论阐发金匮要义，融合前人学术思想，并参以个人心得，其注释叙理清晰，尤其对疾病病机和治法，层层细辨，发挥颇多。魏氏在方药的阐发上受王晋三的影响，注释亦甚精详，这是一般金匮注家所少见的，故本书亦是《金匮》较好的注本之一。书凡 3 卷。卷上载脏腑经络先后病、痉湿暍病、百合狐蜮阴阳毒病、疟病、中风历节病、血痹虚劳病、肺痿肺痈咳嗽上气病、奔豚气病、胸痹心痛短气病、腹满寒疝宿食病等 10 篇；卷中载五脏风寒积聚病、痰饮咳嗽病、消渴小便不利淋病、水气病、黄疸病、惊悸吐衄下血胸满瘀血病、呕吐哕下利病、疮痈肠痈浸淫病、趺蹶手指臂肿转筋阴狐疝蛔虫病等 8 篇；卷下载妇人妊娠病、妇人产后病、妇人杂病等 3 篇，共计 21 篇。魏氏对仲景之学颇有研究，书中对病证之病名、病因、病机以及证候论述精详，如对百合病，魏氏曰："百合病者，肺病也……百合病用百合，盖古有百合病之名，即因百合一味而瘳此疾，因得名也。"在本病命名的解释中，以魏氏的解释最为妥当，因为中国医药学多是从单方的基础上发展起来的，单方的发现和疗效的肯定，是由古代劳动人民在与疾病长期作斗争的实践过程中积累起来的。百合病用百合治疗有较好的疗效，故以此命名，这一见解是客观的。对胸痹论述云："胸痹者，痹于胸也。痹病，风挟寒湿之邪客于分肉，本在躯壳之表，何有痹于胸者？寒邪客于胸膈之里，不必兼有风湿，亦可以凝其血，滞其气而成痹也。……唯阳气虚极，斯气血凝聚，迟缓胶固，所以至于胸痹而心亦痛也。"倡胸痹"气血凝滞"说，充实和发展了"胸阳不振，阴邪上乘"之机制，为后世治疗胸痹以活血化瘀、行气止痛之法开拓了思路。由于魏氏颇多创见且注释较为准确，而被众多注家所公认，现各种版本之解释均从魏氏之说。

（五）尤怡

尤怡既精于《伤寒论》，又精于《金匮要略》，于公元 1729 年著《金匮要略心典》，该书是尤氏集十年寒暑的心得之作，其阐注《金匮要略》文笔简练，注释明晰，条理贯通，据理确凿，力求得其典要，抉其精义，对于少数费解原文，宁缺而不作强解，并校正了一些传写之误，删去《金匮要略》后三篇以及后人增添的一些内容，在注本中有相当的影响，是学习《金匮要略》的一部有价值的参考书。全书 3 卷。将《金匮要略》脏腑经络先后病脉证第一至肺痿肺痈咳嗽上气病脉证第七集为卷上；将奔豚气病脉证治第八至水气病脉证并治第十四集为卷中；将黄疸病证并治第十五至妇人杂病脉证并治第二十二集为卷下。删去了原书的杂疗、食禁等 3 篇。尤氏在编集前贤诸书的基础上，结合多年的学习心得和临床经验，对《金匮要略》精求深讨，务求阐发仲景原义。以其深刻的理解，多能较为准确地阐发仲景之意。如对第七篇，原文第一条肺痈肺痿的区别，尤氏明确注释为："此设为问答，以辨肺痿肺痈之异……其人咳，咽燥不渴，多吐浊沫，则是肺痿肺痈，二证多同，唯胸中痛，脉滑数，唾脓血，则肺痈所独也。比而论之，痿者萎也，如草木之萎而不荣，为津灼而肺焦也。痈者壅也，如土之壅而不通，为热聚而肺痿也。故其脉有虚实不同，而其数则一也。"说理清楚，言简意明。对仲景遣方用药，尤氏亦能据证给予精当贴切的解释。由于《心典》一书能够较好地阐发仲景奥义，而成为注本中的范本，后来学者阐发《金匮》多宗此书。

（六）吴谦

吴谦生于清康熙二十八年（1689 年），卒于乾隆二十四年（1759 年），享年70 岁。曾任太医院判，供奉内廷。曾命并组织一批医学家编纂医书，广泛征集天下各家收藏的医书和验方，进行分门别类，删剔驳杂，采撷精华，发其余蕴，补其未备，编纂医学丛书，到乾隆七年（1742 年）书成，共 90 卷，名曰《御纂医宗金鉴》，其中函子目一十五，有：《订正伤寒论注》《订正金匮要略注》（此二书为吴谦亲自订正）《删补名医方论》《四诊心法要诀》《运气要诀》《伤寒心法要诀》《杂病心法要诀》《幼科杂病心法要诀》《痘疹心法要诀》《种痘心法要旨》《外科心法要诀》《刺灸心法要旨》《眼科心法要诀》《正骨心法要旨》。本书内容丰富，深入浅出，既可作为初学者诵读之用；又可作为医生临床诊治疾病时的参考之用。后受命重编医典，由于古代医书多是有法无方，部分医书义理深奥，不易领会，以前注释大多是随文衍义，难以理解，吴谦就亲自进行删订。后来，清政府又组织人力对吴谦未完成的著作再行增减和订正，并且加以认真地注释，采撷诸家旧有的注释，并对其中足以阐发微义的地方，加以辑录以资参考。吴谦等所编纂的医书，注重于实用，并且图、文、方、论齐备。对于临床很适用的内容则附以歌赋，便于初学者记诵，是较系统的由政府主持编写的教材。在这套丛书中有两部是吴谦亲自执笔，其内容选择精当贴切，取舍编排合理，纠正了既往注释和原条目的不少错误，对于难以判定的地方，吴氏也作存疑处理，其中不乏有见地的新识。

吴氏治学态度严谨认真，虽然尊古但又不泥守前人之旧说。吴谦鉴于《金匮要略》词精义奥，不易理解，历代注释少的特点，对《金匮要略》原著进行订正，博采群书，详加注释。其注释阐发，不泥守前人之说，"凡经中错简遗误，文义不属，应改、补、删、移者，审辨精核，皆详于本条经文之下。对于文义不符，难以注释者，则另设一卷，列正误存疑篇，以备参考"。吴谦鉴于《金匮要略》的词精义奥，采用了清代以前的 20 余家的医学观点，相互参合印证，并且结合他自己的临床经验进行重订和注释。做到据古义而能变通，寒热攻补不执成见。吴谦主持编纂的医书为传世之作，内容全面系统而精要，切合临床实际，因而深受医学界的欢迎。

（七）周扬俊

周扬俊钻研仲景之学 10 余年，是著名的伤寒学家。公元 1687 年对元代赵以德所衍义的《金匮玉函经》加以补注而成《金匮玉函经二注》，全书 22 卷，自"脏腑经络先后病"至"妇人杂病"篇止，删去了《金匮要略》"杂疗方"及"饮食禁忌"最后 3 篇。书中标以"衍义"者，为赵氏衍义；标以"补注"者，为周氏论注。赵氏衍义，理明学博，意周虑审，本轩岐诸论，相为映照，合体用应变，互为参酌。周氏补注，仿效赵氏衍义之法，以经释经参以己验，并参录喻嘉言《医门法律》之文。此书论注精切严谨，在《金匮》注本中有较大影响。

（八）黄元御

黄元御青年时被庸医误用药物损伤眼睛，致使左目失明，自此深感业医之重要，遂弃儒习医，拜在金乡（山东金乡）于子遂（司铎）门下。对《内经》《难经》《伤寒论》《金匮要略》等经典著作，钻研颇深，他是一位很有抱负而致力于学问的人，先后学医 12 年，他边学习，边研究，精研博采，积累资料，为以后的著述奠定了基础，自其奋发于医术之后的数年，医名大盛，曾被诏为乾隆治病。并召为御医，后辞官归里，潜游江南。黄氏一生非常勤奋，在他短暂的行医生涯中，编撰的医学著作达 15 种之多。这些著作主要有：《伤寒悬解》15 卷（1748 年），《金匮悬解》22 卷（1748 年），《四圣悬枢》4 卷（1752 年），《四圣心源》10 卷（1753 年），《长沙药解》4 卷（1753 年），《伤寒说意》11 卷（1754年），《素灵微蕴》4 卷（1754 年），《玉楸药解》4 卷（1754 年），《素问悬解》13 卷（1755 年），《灵枢悬解》，《难经悬解》，《周易悬解》，《道德经解》，《玉楸子堂稿》。

黄元御的学术思想，与其损目的经历有关。他决心要匡正时弊，返本溯源。所以他的著作大多以"解"、"悬解"、"悬枢"、"心源"为名，足证其求源之心。他对《素问》、《灵枢》中的警句名言按类注释；对《伤寒论》之病证，以六经为纲，并侧重用标本中气学说加以阐发。他对经书的注疏，"以经解论"为其特点。黄元御在论述病证时，十分重视阴阳五行学说的运用。他根据"阴阳者，天地之道也，万物之纲纪……治病必求本"这个大原则，极力将阴阳学说引申到脏象、经络。

公元 1756 年黄元御著《金匮悬解》，此书将《金匮》篇序进行了部分调整，然后逐条诠释。其特点是"以经解论"，每注必以《内经》《难经》为据，黄氏认为《金匮要略》治内伤杂病，大旨以扶阳气，运化脏腑气血功能为主，而后世又有滋阴之说，遂推阐"阳自阴升，阴由阳降"之理，颇有见地。此书详述四诊九候之法，对研究《金匮》有一定参考价值。书凡 22 卷。卷一为脏腑经络；卷二为五脏风寒积聚；卷三为中风历节；卷四为痉湿暍；卷五为疟病；卷六为百合狐惑、阴阳毒；卷七为血痹虚劳病；卷八为惊悸吐衄下血胸满瘀血；卷九为奔豚；卷十为水气病；卷十一为消渴，小便不利，淋；卷十二为黄疸；卷十三为呕吐哕下利；卷十四为痰饮咳嗽；卷十五为肺痿、肺痈、咳嗽上气；卷十六为胸痹、心痛、短气；卷十七为腹满、寒疝、宿食；卷十八为趺蹶；卷十九为疮痈、肠痈、浸淫；卷二十为妇人妊娠；卷二十一为妇人产后；卷二十二为妇人杂病；本书删去"杂疗方"和"食禁"三篇。此书在注释体例上别具一格，每卷之首先述概说，以示本篇大意，以下各条均分章论述。如卷一"脏腑经络先后病"分为 16 章；卷二"五脏风寒积聚"篇分为 21 章。全书共分 365 章。此书注释《金匮》，虽将《金匮》22 篇，每卷 1 篇，逐篇诠释，但在原书篇次上作了某些调整。如原书十一篇的"五脏风寒积聚"，黄氏认为是外感病，将其提到第二篇。综观全书似按外感、内伤（科）、外科、妇科的次序依次排列，进行注释。黄氏注释严谨精当，特别是对病证的诊法、鉴别、病机之论述注释精详。如在对水气病"热潜相搏"之"搏"字，黄氏明确注释为"搏者合也"，简捷明了之语使水热互结的水肿病之机制开卷了然。黄氏对仲景遣方用药亦颇有研究。如对哕的治疗，黄氏云："阳明浊气上逆则生呕哕，哕而腹满者，太阴之清气不升、阳明之浊气不降也。前后二阴，必有不利之部，前部不利，利其水道，后部不利，利其谷道，前后窍通，浊气下泄，则满消而哕止矣"，所论颇能切于临床，有一定指导意义。

（九）陈念祖

陈念祖一生刻苦好学，读书很多，知识渊博，39 岁中举。在他任河北威县知县时，因为水灾造成瘟疫流行，他充分发挥了自己的医学专长，不仅为群众治病，还免费给一些患者发放药物，治愈了大量患者，给人民做了好事。到了晚年，辞职归里，专门从事医学教育，带了很多徒弟。陈念祖把毕生的主要精力，用在了从事普及医学知识，提高医疗技术，启发后学门径的重要工作上。他一贯本着"由浅入深，从简及繁"的精神，进行自己的研究。中国是世界上历史悠久，文化遗产极为丰富的国家之一，各种医籍汗牛充栋，卷帙又极浩瀚，文字古奥，义理深邃，往往意存文字之外，历代后学均苦于没有明晰浅显的注解，很难理解其精神实质，因此，他一方面竭毕生之精力，用通俗易懂的语言，对我国医籍中的一些古典著作，如《内经》、《伤寒论》、《金匮要略》、《神农本草经》等书，都本着"语语为中人所共晓"的精神，或节注或全注，以浅显出之。另一方面，集先秦以至元明诸大家之说，采取"返博为约"的方法，著成《医学实在易》一书，为医家、病家畏难而不能深入习医者，敞开了方便之门。不仅如此，为了使医药学知识家喻户晓、人人皆知和初学医学的人便于系统了解和记诵，他还先后编写了《医学三字经》《医学从众录》《时方妙用》《时方歌括》等著作。所有这些，都给当时和后世医学界留下了深远的影响。

公元 1803 年陈修园著《金匮要略浅注》一书，该书为《金匮》注本之一。全书以仲景之文为经，沈目南、喻昌等诸家之辨为纬，加以陈氏己见，以求畅达经义，阐明要旨。书中除将仲景原文全部录用之外，又在"妇人杂病脉证"中增补"妇人阴挺论"等内容。此书文字浅近，说理通畅，尤利于初学之用，是研读《金匮》的参考书目之一。全书共 10 卷，卷一为脏腑经络先后病脉证第一、痉湿暍病脉证第二；卷二为百合狐惑阴阳毒病脉证第三；疟病脉证第四；中风历节病脉证第五；卷三为血痹虚劳证治第六；肺痿肺痈咳嗽上气脉证第七；卷四为奔豚气病证治第八；胸痹心痛短气脉证第九；胸满寒疝宿食脉证第十；五脏风寒积聚脉治第十一；卷五为痰饮咳嗽脉证第十二；消渴小便不利淋病脉证第十三；卷六为水气脉证第十四；卷七为黄疸证治第十五；惊悸吐衄下血胸满瘀血脉证第十六；卷八为呕吐下利脉证第十七、疮痈肠痈浸淫脉证第十八；跌蹶手指臂肿转筋狐疝蛔虫脉证第十九；卷九为妇人妊娠证第二十；妇人产后脉证第二十一；妇人杂病脉证第二十二；附妇人阴挺论；卷十为杂疗方第二十三；禽兽虫鱼禁忌第二十四；果实菜谷禁忌第二十五。陈氏注释《金匮》全文，别创体例，采择浅显文字用小字衬加于《金匮》原文之中，使之深入浅出，一气呵成，明白晓畅，读者极易接受，此为本书特点之一。此书集赵以德、胡引年、程云来、沈目南、喻嘉言、徐忠可、魏念庭、尤在泾等注述《金匮》之精华，取其立论平正。本书正文之前，列"金匮要略浅注读法"七则，对《金匮要略》一书中论脉、论证、病因、分篇原则、标本之说以及学习方法作了精辟的论述，是陈氏治《金匮》之学的心得记录，对读者颇有裨益。陈氏于"妇人杂病脉证并治第二十二"篇中增附"妇人阴挺论"，文中对其症状、病因均详细描述，并出示了内治及外治法，对临床有一定参考价值。

（十）高学山

高学山，字汉峙，清代顺治、康熙间，会稽（今绍兴市）人。少业儒，精岐黄。尝于读书时，觉喻昌之《尚论篇》条文中较多似是而非处，为辨清似是之处，乃著《伤寒尚论辨似》四卷，全书辨注颇详，虽仍存瑕疵，亦有很大参考价值。

公元 1872 年高学山著《高注金匮要略》，此书为后人王邈达先生得高氏遗稿，经 26 年稿凡数易，修补原缺，整理而成。全书基本保留高氏原著之貌。书中对《金匮》原文详析病理，发微方证，其注释内容广泛，引用精当，层次清楚，深得仲景奥义，为《金匮》注本中的善本之一。本书不分卷次，以原书篇次排列，由脏腑经络先后病脉证治第一至果实菜谷疏禁忌并治第二十五，逐条注解。但在条文次第上，变化较大，如"肺痿肺痈咳嗽上气病脉证治第七"篇，高氏将原文进行了重新整理编次，他将原著第一条从"问曰：热在上焦者，……"至"此为肺痈，咳唾脓血"作为首条，"脉数虚者为肺痿，数实者为肺痈"作为第二条。他认为前者是仲景为辨肺痿而别肺痈之证，后者为辨肺痿而别肺痈之脉。又将原著第五条列为第三条，分述了肺痿的证治。其后，高氏将篇中论述肺痈证的所有条文分别归属于第四五、六、七条，首述了肺痈的病因病机，次述转归预后，最后分述了肺痈证脓尚未形成，以及脓已形成的证治。其他诸如上气、咳嗽等条文，均按病证的证治分类斟酌排列，使其既理致又切合实际。总之以能够更好地畅达原文，使读者清晰明白，便于临床掌握应用为目的。高氏深得《金匮》要旨，书中对条文注释阐发颇详，且浅显易懂，并在简明清晰，务求阐明仲景原文上下功夫。然而本书注释也有欠妥和谬误之处，如云"妇人前阴有三窍"等等，值得读者注意。

（十一）唐宗海

唐宗海在研究《伤寒论》的同时，在《金匮要略》方面也很有研究。他于1894年撰成《金匮要略浅注补正》。与其他书汇集在一起，名为《中西汇通医书五种》。

在治学上，唐宗海主张博采众家之长，融会贯通，参以己见。这样，才能很好地辨证治疗。他所说的众家，包括古今中外，不受时空的限制，只要是"善者"、"美者"，都可拿来，为我所用。因此，他不仅精研《内经》《伤寒论》《金匮要略》而下的历代医经医典，而且对于西方的医学也要研读，并给予较高的评价。他认为中西医原理相通，可以互相印证，他试图以西医理论来解释我国的古典医学，实为可贵。他认为西医的解剖生理学与《内经》学说有共通之处。唐氏的中西医汇通论，总体来说，他认为各有所长，各有所短，但又有较明显的重中轻西思想。他认为在许多问题上中医理论优于西医。西医不懂诊法，似精实粗。虽有一定道理，但在当时西医刚刚传入中国不久的情况下，是不利于西医传播的。唐宗海对《内经》《难经》《伤寒论》等有深入的研究，又有丰富的临床经验，在理论上有很多建树。特别是对血证的论治、研究更为精到，提出了许多独到的见解，对中国医学有一定贡献。关于血证，唐氏指出：平常人的血液，畅行于脉络，称为循经。若血不循经，溢于血管之外，即为血证。溢于体外者，如吐血、衄血等；内溢积于脏腑、经络、腠理者，如各种瘀血、蓄血等。血证的病因、病机十分复杂，唐氏将其主要归纳为四个方面。他还特别指出，各种血证的辨别，必须因人因病而异，要根据具体情况仔细审察，灵活对待，这些思想都是科学的、可贵的。关于血证的治疗，唐氏归纳为止血、消瘀、宁血、补血四大法。止血的方剂，他特别推崇治疗阳明气逆、血热上溢的泻心汤。关于消瘀、宁血、补血，他也提出了一些新观点，重在详审病证，辨证施治，不能一成不变。唐氏关于血证的论述其所以能取得突出的成就，与他广集博采，不囿于门户之见有绝大的关系。他吸收了前人的成就，又加以发挥和创新，终有所发现，有所前进。

唐氏推崇陈念祖《金匮要略浅注》，在陈氏《金匮要略浅注》的基础上加以补充与修订，并试图结合西洋医学进行解释贯通，以达到阐明本书之精义。实开中西汇通观点注释《金匮》之端倪。全书共 9 卷，卷一为脏腑经络先后病脉证、痓湿暍病脉证。卷二为百合狐蜮阴阳毒病脉证、疟病脉证、中风历节病脉证。卷三为血痹虚劳病脉证、肺痿肺痈咳嗽上气病脉证。卷四为奔豚气病脉证、胸痹心痛短气病脉证、腹满寒疝宿食病脉证。卷五为五脏风寒积聚病脉证、痰饮咳嗽病脉证、消渴小便不利淋病脉证。卷六为水气病脉证。卷七为黄疸病脉证、惊悸吐衄下血胸满瘀血病脉证。卷八为呕吐哕下利病脉证、疮痈肠痈浸淫病脉证、趺蹶手指臂肿转筋阴狐疝蛔虫病脉证。卷九为妇人妊娠脉证、妇人产后病脉证、妇人杂病脉证等。唐氏深得仲景《金匮》要旨，其注释精炼，文词简明，颇多发挥。如对"湿家下之，额上汗出，微喘，小便利者死；若下利不止者，亦死"一条，唐氏注释云"此节言误下伤肾，则小便自利，气喘而死，误下伤脾，则大便下利不止而死。观仲景方，皆是补土以治湿，则知湿家断无下法也"。唐氏以毕生精力上则研究岐黄之学，下则密切联系临床实践，对仲景用药颇有研究。唐氏是清末倡中西医学汇通之一大家，其治学严谨，主张博采众长。他试图以西医理论来解释祖国医学之内容，但限于历史条件，科学水平，中西医学理论体系不同等原因，其所述中西汇通之理论，不免有穿凿附会之弊，然而在当时对中西医学能具有取长补短之思想，其精神仍是难能可贵的。

（十二）曹颖甫

曹颖甫工于文学，善于词章，并且精通岐黄之术。他早年专攻儒学，曾经中举。后来进入南菁书院学习，从师黄从周，黄氏是著名的汉学大师，也兼擅医学，可见，曹颖甫的医学知识确有其师承根基。曹颖甫在治学之余而治医，专宗长沙。1927 年行医于上海，1937 年"八·一三"事件后，他激于爱国义愤，拒绝向日军投降，竟被杀害，时年 71 岁。他的崇高民族气节，为后人传颂。他的著作有《伤寒发微》《金匮发微》《经方实验录》。

曹氏是近代著名中医，他专治仲景之学，以善用经方闻名于世，有"经方大师"之誉，注重临床实践，力倡中西医汇通，曹氏在伤寒方面的学术造诣颇深。曹氏治伤寒注重临床实践。常借助临床验案来阐发病证变化的机理。并借助经方案例证实仲景之方的实用价值。这样做的结果，能使后学者既明白中医理论的重要性，而且明白病理对生理的反证以及通过临证治疗来印证生理和中医临证治疗的灵活性。至于经方中的疑难费解之处，也附以病案阐明。他曾担任上海中医专门学校教授及教务长，并在上海慈善团体同仁辅元堂参加过医疗工作，前后计三年余。曹氏在治学伤寒时，善于把经文前后对照联系，将有关的条文挪列在一起，通过比较来阐发经文的奥义，辨别方证的病因、病机以及所列方剂的治疗作用。他常常将数条数方参照论述同一机理，也用两方参照辨明另一方面治疗原理。曹氏对《伤寒论》的某些错简条文，于校勘中阐发新意。主张对原著作以校勘重订，他能对沿袭既久的众家之说，独述己见，阐发新意。曹氏主张中西医汇通，用现代医学的名称解释中医传统概念，用中西医汇通方式解释病机，用现代医药知识解释中医的方药效用等，实属可贵。

公元 1936 年，曹颖甫著《金匮发微》一书，是作者参考前贤注释并结合个人数十年临床体会注释发挥而成。全书力求提要钩玄，诠解精当，既不抄袭前人，亦不泥于一家。凡错文、错简必予校订，并纠正了前人的一些错误或不妥当的注解。书中注释，不但对《金匮》原文详析病理，发微方证，且能将多年临床治验融会其中，使学者信而有征。曹氏亦倡导新说，但强调不能偏离经方辨证施治的传统。是《金匮》注本中较优秀者之一。本书不分卷次，从脏腑经络先后病脉证起，至妇人杂病脉证止，共计 22 篇。曹氏致力于《伤寒论》《金匮要略》的研究，以善用经方闻名于世。曹氏注释《金匮》，不但深究病证之机理，更于仲景遣方用药中探其奥义。他不仅对仲景方详加解释，且能为仲景以证测方，以脉测药之原文，出示方药，如"肝中风者，头目瞤，两胁痛，行常伛，令人嗜甘"。此条仲景主述了肝中风症状，未示方药。曹氏注释曰"肝为藏血之脏，而主一身之筋节，所谓中风者，亦血虚生风之类，非比肺脏外应皮毛，真有外风袭之也。肝脏血虚，则风动于上而头目瞬，此证仲师无方治，当用熟地以补血，潞参以补气，重用龙骨牡蛎以镇之，其效至速，万不可疏风破气"。这本书注释，非一般寻章摘句，随文附会，而是深得《金匮》要旨，颇多临床发挥，对仲景方有许多新的体会。如甘草粉蜜汤中的"粉"，曹氏认为是铅粉，蒲黄散之"蒲"为大叶菖蒲，一改尤在泾香蒲之旧例等，都有独到见地之处。这本书可贵在于其不但详达仲景原文，且于文中附有医案证诸临床，使学者学有渊源可依，治有验案可凭。如其在蜘蛛散一方后，首先注释说"蜘蛛破瘀消肿，昼隐夜出，为阴类之虫，取其下入阴部，桂枝通阳宣郁，能达肝胆沦陷之气。破瘀则寒湿不凝，通阳则郁热外散，而偏坠可愈矣"，然后附其所治验案一例。曹氏实践经验之纯熟，医术之精湛，严谨治学态度确为后世所敬仰。

第四节　日本古方派

一、日本古方派的兴起及代表人物

室町时代明应年间（1492～1500 年），世代为医的坂净运赴明朝学习张仲景学术，归国时带回《伤寒杂病论》。其后，日本关东地区的永田德本，起而倡导张仲景医说，被日本后世汉医誉为"古方派的先驱者"。

永田德本（1513～1603 年），是一位著名的民间医生，曾经以峻剂治愈幕府将军秀忠的病。他年轻时曾随僧医月湖的传人玉鼎学习过李杲和朱丹溪的学术思想，但后来深感张仲景重实证、重经验，其学术更高一筹，因而积极倡导学习《伤寒论》学术思想。他认为诸病皆因郁滞而引起，应采取顿服攻邪峻剂的方法来治疗。主张"除汗、吐、下无秘术"，"药以有毒烈性者为好"，"法宜求越人长沙"。

永田德本曾著有《医之辨》《梅花无尽藏》等著作。此外，日本还有托永田德本之名编写的所谓"德本秘传书"，书名为《德本医方》《德本十九方》《知足斋医钞》等，其真伪难辨。这些书现均已亡佚，仅在浅田宗伯所著《勿误药室方函口诀》中，尚保留有两首永田德本的处方。一首出自其早期学习李杲、朱丹溪学术思想时所著《梅花无尽藏》，方名为"治胀满主方"。另一首名"发陈汤"，该方是《伤寒论》柴胡桂枝汤方去人参、大枣，加苍术、茯苓而成，主治发热、恶寒、气上冲而头汗出、下利之证。

时至江户时代，日本学术界兴起儒学复古运动。著名汉学家伊藤仁斋（1627～1705 年），不仅在儒学领域提倡古学，竭力推崇《论语》《孟子》等儒学典籍，而且在医学上也积极主张复古。一些医家也认为，金元李朱医学与朱子儒学有着千丝万缕的联系，受思辨合理主义的支配；而古朴的张仲景医学是从纯粹的观察和实践中总结出来的，是以方证对应的形式写成的，而且再现率较高，是一种经验实证主义的医学。持这种观念的医家，逐渐形成了汉方医学的"古方派"。而以《内经》理论为学术基础，遵从金元李杲、朱丹溪学术思想的"道三流学派"，则被称之为"后世派"。

江户时代，较早脱颖而出倡导张仲景学说的古方派医家是名古屋玄医。名古屋玄医（1628～1696 年），生于京都。其早年曾从师福井沍庵学习曲直濑道三学派的医术。40 岁左右，名古屋玄医开始脱离了曲直濑道三学派，产生和形成了新的医学思想。其变化的原因虽然主要是由于自身的临床经验，但当时最新的中国医书的出版也对他产生了很大的影响。其处女作《纂言方考》出版于 1668 年。名古屋玄医在 1668 年写完《纂言方考》时，影宋版《伤寒论》已经刊行。

名古屋玄医在《纂言方考》自序中论述了只有"抑阴助阳"才是医学的根本原理，后来他的一生中始终坚持这一学术思想。名古屋玄医的"贵阳"思想，与受张景岳《类经》的影响有着重要的关系。但名古屋玄医在"贵阳"的同时，对"阴"的看法，则倾向于"抑阴"。这一点与张景岳同时重视真阴和真阳的看法显然不同。此后，他对《伤寒论》和《金匮要略》表现出强烈的兴趣。并且越到晚年越致力于张仲景学术思想的研究。

在 1668 年写成的《纂言方考》中。还看不到他重视张仲景学术思想的态度，但在 1679 年写成的《医方问余》中，就介绍了很多的《伤寒论》处方。而到了晚年，他编纂的《医方规矩》中，则以桂枝汤加味方为主，以和以往的处方做对比的形式，将各方按病门分别加以记载。《金匮要略注解》是他的最后一部著作，成书于 1696 年。奥三璞之在为该书所写的序中说："可惜（世人）只知《伤寒论》为治一病之书，而不知其为医百病之规矩。"伊藤素安在为该书所写的序中说："仲景为方之祖，备百病之法。"这两篇序言所述也代表了名古屋玄医的思想。

名古屋玄医对张仲景学术思想的重视，特别是"贵阳"思想的形成还不同程度地受到喻昌《尚论篇》《医门法律》及程应旄《伤寒论后条辨》的影响。他一方面参考喻昌和程应旄的著作，一方面以扶阳抑阴为主题吸取《伤寒论》的精髓，从而逐步形成了自己的医学思想。

在临床实践中，名古屋玄医主张依据张仲景之法，但不拘泥于张仲景之方。他还在《丹水子》中把自己比喻为医学界的孟子。他认为自己就像孟子打开被杨子和墨子阻塞的孔子之学那样，打开了被刘完素和朱丹溪阻塞的张仲景学术发展之路，且以此为自豪。名古屋玄医一生著述很多，其中包括《纂言方考》《续方考》《脉学源委》《经脉药注》《食物本草》《医方问余》《难经注疏》《医学愚得》《医学随笔》《经验方》《丹水子》《丹水家训》《怪疴一得》《医方规矩》《用方规矩》《金匮要略注解》《医方摘要》《病名俗解》《名古屋丹水翁痢疾辨》等。名古屋玄医的弟子，有芳村恂益、饭田栋隆等。

继名古屋玄医之后，出现的另一位具有创新思想的医家是后藤艮山。

后藤艮山（1659～1733 年），早年曾在林罗山家族创办的学校里学习儒学，还曾随牧村卜寿学医。1685 年，随母移居京都后住在室町，一面以医为业，一面随佐藤儒人专门学习程颐、朱熹学说。就其学术观点来看，从根本上摆脱了宋金元乃至明清医家的学说，同时否认出自《内经》的阴阳学说和脏象理论的价值。

后藤艮山在《病因考》一书中说："凡欲学医者，宜先察庖牺始于羲皇，菜谷出于神农，知养精在谷肉，攻疾乃籍药石。然后取法于《素》《灵》《八十一难》之正语，舍其空论杂说及文义难通者，涉猎张机、葛洪、巢元方、孙思邈、王焘等诸书，不惑于宋后诸家阴阳旺相、脏腑分配区区之辨，而能识百病生于一气之留滞，则思过半矣。"可见后藤艮山摒弃了传统的病因病机学说，提出"气滞"是导致所有疾病的原因，从而提倡"一气留滞论"及其与之相应的方剂——顺气剂。对后藤艮山来说，"一气留滞论"是其疾病观的根本，治法也是根据这个学说而确立的。这与曲直濑道三流派临床上对症状逐一分析，然后再根据分析结果提出治疗方案的做法完全不同。他是从总体上掌握病证，并以"一气留滞论"进行解释，然后提出治疗方法。

后藤艮山的这些做法与曲直濑道三提倡的察证辨治，以及与中医学的辨证论治有着根本的区别。后藤艮山所倡导的医方复古，主要是否定中医理论，其中包括《内经》《难经》的中医基本理论，以及明清时代已系统化的中医辨证论治的理论体系，较之名古屋玄医的学术思想又有着显著区别。后藤艮山没有留下任何亲笔著述，主要是从他的高徒香川修庵、山胁东洋，以及其子椿庵、其孙慕庵的有关著述中，领略他的医学思想和治疗技术。从《师说笔记》中，基本可了解他的主要学术观点和临床特点。

后藤艮山的弟子中，最有影响的是香川修庵。香川修庵（1678～1735 年），曾从儒者伊藤仁斋学古典经书，并与伊藤仁斋的弟子并河天民同倡"儒医一本"之说，主张"圣道医术，一其本而无二致"，后从后藤艮山学医尽得其传。香川修庵医学思想的核心是：认为古今医书之中，只有《伤寒论》最重要，《内经》《难经》也杂有邪说。并影响到《伤寒论》中也杂有臆测之论，宋元以下诸说则无可取。他认为人体各处都充满着气，气是不能分开的，所以疾病之于人，关系到整体，一处有病则涉及全身，表病里感，内患外感，脏腑相通，上下相须，一处不和，周身随而不顺。他还认为，如果用病来硬配阴阳脏腑，就流于刻板拘泥，而五行生克、运气胜复不过是附会之说。香川修庵继承了其师后藤艮山的全部思想。所不同的是，他突出强调《伤寒论》的学术地位和价值。这在古方派的形成过程中，是具有倡导作用的开创性见解。香川修庵的著述有《一本堂行余医言》《一本堂药选》《一本堂药选续编》等。

自从名古屋玄医首倡张仲景医学思想，后藤艮山力主恢复汉唐古方，摒弃中医基本理论和辨证论治学说，香川修庵首倡独尊张仲景《伤寒论》，使当时的医风为之一变，古方派医学开始兴起，并很快颇为盛行。

时值江户中期，日本医界出现了一位颇有影响的医家——吉益东洞，堪称汉方医学古方派的代表人物。他的医学思想和学术观点，对当时以至近现代日本汉方医学的发展，产生了极为深刻的影响。

吉益东洞（1702～1773 年），出生于广岛县。其家自祖父始即从事金创、产科。他少年时尚武，喜驰马击剑，研习兵法。19 岁时，发奋立志成为良医，从学于祖父的门人。当时他既尊张仲景为师表，刻苦钻研《伤寒论》，又同时研读《内经》《难经》等各家著作。在涉猎各家学说之后，他认为扁鹊为医之大宗，除张仲景之外，自淳于意以下诸医都是阴阳之医，不足取。故在医籍之中也唯独推崇《伤寒论》，并认为香川修庵所说《伤寒论》中的臆测之论，乃是后人加进去的，非《伤寒论》所原有。

在医学思想上，吉益东洞力倡"实证亲试"，注重实效，竭力反对理论上的穿凿附会，后来发展到把一切中医理论俱斥为"空谈虚论"。他认为阴阳五行为"天事"，不可测度，不能实见，乃是与"人事"无关的空洞理论。他还怀疑中医的脏象、经络、药性、诊脉等各方面的理论和学说，认为或无眼见之实，或故弄玄虚，多属想象；即使是《伤寒论》，不经亲试，亦不可轻信。他在其所著《类聚方》中，专列有"未试仲景方"10 首，以为未尝实用，不做妄断。他的"实证亲试"思想，虽有其注重经验和实践而求实务实的一面，但也有其狭隘、偏激的一面，从而造成其在认识论和方法论上的片面和主观。

吉益东洞在否定中医学基本理论的同时，根据《吕氏春秋》等书之说，提出"万病一毒论"。认为病之大本为一毒，饮食过度、水谷浊气留滞皆可造成"郁毒"，情欲妄动、感受外邪，与腹中原有的内毒相结合，皆能致病。万病既都本于一毒，故治病即在于去毒。药物也是毒，以毒攻毒。毒去则体安。

他认为，"后世派"所倡导的补气之法是没有用的，而朱丹溪的"阳常有余，阴常不足"、张景岳的"阴有余"和"温补说"，都是穿凿附会之论；只有张仲景之随证投药，不拘病因，最可推崇。他的这些观点，主要载录于其所著的《医断》一书中。基于上述思想和疾病观，他从《伤寒论》和《金匮要略》中选出 220 首方,加以分类,结合自身经验体会,在各方后列出适应证,名之为《类聚方》;又选出 173 方,附论证治验,称为《方极》,更据本草和张仲景医书,以驱疾治病为要旨,考核各药功用,而撰《药徵》和《药徵续编》。在药物学上,他认为药物都是毒物和驱邪逐病之物,非补气养生之品。故论药效时不遵《神农本草经》及历代本草学之说,尤其不重引经报使之论。在诊断上他注重腹诊,认为腹是有生之本,百病必根于腹,故诊病必候其腹。日本汉医伤寒派腹诊之所以影响深远,流传至今,与吉益东洞的大力倡导有着重要的关系。

吉益东洞的著作,除以上所述外,还有《医事或问》《古书医言》《医方分量考》《方选》《丸散方》等,经门人整理的著作有《医断》《建殊录》。其中影响较大的是《药徵》,其次是《类聚方》和《方极》。

吉益东洞的学说,在当时颇具声望。门人遍布各地,如村井琴山、中西深斋、岑少翁等都追随他的学术思想。当时也有包括古方派医家在内的不少医家抨击他的观点,一时间争论颇多。后经其子吉益南涯著书立说,对于"万病一毒论"加以补充和发挥,以及其门人弟子的大力弘扬,终使古方派医学走向了兴盛。

二、日本古方派的学术特点

(1)在学术思想上排斥《内经》,崇尚《伤寒论》,否定"后世派",注重实证亲试。古方派的医家普遍认为,《内经》与《伤寒论》无关,所以《伤寒论》中未论及脏腑、经络、五行之说;即使有论者,也是后世掺入的。在这种思想影响下,一些古方派医家试图重订《伤寒论》正文,并作了若干尝试,致使不少冠以"复古""复圣""古文""古训""删定""修正""辨正""章句"等名称的《伤寒论》注释书问世。

吉益东洞则明确指出,医学有疾医、阴阳医、仙家医 3 个流派,只有扁鹊、张仲景所行疾医之道最为正宗,而阴阳医则不视病之所在,以阴阳五行、相生相克、脏腑经络等臆说玩弄空理,危害甚于仙家医。他在《医断》一书中充分地表明了排斥《内经》的思想观点。与此相反,他认为只有张仲景学术,特别是《伤寒论》才是医学之圭臬。

　　分析古方派医家崇尚张仲景学术思想的原因，主要是基于重视实用的思想。《伤寒论》是中国医书中《内经》思想介入最少的古典医籍，而且自成体系，简洁明了，通过四诊所得的材料，直接处以相应的方药。《伤寒论》的处方，用药平淡味少，不使用奇异之品，且配伍严密。常常更改一味药物或剂量，方剂主治、功效甚至方名均有改变。这对注重临床实用，排斥医学理论的古方派医家影响很大，致使以《伤寒论》为主导的张仲景学术成了古方派学术体系的核心。

　　古方派一方面大力弘扬张仲景学术，另一方面全面批驳"后世派"的学术，以补偏救弊为己任。吉益东洞抨击李朱学术为"思辨医学"，是"空谈虚论，徒害事实"，斥五行说为"邪说"，五运六气说为"空论"，认为后世派"补血益气"是姑息优柔之治法。

　　吉益东洞等古方派医家的上述学术思想，使当时医界风尚为之一变。不少医家受其影响，沿着轻理论、重实践的方向发展，对于汉方医学走独立发展之路起到巨大的推动作用。但吉益东洞几乎排斥中医学的所有基本理论，拒绝了中医学的诸多学说，未免失之偏颇，这给古方派的学术发展带来相当大的局限性。

　　（2）在临床诊疗中，倡导一元论的病因学说，力主方证相对，腹诊至上，专用古方。古方派在病因方面，轻视甚至否认中医学中六淫、七情、饮食劳倦等病因学理论的意义，倡导一元论的病因学说。如：后藤艮山的"一气流滞说"，认为百病生于一气之留滞，一气之留滞包括虚和郁两方面，虚是其始，郁是其终，二者又互相影响。疾病之所以多种多样，皆是由于一气留滞之浅深、久近、轻重，缓急而引起的，在治疗上一气回转则病愈。后藤艮山所说的"一气"，是指元气而言。一气留滞说，是为探求最根本的病因而提出的一种学说；旨在排斥运气学说、脏腑理论、经络理论及中医传统的病因学理论。

　　吉益东洞的"万病一毒说"，认为病与不病在于毒之有无，毒之所在不同引起不同之病，去毒是治病的唯一法则。"万病一毒说"是吉益东洞立足于"万病归一"的思想而创立的。他虽然受到后藤艮山一元论的病因学观点的启发，但又否定"一气留滞说"，认为气滞也是推理臆断，只有毒才是实体的。无形之气不可积，有毒则气不行，气之积、虚，皆是毒所致。此后，吉益南涯又在吉益东洞此说基础上加以发挥，提出了"气血水说"。认为身有气、血、水三物，一旦毒乘之则为病。这实际上是将吉益东洞的"万病一毒"的一元论病因学说，引申为三元的病因学说，在学术观点上是一脉相承的。

古方派医家在临床诊疗中，十分注重方证相对。吉益东洞认为，"医之学也，方焉耳"，"《伤寒论》唯方与证耳"，"医之方也，随证而变，其于证同也，万病一方；其于证变也，一病万方"。他还在"万病一毒说"的基础上，对"方证相对"做了详细的论述。他说："视毒之所在，随发其毒之证而处方"，"证异于毒之所在，则因其异而异其方"。这种方随证转，就是吉益东洞最初提出的方证相对之说。吉益东洞的"方证相对论"，根源于他的实证主义的医学思想。他认为，看不见的事物不能成为医学理论与临证治疗的依据，而证则是指可见的症状而言，故"病证同，则师弟所见必同"，决定了证，也就决定了用什么方治疗。也就是说着重研究患者临床所现的体征和症状，看符合何方所主之证，而后处方用药，不必过细地分析病因与病机，也并不一定要确定病名。

在诊法方面，古方派医家认为，腹诊比脉诊更为重要，腹诊是确定方证的主要依据。如：腹部振水音为水毒之外症，下腹部结硬为瘀血之外症等。吉益东洞极力提倡并切实运用腹诊，他的有关学说对于日本汉医伤寒派腹诊的形成，起了重要的推动作用。

古方派医家在治疗中，主要运用张仲景方。在其注重实践的医学思想指导下，在张仲景方的临床应用方面，积累了非常丰富的经验，提出了许多精辟的见解。吉益东洞的《类聚方》，吉益南涯的《类聚方广义》，是这方面的学术代表作。

三、日本古方派的著名医家

（一）山胁东洋

山胁东洋（1705～1762 年），少年时代随汉医山胁玄修学习医学，21 岁时正式成为山胁玄修的养子。其养父去世后，便承其遗业而行医。在学术上，山胁玄修是与曲直濑道三一脉相承的。山胁东洋虽出其门下，但后来对他影响最大的是后藤艮山。山胁东洋何时开始从学于后藤艮山，尚未可知。但在《东洋洛语》一书的开头，有其访问后藤艮山的记载。在其所著《藏志》一书中，有四处言及后藤艮山。该书"乾之卷"开头记载："一日访后藤养庵先生之府，言及脏说。先生曰：可解而观之。云云。"山胁东洋后来解体观脏，在一定程度上也与后藤艮山的启示有关。山胁东洋对后藤艮山的艾灸、温泉疗法以及用悬水喷淋法治疗狂痫、头痛、目赤、肩背疼重等十分看重，认为这些疗法是"发千古未发之卓识"。

山胁东洋在学术思想上，与吉益东洞的临床至上主义不同。他读了《素问》《灵枢》之后，对脏腑的形态、结构以及中医传统的用药理论产生了很多疑问。便萌生了实际解剖人体，观察内在脏腑的想法。1754 年 3 月 30 日，他在荷兰解剖图谱的启示下，在京都六角狱舍解剖了刑尸，并撰写《脏志》一书述其所见。

山胁东洋认为《伤寒杂病论》是独一无二的圣典。他与吉益东洞相识在京都，十余年间相互切磋张仲景学术思想。山胁东洋的另一功绩，是参与了明版《外台秘要方》的校刻，使之流传于世，同时山胁东洋也是疗效卓著的临床家。

（二）中西深斋

中西深斋（1724～1803 年），青年时代曾留学江户，学习儒学。数年后回到京都时，听说吉益东洞倡导古医方，便改变志向，随吉益东洞学习医学。在随吉益东洞学习过程中，他曾继鹤田元逸之后，完成了反映吉益东洞学术思想的《医断》一书。还受吉益东洞之命，回复赤松愿对《方极》一书的质疑。在此期间，他深感有必要编纂一部易于被医家理解和接受的关于《伤寒论》的注解书，以免因吉益东洞先生的著作难懂而使人产生误解。于是，他闭门谢客，专心研究《伤寒论》近 30 年。当时人们感叹地说："寂寂寥寥中西居，年年岁岁伤寒书。"经过他不懈地努力，终于完成了《伤寒论辨正》《伤寒名数解》。日本汉医界称这两部书是研究《伤寒论》的经纬之作。

其中,《伤寒论辨正》是从"辨太阳病脉证并治法上"开始,到"辨阴阳易差后劳复病脉证并治法"为止,对各条原文逐一加以解说,包括辨证分析,判明真伪、考证文义、推求大旨等方面的内容,在学术观点上颇有新意。如:其对三阴三阳的认识,完全脱离了《素问·热论》的学说,认为三阴三阳并非指六经而言,不过是用以区别疾病之表里、内外的名词术语。中西深斋在《伤寒论》研究方面的学术思想,特别是对三阴三阳实质的认识,对日本的《伤寒论》研究,产生了极为深远的影响。他晚年仍一直致力于张仲景学术的传播。

(三)永富独啸庵

永富独啸庵(1732~1766 年),19 岁时到京都,入山胁东洋门下,学习汉方医学和解剖学。后又受山胁东洋之命,随奥村良筑学习吐法,成为继奥村良筑之后,运用吐法的名家。1762 年,永富独啸庵到长崎游学百日,随译员吉雄耕牛学习荷兰医学。此后,他积极主张将荷兰医学的某些内容融进汉方医学之中,并向门人进行西方医学启蒙教育。其弟子小石元俊,最终成为著名兰医,这与其影响不无关系。长崎游学之后,他便到大阪开业行医。在学术思想上。他也力主"实证亲试",崇尚张仲景学术。认为学医首先要熟读《伤寒论》,而后择良师而"实证亲试"张仲景医方,经若干年不懈钻研,再读汉唐以后医书时,则无疑惑。否则,读亿万卷书,亦于学术无益。他的上述学术思想,通过其门下三杰(龟井南冥、小石元俊、小田亮叔),在关西地区得到了广泛传播,永富独啸庵的著述有《吐方考》《囊语》《漫游杂记》等。

(四)吉益南涯

吉益南涯(1750~1813 年),是吉益东洞的长子,自幼好学,将《伤寒论》置于室内各处,随时取之阅读,并从其父教诲中深得古方派医学之熏陶。吉益南涯二十四岁时,因其父去世而继其遗业。当时,因仰慕其医风、医德而前来求学者甚多。其传人和主要门人有吉益北洲、吉益西洲、吉益复轩、贺屋恭安、中川修亭、华冈青洲、华冈良平、贺川玄悦等。1786 年,吉益南涯写成《方机》一书，主要论述对张仲景医方的灵活运用。吉益南涯 43 岁时，开始倡导"气血水说"，并据此解释《伤寒论》。1793 年前后，由其门人大江广彦整理而成的《医范》一书，阐述了他的这一学说的核心观点。他认为，毒本无形，必乘有形之物方为其证，乘气为气证，乘血为血证，乘水为水证。此外，他又著《气血水药徵》一书，将药物也分成气、血、水 3 类，分述其功能及临床应用要领。吉益南涯提出这一学说的主要目的，是试图以此说来补充和完善笼统而抽象的"万病一毒论"，从而纠正其父吉益东洞在学术上的偏激之处，发扬古方派医学。

吉益南涯的著述，除以上所提及《方机》《医范》《气血水药徵》外，还有《伤寒论精义》《方庸》《方议辨》《观症辨疑》等。经其门人整理而成的还有《成绩录》《险症百问》《续医断》《伤寒论章句》《续建殊录》《金匮要略精义》等。

（五）川越衡山

川越衡山（1758～1828 年），曾随中西深斋学习古方派医学，而后离师门研究《伤寒论》约 50 年而自成一家。在《伤寒论》研究方面，他认为最关键的是脉证。脉有形与势，证有奇与正；不辨形势、奇正，则脉证不足为治疗之依据。故诊治疾病，务必要辨明脉之形势及证之奇正，而辨脉证又首当重其虚实阴阳；脉有分寸高低之异，证有轻重缓急之别，当须明察。有鉴于此，川越衡山结合自身实践经验，编纂了《伤寒论脉证式》一书，推求脉证之源始，阐发张仲景处方用药之奥义。此外，他还基于自己对《伤寒论》三阴三阳的认识，编写了《伤寒论药品体用》一书，书中将《伤寒论》方，按三阴三阳部位加以分类。川越衡山的这两部著作，立论中肯，而且有自己的独到见解，在日本汉医的《伤寒论》研究著作中，是比较著名的。

（六）中川修亭

中川修亭（1771～1850 年），曾入吉益南涯之门学习古方派医学。他对吉益南涯的学说非常推崇，曾在其自著的《真庵漫笔》一书中谈到，海内堪称名医者，只有吉益南涯、中神琴溪、和田东郭、富野玄达四人。吉益南涯去世后，他根据自己对师说的记录和吉益南涯的治验录，编纂了《成绩录》一书。1805～1806 年，海上随鸥在京都开设兰学馆，中川修亭又随其学习兰学。在学术上，主要以吉益南涯所倡导的古方派医学为宗，但其在实际临床中也尊重和运用后世方。中川修亭的著述有《伤寒发微》《伤寒全论》《医道》《本邦医家古籍考》《长沙微旨》等，整理吉益南涯的学说，编纂《成绩录》和《险症百问》两书。

（七）汤本求真

汤本求真，1876 年生于日本石川县，1901 年毕业于金泽医学专科学校，毕业后从事西医治疗。1910 年和田启十郎自费出版《医界之铁椎》，抨击"洋医万能论"，宣传汉方医学的优越性，使汤本求真对汉方医学有了初步的认识，而且在一定程度上与和田启十郎的思想产生了共鸣。于是他主动写信求教于和田启十郎，尊为老师。由于和田启十郎对汉方医学的研究，基本是立足于古方派而兼取各家之长。所以，汤本求真接受古方派学术思想的熏陶偏多，以致后来成为古方派的主要传人之一。出于对和田启十郎的学识、志向、精神的追随，他仿照和田启十郎之名"子真"，将自己的原名"四郎右卫门"改为"求真"。

1912 年，汤本求真在神户开始以"汉方专科"开业，到 1917 年写成《临床汉方医学解说》一书出版。1920 年，他又到东京开业，同时着手积累经验，准备著书立说，立志要在西方文化一统天下的日本社会重新复兴汉方医学。1927 年 6 月，凝聚着他全部心血的《皇汉医学》书的第一卷出版。1928 年 4 月、9 月，先后出版了第二、三卷。全书共 50 万字。尽管当时汤本求真身居斗室，生活清贫，但为了实现自己的夙愿，他自费出版了这部书。

该书分为三卷，大要以《伤寒论》《金匮要略》内容为基础，搜罗中日医学著作百余种，征引发挥，并附以自身经验体会，进行论述。书中除对张仲景学术的研究内容外，还在总论部分分不同专题论述了他从事汉洋医学对照研究的体会。如"汉洋医学比较概论"中说："中医自数千年前，就亿万人体研究所得之病理及其药能，历千锤百炼之后，完成结论，立为方剂。初见之，或疑为空漠，逮按其实，则秩序井然，始终一贯。药方亦然，故于实际上每有奇效，此余实在之经验也。"汉洋医学比较各论"中，论中医之镇痛疗法为原因疗法，论中医方剂的复合作用，论中医方剂能于一方中发挥多种作用，论中医方剂药物配合的妙处，论西医强心药之无谓等。

《皇汉医学》一书的出版，对当时的日本医学界产生了一定的影响。如：著名汉医奥田谦藏为该书撰写跋文时赞扬说："此书成后，公之于世，所以补正现代医术之谬误缺陷，固无论矣；又将医界之宝库、汉方医学之真谛一一揭出，负启导后进之大任。"

（八）大塚敬节

大塚敬节于 1900 年 2 月 25 日出生于日本高知县，日本近现代著名汉医、古方派的代表医家，曾师从日本近代古方派医家汤本求真。大塚敬节投身汉方医学事业 50 余年，始终坚持在临床上从事诊疗和研究。大塚敬节认为，前期的日本医学是以模仿中医学为重点；后期的日本医学，是以吸收、消化中医学，创建具有日本特色的汉方医学为重点，并充分肯定了田代三喜在日本医学发展史上的重要作用。这一观点比较客观地概括了日本汉方医学发展的基本特征。大塚敬节在张仲景学术的研究与运用方面具有相当的造诣。《大塚敬节著作集·考证篇》中，收载了他有关《伤寒论》的研究论文和资料。如：《伤寒论》研究面面观、关于《伤寒论》成书经过的考察、日本对《伤寒论》的吸收、《伤寒论》和《金匮要略》、《伤寒论》的治法特征、《伤寒论》之研究、《伤寒论》中所用药物的修治、《伤寒论》中的物理疗法、《康平伤寒论》《和气氏古本伤寒论》的沿革、《黄帝内经》和《伤寒论》的关系等。

（九）山田正珍

山田正珍，字宗俊，号图南，日本医家。曾在江户医学馆任教，主讲《伤寒论》，对《伤寒论》有深入的研究，是日本考证学派著名医家，著有《伤寒论集成》。

山田氏重视汉学之文理。故在注解《伤寒论》上，他颇重文法和文字考证。

首先，考证《伤寒论》原文。他以宋本《伤寒论》为蓝本，并参考其他版本，遇有不同之处，则辑优而从，并注明其理由。如本论 106 条"太阳病不解，热结膀胱，其人如狂，血自下，下者愈；其外不解者，尚未可攻，当先解外，外解已，但少腹里急者，乃可攻之，宜桃核承气汤。"山田正珍氏考证曰："'下之愈'三字，《脉经》作'下之则愈'，宜从而改之，否则，下文'尚未可攻'一句无照应。"

其次，对于多义字，则据理以定其义。如本论 321 条："少阴病，自利清水，色纯清，心下必痛，口干舌燥者，急下之，宜大承气汤。"该条文中的"清"，历来注家皆作清浊之"清"解。山田正珍氏曰："清，圊也；清水，犹言下水也。与清谷，清便，清脓血之清同，非清浊之清也，若是清浊之清，其色当清白，不当纯清。"其说验之临床，更符合道理。

对于《伤寒论》中某些难释之词、字，山田氏不附和古人为之曲解，而根据实际情况保留疑点。如阳明病篇："汗出谵语者，以有燥屎在胃中，此为风也，须下之……"。山田正珍认为此条之"风"当为"实"的传写之误，为错字。理由是："本篇有'大便难，身微热者，此为实也，急下之，宜大承气汤'，下篇曰'腹中满痛者，此为实也，宜大承气汤'是也。"这种实事求是的训释，确令人称道。

总之，山田正珍氏重视文字训诂，以考证法治学伤寒，对伤寒学有重要的贡献，他在日本汉医考证学派中，成就是颇为突出的一个，影响所及超出日本。

（十）丹波元简

丹波元简（1755～1810 年），字廉夫，日本著名的汉方医家。著有《伤寒论辑义》《金匮要略辑义》等书。

丹波氏精通汉学，博览古医书，对仲景之学尤为用心，他认为"《伤寒论》一部，全是性命之书，其所关系大矣。故读此书者，涤尽胸中所见，宜于阴阳表里虚实寒热之分，发汗吐下攻补和温之别，而痛下功夫。大抵临症实验，经义了然。如太阳病，头痛发热，汗出恶风者，桂枝汤主之之类，岂不至平至易乎。学者就其平易处，而细勘研审，辨定真假疑似之区别，而得性命上之神理，是为得知矣"。可谓得《伤寒论》未宣之奥，无疑是给学者以登堂入室之资也。

他还对仲景《伤寒杂病论·原序》有详细的讲解，使学习者对《伤寒论》首先有了一个明确的认识。正如清·程郊倩所说"按古人著书大旨，多从序中提出，故善读书者，未读古人书，先读古人序，从序言中读及全书，则微言大义宛然在目。"这对研读伤寒者，是一把开门的钥匙。

丹波氏在六经实质问题上，提出"六经八纲"说："太阳病者，表热证是也；少阳病者，半表半里热证是也；阳明病者，里热实证是也；太阴病者，里寒实证是也；少阴病者，表里虚寒证是也；厥阴病者，里虚而寒热相错证是也"（《伤寒论述义》）。此说，虽有助于区分六经病。但如果与实际联系，则显然失于机械，甚至概念错误。例如太阳病属表热证的说法，就不够确当。表热证治当辛凉解表，麻桂辛温怎么能用?岂不"阳盛则毙"？阳明病固然以里热实证为多，但也有里虚寒证，阳明病篇不但提到里虚寒证，而且有主治阳明虚寒证的方剂。主张"阳明虚寒，即是太阴"，这是丢开了脾与胃的生理、病理特点，实际是站不住脚的。

（十一）丹波元坚

丹波元坚（1795～1858 年），日本医家，字亦柔，号文庭，幼名纲之进，成年后称安叔，为丹波元简之子，排行第五，曾任医学馆教授、幕府医官，获"法眼"、"法印"称号。1842 年著《金匮要略述义》。此外，其主要著述还有《伤寒论述义》《杂病广要》《伤寒广要》《药治通义》《时还读我书》等。丹波氏还参加了江户医学馆对《医心方》《备急千金要方》的校勘。

《金匮要略述义》共 3 卷，体例与《辑义》同，主要为补充《辑义》的未尽之处而作，对《金匮》原文又参校了赵开美原刻本及存有宋元旧刻之貌的《医方类聚》所载的有关内容。在注本方面则广泛参阅了《辑义》尚未涉及的赵以德、周扬俊的《金匮玉函要略二注》、朱广被的《金匮要略正义》、黄元御的《金匮要略悬解》等，斟酌诸家之说，以补《辑义》之不足。《金匮要略述义》既为补遗之作，则《辑义》中阐述透彻之处即不复赘言，而专于理蕴未尽之处，摘其原文，反复考订，以伸其义。故《金匮要略述义》并非原文的逐条逐句之释，当和《辑义》互参，其义始完备。除了一般的考订之外，《金匮要略述义》中也有较多作者长期研读《金匮》的心得体会，其真知灼见，对后学不无启迪。

第五节　张仲景学说在韩国的发展

据考证，《伤寒论》大约在统一新罗时期（公元 668～935 年）传入韩国。此后韩国历代医家对其进行过研究和应用，在继承的基础上也有一定发展。但在很长一段时期里，韩国古代医家对《伤寒论》的研究不多，没有形成《伤寒论》研究方面的专著。直到朝鲜末期李济马的《东医寿世保元》，《伤寒论》才真正从学术高度上受到重视。李济马在《寿世保元医源论》中高度评价张仲景、朱肱、许浚等医家，在书中最多引用的医学文献是张仲景的《伤寒论》，可见李济马四象医学的形成很大程度上受到了《伤寒论》的影响。《东医寿世保元》一共引用了 22 种文献。其中《伤寒论》条文占各节引用文献总次数的比例分别为：少阴人表病证 22/36，里病证 27/46，少阳人表病证 10/16，里病证 4/16，太阴人表病证 2/2，里病证 1/16，太阳人表病证 0/2，里病证 0/3。总计在全部 137 条引文中，《伤寒论》条文为 66 条，约 50%。

此后相当一段时期内，在日本帝国主义的殖民统治下，韩国医学的发展完全处于停滞状态。直到新中国成立以后，随着韩医学的重新定义和国内韩医大学和研究所的相继建立，《伤寒论》研究也重新活跃起来。不过，《伤寒论》传入韩国虽有 1000 多年，但韩国古代医家重理论而轻实践，重《内经》而轻《伤寒》，故《伤寒论》在韩国的继承并不充分，发展较小。韩国现代《伤寒论》研究涉及文献研究、理论研究、实验研究和临床研究等 4 个主要方面，取得了一些成绩。韩国各大学韩医学的本科教育和研究生培养一般都包括《伤寒论》的教学内容。

第六章

张仲景医学中的若干热点问题

第一节 医学热点问题

一、六经

《伤寒论》之太阳、阳明、少阳、太阴、少阴、厥阴六种疾病，亦谓之"六经病"，对后世医学发展产生巨大影响。但关于"六经"的概念、六经名称始见何书、仲景书是否以六经分证、《伤寒论》之六经结构始见于何时，等等，歧见纷纷，莫衷一是。

"六经"一词，始见于《内经》。《素问·阴阳应象大论篇》云"六经为川，肠胃为海"。在这里六经与肠胃（脏腑）相对应，指人体经络。《素问·阴阳离合论篇》论述三阳三阴经脉生理特性及其相互关系时，均分别言"三经"。三阳的"三经"与三阴的"三经"合为"六经"。由此可见，《内经》中的"六经"一词指太阳、阳明、少阳、太阴、少阴、厥阴，统称为"三阳三阴"，指人体经络而言。

"六经"虽然是《伤寒论》学问里最基本的概念，但它并不见于《伤寒论》。到宋金时期，"六经"这个词始被用于指《伤寒论》里的三阴三阳。朱肱《类证活人书》认为《伤寒论》之三阳三阴为人体经络，他说："古人治伤寒有法，非杂病可比，五种不同，六经各异。"由此"六经"始作为《伤寒论》"三阳三阴"的代称。成无己注解《伤寒例》之"两感于寒"者，说"三日六经俱病"，用以释《伤寒例》原文"三阴三阳、六脏六腑皆受病",此本于《内经》六经的基本意义,指代人体脏腑及其经络。后来,"六经"作为三阳三阴的代称,为历代医家沿用。

不同的医家根据他们对《内经》《伤寒论》理解的不同,根据他们实践经验的不同,提出对"六经"实质的不同理解,如六经脏腑说、六经经络说、六经气化说、六经地面说、六经形层说、六经治法说、六经病程说、正邪相争说等;此外也提出了一些用现代医学理论解释的新观念。仁者见仁,智者见智,极大地丰富和发展了张仲景学说。

六经是张仲景及历代《伤寒论》学家在继承《内经》六经理论的基础上,不断应用和发展而来的一个高度抽象的概念。可以这样认为,六经是人体生理结构及其功能、人体与自然相应关系、人体在疾病状况下的反应性的高度概括,是脏腑、经络和气化的综合,是一个整体宏观的系统,可以根据人体的结构、功能及其相互间的关系划分为太阳、阳明、少阳、太阴、少阴、厥阴六个子系统。子系统之间既互相独立,又相互联系。六经病就是这六个子系统在感受外邪后的功能失调或结构损伤。

作为《伤寒论》的理论核心,六经、六经病和六经辨证受到历代医家的高度重视。但不同的医家对六经实质的理解是不同的。归纳起来,人们关于六经实质的认识主要有如下学说。

(一)六经经络说

宋·朱肱明确指出《伤寒论》学问中的六经即手足三阴三阳十二经脉;六经病也就是由外气侵犯三阴三阳经脉引起的六种病证类型。三阴三阳病的病机特点和病变特征,包括疾病的传变,都与经络有关。疾病的治疗也需要经络理论的解释。在后世伤寒学者中,有相当一部分人重视六经病证中经络的状况,他们认为经络病理是三阴三阳病的主要病理,如太阳病的项背强痛,少阳病的胸胁苦满、耳聋目赤,都是经络病变在三阴三阳病的典型表现。三阴三阳病之所以出现传变,主要是因为邪气在经络传行。因此,六经与经络密切相关,六经就是经络,分之为十二经脉，合之则为六经。持这一观点的代表性医家有程门雪、刘渡舟教授等。

（二）六经脏腑说

六经脏腑说认为六经实为相关脏腑之代称。六经所指代的脏腑，主要就是三阴三阳各经脉所络所属的脏腑，如太阳就是指手太阳小肠和足太阳膀胱；阳明就是指手阳明大肠与足阳明胃。当然，有时三阴三阳六经也可能指其他在生理和病理上相关的脏腑，如太阳就同时指肺。李时珍曰："证虽属太阳，而肺实受邪也。"这是因为肺主气，属卫，外合皮毛，肺与太阳主表的生理特性相合。现代有的学者认为，三阴三阳的病理变化分别以心、肺、胃、胆、脾、肾、肝为基础。

（三）六经气化说

六经气化说以《内经》标本中气理论为基础，认为三阴三阳六经并非指经络，也非脏腑，而是指人体气化所表现出来的六气属性与三阴三阳的关系。这一学说强调人体与自然的关系，坚持整体恒动观。持这一观点的代表性医家有张志聪、陈修园等人。不过现代医家对六经气化学说多置而不论。也有一种所谓六经气化说将气化指为脏腑功能及经络之气的流行变化。标本中气学说玄奥精深，值得深入研究。

（四）六经脏腑经络气化说

六经脏腑经络气化说实际上是上述三种学说的综合。这种学说认为，仅仅以经络、脏腑或气化阐释六经，都有一定的片面性，六经实质没有得到全面的反映。故不少医家主张将上述三种学说综合起来，这样就能够全面地反映六经实质。这一学说的核心是：脏腑、经络为六经的结构基础，气化是其生理功能。这一学说倡导于明·万密斋。现代《伤寒论》学家李培生教授、万友生教授持这样的观点。

（五）六经生理系统说

有一些学者认为，三阴三阳六经是对人体功能活动的分类，代表着人体六大生理功能系统。六经病证是六大生理功能系统在病邪的作用下发生的病理反应。其实这种学说与上述六经脏腑经络气化说在内容上是一致的，只是表达不同而已。

（六）六经证治纲领说

这一学说的基本内容，即伤寒六经既是辨证的纲领，也是论治的准则。作为辨证纲领，它整体反映着疾病病因、病位、病情、邪正力量对比等情况。作为论治的准则，它对治疗有很好的指导作用。

（七）六经地面说

这种观点主要是由清代医学家柯韵伯提出。他是针对六经经络说提出的。经络是线性的，有其特定的行走与分布线路。但六经病的病理在不少地方并不局限于其特定的行走与分布线路，所以说六经虽然与经络有关，但不仅仅是经络，而是六片具有疆界的地面。这种学说主要是从形态和结构上认识六经的。

（八）六经症候群说

有学者认为，《伤寒论》三阳三阴六病，就是六种证候群，所以三阴三阳既不是经络，也不是脏腑或气化，三阴三阳六经就是对六种证候群的称谓，是将外感病过程错综复杂的脉症，根据其病位、病势和病性的不同，根据患者机体抗病力的强弱，将外感病划分为六大证候群。

除上述内容外，关于六经实质的学说还有应激学说、体质学说、巴甫洛夫学说、黑箱理论、模糊理论等，这些学说连同上面介绍的几种学说，从不同的角度反映了六经实质的一些特性。

二、传经、再经与经尽

传经、再经、经尽是《伤寒论》学问里几个重要的概念，三者密切相关。按照一般的理解，"传经"是指外感病在六经中由一经到另一经的传徙与变化。而"经尽"一词，按照通行的解释，伤寒始发于太阳，日传一经，从太阳传阳明，经过少阳、太阴、少阴，最后厥阴，三阴三阳传遍，是为"传经"而"经尽"。而从厥阴，复回太阳，是为"再经"。这样的解释正确吗？按照这样的解释，那么伤寒发生之后，由于疾病在六经中日传一经，临床表现将会每天都发生大的变化，第一日在太阳，脉浮头项强痛而恶寒发热，第二日至阳明，发热不恶寒、胃家实而肠道壅闭，第三日犯少阳，口苦咽干而目眩……病邪传至某经，则其经络脏腑受病，必定会出现相应的症状，不可能不出现症状。少数情况下也可能邪气潜伏而不出现症状。但在不出现症状的情况下，医生如何知道疾病日传一经？所以，就任何一个伤寒病例来讲，疾病日传一经的可能性是很小的。当然，就所有病例来讲，有些病例始太阳，第二日传阳明，有些病例为阳明病，甫过一日，出现少阳病证状……将成千上万病例的六经传变进行总结，也可以归纳为"日传一经"规律。

《伤寒论》条文中的日数，原本就是客观的、准确的、严格的，一日就是一日，二日就是二日，若在一二日间，《伤寒论》便云一二日。但有些《伤寒论》注家认为《伤寒论》中的日数乃是"约略之言"。什么是"约略之言"？约略之言的意思就是说《伤寒论》的日数并不是严格的、准确的，日非一日，可长可短。如果《伤寒论》的日数是不准确的，那张仲景不厌其烦地记述日数还有什么意义？！应该承认，《伤寒论》所说的一日就是一日，不必精确到一日十二时辰24 小时，那也应该是 24 小时左右，不会是 48 小时，或者更多的时间。由于当时医疗干预较少，患者隐忍不言，故伤寒的自然过程常常得以全部表现出来，就成千上万的病例来看，伤寒（外感病）存在"日传一经"的规律。后来，尤其是现在，伤寒发生以后，医疗干预多，干预早，疾病的自然过程较多地被改变、被"破坏"，日传一经的现象往往不明显。

"经"在《伤寒论》中，除了经络之经的意义外，也是一个时间单位，是"周期之经"的意思。一经有多长时间？六日为一经。经年累月，经是从头到底的意思，也是一周。经，柯韵伯称之曰"候"，曹颖甫也称之曰"候"。《伤寒论》"经尽"的意思就是过了六日一个周期的意思；六日的时间周期结束，这就是"经尽"。第六日至第十二日是第二个经周期，称为"再经"。再者，二也。第十三日至第十八日是第三个经周期，应该称之为"三经"。不过《伤寒论》里没有"三经"的名称。但是《伤寒论》里常提到"十二日"、"十三日"，为什么《伤寒论》要特别提"十二日"或"十三日"呢？如"伤寒十三日不解"，"风家表解不了了者，十二日愈。"为什么十二日愈？这是因为风家表解，大概需要一经也就是六日的时间。不了了，虽然寒热已罢，身体犹有不适，未能释然。通常表解在一经六七日间。如果未能痊愈，身体不了了，则可能延至第二个六日，也就是延续到再经，至十二日乃愈。现在已经观察到，一般感冒自发生之日起，如果不经过治疗，大概需要一周时间便可自行痊愈。古人大概也观察到这一现象，总结出这样的规律。不少感染性疾病，未予处理，约六日便痊愈。《伤寒论》说："病有发热恶寒者，发于阳也；无热恶寒者，发于阴也。发于阳，七日愈；发于阴，六日愈。"所以，疾病在六七日之间，有自愈可能。一般人在这里纠缠发于阳，发于阴，其实《伤寒论》的意思主要是说，无论病发于阳，还是发于阴，其愈皆在六七日之间。思考其道理，大概人体这样的高级生物体，它在接触外来致病因素包括感染因素的打击而发病，到发生功能调整、免疫反应、生物恢复等反应，大概需要六日的时间。六日就是一经，这是一个生物反应周期。

伤寒发生以后，无论属于三阴三阳病证的任何一种病证，医学可以用六日（一经）的周期来认识和判断其过程。如果发生传变，那么新的病证往往也需要一经的时间痊愈；而同上述的道理一样，新的病证在新的一经中的任何一天都有痊愈的可能，也有传变为他病的可能。明白了这个道理以后，我们再看《内经》言太阳病七日头痛少愈，阳明病八日身热少愈，少阳病九日耳聋微闻，就不会迷惑不解了。

《素问·热论篇》的那段文字是这样的："伤寒一日，巨阳受之，故头项痛，腰脊强。二日阳明受之。阳明主肉，其脉夹鼻络于目，故身热目痛而鼻干，不得卧。三日少阳受之。少阳主胆，其脉循胁络于耳，故胸胁痛而耳聋。……四日太阴受之。太阴脉布胃中络于咽，故腹满而咽干。五日少阴受之，少阴脉贯肾络于肺，系舌本，故口燥舌干而渴。六日厥阴受之。厥阴脉循阴器而络于肝，故烦满而囊缩。……其不两感于寒者，七日巨阳病衰，头痛少愈；八日阳明病衰，身热少愈；九日少阳病衰，耳聋微闻；十日太阴病衰，腹减如故，则思饮食。十一日少阴病衰，渴止不满，舌干已而嚏。十二日厥阴病衰，囊纵，少腹微下。大气皆去，病日已矣。"

举太阳病为例，起病之后，如果不传变，则在第七日，其病将减轻或痊愈。当然，在第二日至第六日的任何一天都可能减轻或痊愈。如果太阳病没有痊愈，而且于某日（举例说如在第五日）传阳明，阳明得病之后，从受病之日计算，至第七日阳明病也将减轻或痊愈。《热论》并没有疾病从厥阴复传太阳的意思。有一种观点认为，伤寒六日传经经尽属于"经内传"，不是"经间传"，如太阳病，疾病在太阳经本经之内传六日，六日经尽，不是从太阳逐经传至厥阴复传太阳。这是一种山穷水尽强寻理的解释，是没有依据的。其实传经的"传"字，既指病邪在脏腑经络间的传徙，也指三阴三阳病中任何一种病的延续。"传"也是继续、延续的意思。

三、三纲学说

三纲学说，即指明·方有执提出的"风伤卫，寒伤营，风寒两伤营卫"之说，注家对此众说纷纭，其影响在明清时代颇著，现虽多持以异议，但对此学说作以学术探讨，尚属必要。

（一）三纲学说的提出

三纲学说为明代万历年间新安方有执所撰《伤寒论条辨》中提出。方氏认为《伤寒论》"编始虽由于叔和，而源流已远，中间时异世殊，不无蠹残入弊"，其"简篇条册，颠倒错乱殊甚"。于是历 20 余年艰辛，对《伤寒论》加以移整改订，削伤寒例，对太阳篇大加改订，撰成《伤寒论条辨》，认为这样便恢复了仲景旧貌，故在《伤寒论条辨·跋》中曰："伤寒论者，仲景之遗书也，条辨者，正叔和故方位而条还之之谓也。"

方氏为何大改太阳病篇，以三纲分类论治呢？他认为："太阳一经，犹边疆也，风也，寒也，风寒俱有也，三病犹三寇，方其犯边之初，南北东西，随其所犯，御之当各明辨其方法，譬如陆之车马，水之舟船，有所宜，有所不宜，是故，桂枝麻黄，用之在各当其可，夫是谓之道也。"又曰："经为纲，变为目，六经皆然也，太阳一经，紧关有始病营卫之道二，所以风寒单合而为病三，三病之变证一百五十八，故分三病为三纪，以为各皆领其各该所有之众目，以统属于太阳。"由于风邪、寒邪、风寒之邪侵犯人体，导致卫病、营病、营卫俱病之不同，故认为太阳有三治。他说："叔和类集而编次之，各为一篇，独于太阳，分而为三，一一以辨，叔和已明之矣。自今观之，各篇之中，不合于辨者，历历可指也，而太阳三篇，尤溷溷然无辨于三也。似此编次，徒赖叔和之名存，岂复叔和之实在哉。"于是"改众本之殊同，反离异而订正……虽不足以合叔和之雅调，而宣仲景氏之遗音"。

故方氏在《条辨》中对太阳篇大加改订。"风则中卫，以卫中风而病者为上篇"，凡桂枝汤证及其变证一类的条文列于此篇，共 66 条，20 方；"寒则伤营，故以营伤于寒而病者为中篇"，凡麻黄汤证及有伤寒二字列于各条之首的条文归于此篇，共 57 条，32 方；"风寒俱有而中伤，则营卫皆受而俱病，故以营卫俱中伤风寒而病者为下篇"，凡青龙汤证及脉浮紧、伤寒脉浮诸条列于此篇，共 38 条，18 方。这样，方氏将太阳篇的条文，以桂枝、麻黄、青龙为三纲，各领其属，率分 3 篇，形成了鼎足而三的局面，此即确立了三纲鼎立学说。

（二）三纲学说的由来

三纲之说，虽言于方氏，但由来已久。

孙思邈在《千金翼方》卷九中云："今以方证同条，比类相附，须有检讨，仓卒易知，夫寻方之大意，不过三种，一则桂枝，二则麻黄，三则青龙，此之三方，凡疗伤寒不出之也。”

朱肱《类证活人书》中云：“大抵感外风者为伤风，感寒冷者，为伤寒，故风则伤卫，寒则伤营，桂枝主伤卫，麻黄主伤营，大青龙主营卫俱伤故也。”陈亦人认为：“风寒两伤营卫主以大青龙之说，始见于北宋·朱肱的《类证活人书》，陈陈相因，逐渐形成太阳病三纲鼎立之说。”

成无己引《易经》所言“水流湿，火就燥”之理，说明“卫为阳，荣为阴，风为阳，寒为阴，各从其类而伤也”。故有风则伤卫，寒则伤营，风寒两伤、营卫俱病之说。许叔微《伤寒百证歌》中有“一则桂枝二麻黄，三则青龙如鼎立”之言；在《伤寒发微论》中又云：“仲景论表证，一则桂枝，二则麻黄，三则青龙，桂枝治中风，麻黄治伤寒，青龙治中风见寒脉，伤寒见风脉。”故柯韵伯云许叔微所言“此方氏三大纲所由来”。陆九芝亦云：“三方鼎立，为三大纲是说也，许叔微、成无己言之于前，而其后方中行、喻嘉言、程郊倩又曲畅之。”

任应秋认为：“孙思邈重视麻、桂、青龙三方的见解，是否受王叔和‘风则伤卫，寒则伤营，营卫俱病，骨节烦疼’之说而来，尚待研究，而后世成无己、方中行、喻嘉言等的‘桂枝治中风，麻黄治伤寒，青龙治中风见寒脉，伤寒见风脉’三纲鼎立之说，实由孙思邈之影响，殆无疑义。”

万友生认为：“追究这个问题产生的根源，我认为似应从《伤寒论·辨脉法》第二十条说起，这条条文是：‘寸口脉浮而紧，浮则为风，紧则为寒，风则伤卫，寒则伤营，营卫俱病，骨节烦痛，当发其汗’。《脉经》指出：‘风伤阳，寒伤阴，卫为阳，营为阴，各从其类而伤也。’因此，成无己乃有风并于卫为荣弱卫强，寒并于营为营强卫弱，风寒两伤荣卫为营卫俱实之注，从而初露了桂枝汤治中风、麻黄汤治伤寒、大青龙汤治中风见寒脉或伤寒见风脉的端倪。方有执据此而明确地标立三大纲于所著《伤寒论条辨》太阳篇中。”

由此可见，三纲之说，虽言于方氏，其根源不只是许、成，乃可上溯至《千金翼方》《脉经》等晋唐时期之著作。

（三）三纲学说之争

方氏持《伤寒论》错简之论而立三纲之说，以为这样便可复仲景《伤寒论》旧貌，明清时期，此风大扇，和者竞起，而以张卿子为代表的维护旧论派则大加反对，从此引发了一场错简派与维护旧论派之争，对三纲说的赞同与反对，则是争论的重要焦点之一。

1. 赞同者

喻嘉言继方有执之后，大倡三纲鼎立之说，在其所撰《尚论篇》卷首便曰："方有执著伤寒论条辨，始先即削去叔和序例，大得尊经之旨……其余太阳三篇，改叔和之旧，以风寒之伤营卫者分属，卓识超越前人。"认为伤寒六经中，以太阳一经为大纲，而太阳一经，又以风伤卫，寒伤营，风寒两伤营卫为大纲，以三纲三法，分治三证，"用之得当，风寒立时解散"，又云："辅三法而行，正如八卦之有六十四卦，八阵之有六十四阵，分统乾坤震巽坎离艮兑，天地风云龙虎鸟蛇之下，始得井井不紊。仲景参五错综，以尽病之变态，其余桂枝麻黄青龙三法，夫复何疑。"对三纲之说，倍加尊奉。

继喻嘉言之后，赞同三纲说者，大有人在，如吴江张路玉的《伤寒缵论》及《绪论》，昌邑黄坤载的《伤寒悬解》，海盐吴仪络的《伤寒分经》，吴门周禹载的《伤寒论三注》，新安程郊倩的《伤寒论后条辨》，会稽章虚谷的《伤寒论本旨》，虞山钱虚白的《伤寒溯源集》等为其代表人物与著作。

陶广正认为三纲派重订伤寒论条文，引发了学术争鸣，促进了《伤寒论》的研究，"明辨三纲，执简驭繁，不失一种好的研究方法。对于增加《伤寒论》的科学性、条理性和系统性大有裨益。也为后人开启了研究《伤寒论》的途径。后世以方类证的学派正直接得力于此"。

2. 反对者

以张志聪、柯韵伯为代表的一些注家对三纲学说持以反对意见，他们列举大量条文，从病因病机、证候治法等多方面力辟三纲之论。

张志聪对风伤卫、寒伤营之说持以不同看法，他认为人体形层有次，风寒伤人，多由表及里，由浅入深，先卫后营，先气后血，故在《伤寒论集注》中云："须知风寒皆为外邪，先客皮毛，后入肌腠，留而不去，则入于经，留而不去，则入于腑，非必风伤卫而寒伤营也。"《伤寒论》中，中风伤寒相提并论者亦属不少，中风伤寒脉证，亦多有错综互见者，说明风寒每多相兼为病，难以截然分割。三纲派认为中风脉缓、伤寒脉紧，张氏则列举论中若干原文，说明脉紧者，非是太阳伤寒，脉缓者，亦非是太阳中风，但就脉的紧缓是难以作为风寒的鉴别标志的，故认为"不当拘执中风脉缓，伤寒脉紧"之说。三纲派认为伤寒恶寒，伤风恶风之论，张氏亦持以异议，他认为"寒为太阳之本气，风乃寒中动气。病太阳而皮毛凝敛则恶寒，病太阳而皮毛开发则恶风，恶寒恶风，随皮毛之凝敛开发而言。如风邪始入，毛窍未开，虽中风而亦恶寒；寒入于肌，邪伤腠理，虽伤寒而亦恶风，并非伤寒恶寒，中风恶风也"。张氏还以大量条文批驳桂枝治中风，麻黄治伤寒，大青龙治风寒两伤，营卫俱病之说，认为以三纲立三治，其背谬殊甚。

柯韵伯对三纲学说尤为反对，在所撰《伤寒来苏集》凡例中直辟三纲之说，指出："方、喻辈各为更定，《条辨》既中邪魔，《尚论》浸循陋习矣，大背仲景之旨。"自序中又云："……种种蛇足，羽翼青龙，曲成三纲鼎立之说，巧言簧簧，洋洋盈耳，此郑声所为乱雅乐也。夫仲景之道，至平至易，仲景之门，人人可入，而使之茅塞如此，令学者如夜行歧路，莫之指归，不课可悯耶？"故柯氏以证因类聚，方随附之为纲，重新编次《伤寒论》，认为这样"才不失仲景心法"。他认为不可谓脉紧必伤寒，脉缓必中风。在大青龙条注中云："夫中风脉浮紧，伤寒脉浮缓，是仲景互文见意处。言中风多缓，然亦有脉紧者；伤寒脉当紧，然亦有脉缓者。盖中风伤寒，各有浅深，或因人之强弱而异，或因地之高下，时之乖和而殊。症固不可拘，脉亦不可执。"对中风见寒脉，伤寒见风脉之谓，则认为是感受风寒之轻重不同，不可用营卫俱伤而论，并指出"仲景立方，因症而设，不专因脉而设"。他对桂枝主中风，麻黄主伤寒，大青龙主营卫俱病极为反对，认为"麻黄桂枝二汤，是发汗分浅深之法，不得以发汗独归麻黄，不得以解肌与发汗对讲"。风寒二证,"大法又在虚实上分浅深,并不在风寒上分营卫",中风、伤寒均有种种兼夹,故加减法亦种种不一,"大青龙汤是为表实兼内热烦躁而设",不是营卫俱病而立,故不用桂麻各半汤,而于麻黄汤中加石膏,为两解表里而设。批驳三纲之说"埋没仲景心法,又败坏仲景正法"。

陆懋修认为麻桂青龙三方作三纲,施治多误,曰三方之治为"其病由轻而重,其方亦由轻而重,乃三级也,非三纲也,乃三级之阶升,非三纲之鼎立也"。

对于辨脉法第二十条及风寒伤人不仅中卫亦可及营的观点,尤在泾、万友生、陈亦人均持以相同看法。万氏认为辨脉法第二十条,是属太阳表实麻黄汤证,之所以据此而立风伤卫,寒伤营,风寒两伤,营卫俱病之三纲说,其错误在于"割裂营卫"、"混淆风寒"是完全违背经文精神的。并认为"六淫各有其独立的特性,风和寒是不容混淆的;另一方面也要承认六淫是可以互相兼挟为病,风和寒并不是绝对孤立的"。陈氏亦认为营卫是相互联系的,卫较营浅,风寒之邪,既可伤卫,亦可及营,风寒营卫截然分开的说法是不切实际的,未免失于机械。对"风则伤卫,寒则伤营"认为是行文方便,非指风只伤卫,寒仅伤营,指出"仲景原是论述麻黄汤证的病机,后世附会为大青龙汤证,实属张冠李戴,不应当再墨守下去。这一问题,牵涉到中医病因学的特点,风寒不是单指外因,而是内外因的综合,是对正邪双方的病机概括"。

此外,如张卿子、张锡驹、陈修园、尤在泾、日·丹波元简,以及现代的冉雪峰、任应秋、赵恩俭等不少注家,对三纲学说均持以反对意见。

(四)结语

三纲学说自方氏提出,注家论说纷纭,褒贬不一。我们认为,此说以"风伤卫,寒伤营,风寒两伤营卫"立论,分治太阳,其理论上凿分风寒,割裂营卫,牵强附会,有悖仲景之意,与临床不相符合,以三纲统分太阳,不能概括太阳篇的复杂变化。对于中风、伤寒,当从证的角度去看待,陈氏认为"是内外因的综合,是对正邪双方的病机概括",实有见地,单从恶风恶寒,脉之紧缓,别其风寒较为片面。柯氏所言"仲景立方,因症而设,不专因脉而设"极为精辟。由于三纲说理论上的错误，现代多数注家已不从此说。但三纲学派对《伤寒论》重新编次、归类的方法，从伤寒学史来看，尚属创举之作。三纲学说的提出，首开《伤寒论》学术争鸣之肇端，由此而引发的尊经派与错简派之争，促进了《伤寒论》研究的深入与发展。后世以方类证、以法类证等诸多归类法的问世，就方法论言，也是受其影响的。正如赵恩俭所言，三纲学派虽然在原则上有缺点与错误，但此派学者以毕生精力从事《伤寒论》的研究与注解，有不少精辟的见解，仍值得我们尊重和学习。

四、热入血室

热入血室这一病名首见于张仲景之《伤寒论》，书中专门论述了本证的病因病机、证候表现、治疗原则和治禁。后世在此基础上进一步发展了对"热入血室"的认识，也从不同的角度进行了一些阐发。

（一）《伤寒论》"热入血室"条文

仲景论述了有关热入血室证的 3 种情况，分别如下。

一是经水适来热入血室证，见原文 143 条"妇人中风，发热恶寒，经水适来，得之七八日，热除而脉迟身凉，胸胁下满如结胸状，谵语者，此为热入血室也，当刺期门，随其实而取之"。原文 145 条"妇人伤寒发热，经水适来，昼日明了，暮则谵语，如见鬼状者，此为热入血室"。

二是经水适断热入血室证，见原文 144 条"妇人中风七八日，续得寒热，发作有时，经水适断者，此为热入血室，其血必结，故使如疟状，发作有时，小柴胡汤主之"。

三是阳明里热热入血室证，原文 216 条"阳明病，下血谵语者，此为热入血室，但头汗出，当刺期门，随其实而泻之，濈然汗出者愈"。

（二）血室的概念及定位

"血室"是什么?历代医家均有不同见解。

1. 冲为血室

王冰云："阴静海满而去血，谓冲脉盛血海满也，即是观之，冲是血室可以知矣。"成无已《伤寒明理论·热入血室第四十五》中云："人身之血室者，荣卫停留之所，经脉百会之处，即冲脉是也。"方有执云："血室，荣血停留之所，经脉集会之处，即冲脉，所谓血海是也。"程效倩等也认为"血室"即"冲脉"。张景岳《景岳全书》说："血室者，即冲任血海也，亦血分也。"倪少恒也认为血室即血海。

2. 肝为血室

唐容川《血证论》说："肝主藏血，下行胞中，是为血海。"柯韵伯在《伤寒来苏集·伤寒论注·阳明脉证上》中云："血室者，肝也，肝为藏血之脏，故称血室。"

3. 冲、肝二者皆是血室

沈金鳌曰："……主冲者，就其源头处言，主肝者，就其藏聚处言，血必有源而出，不有源则无故，血必聚处而藏，不有聚则散漫无所收，于此二处而为血之室，其旨同也。"

4. 胞宫为血室

陈修周《女科要旨》说："人身之血海，胞也。"指出胞宫就是血室。杨学分析了仲景著作中与血室有关的其他论述，如《金匮要略·妇人产后》篇："妇人少腹满如敦状，小便微难而不渴，生后者，此为水与血俱结在血室也，大黄甘遂汤主之。"敦为古代圆形容器，由条文可知此圆形状物即为血室，妇人产后少腹出现圆形块状物即是子宫。更为关键的即是《伤寒论》有关"热入血室"的论述统统复列入妇人杂病篇，更进一步说明本病为妇人而设，而子宫正是妇人所特有的脏器。故血室即为子宫，毋庸置疑。

5. 血室仅指经期胞宫

游尔斌认为"血室"仅指经期胞宫。其理由有四：从"血室"二字文义分析，血，指充血、出血状态；室，指空腔器官。女性经期符合上两点的器官，即是子宫。从原文分析，原文四条中，两条言"经水适来"，一条言"经水适断"，一条言"下血"，即热入血室与经水适来、适断有关，显然是指经期胞宫。从全书分析，全书言伤寒，中风条文甚多，而开头言"妇女"者，仅见热入血室条文，且关乎经水，因此说血室指经期"胞宫"。从《金匮要略》妇女病条文分析："妇女怀娠六七月…，子脏开故也……"子脏即子宫。"妇人之病……，胞门寒伤，……"胞门即子宫。以上可见，仲师对子宫的称谓是有区别的，妊娠期则称为子脏，平时则称为胞门，由此也可推证，仲师将血室作为经期子宫的专称，当无疑义。从以上分析可见，血室仅指经期胞宫，而非经期胞宫不可称为血室。

6. 血室关乎冲脉、肝、子宫三者

《伤寒论译释》（南京中医学院伤寒教研组编著）则认为："热入血室不是病变的部位，而是指病变的成因，疾病的来源与月经期间的子宫有关，但症状的产生就不局限于子宫，而影响整个机体，不过冲脉、肝、子宫三者的关系确为密切。"这就有了另外一种认识，即"血室"非指固定部位，而与冲脉、肝、子宫三者皆有关系。黄凯也认为"血室"应包括子宫，以及冲脉和肝脏。

沈仲贤在支持血室是与胞宫、冲任二脉、肝脏及所属的经脉直接相关的论点基础上，进一步探究了胞宫、冲任和肝脏之间的关系。分析如下：《灵枢·五音五味》"冲脉、任脉皆起于胞中"。《灵枢·经脉》指出"足厥阴之脉，环阴器抵小腹，属肝络胆布胸胁，连目系，与肝胆相表里"。同时冲脉在大趾间与足厥阴脉气相通，所以足厥阴经的太冲穴以太冲脉为别名。古人并用该处的脉搏来诊察冲脉脉气的盛衰，这充分说明胞宫、冲任与肝脏通过经络的联系构成了以胞宫为中心，与妇女经带胎产有直接关系的特殊生理系统。肝主疏泄，为藏血之脏，全

身各部分化生的血液，除营养周身而外，皆藏于肝，其余部分注之于冲任，满盈于胞宫而为月经，妇人妊娠之后，聚于血海，以养其胎，则月经闭止。既产之后，则上行而为乳汁，这种自然调节功能是肝的疏泄与藏血功能协同作用的结果，所以尤在泾《金匮要略心典》说："血室者，冲任之脉，肝实主之。"总之，血室对于妇女来说实质上是以胞宫为主体，包括冲任二脉，肝脏及其所属的经脉，与妇人经带胎产等生理现象直接相关的综合性功能概念，而不能把它看作是某一实质性的器官，只有这样概括才能符合客观实际。

7. 血室即血分

肖合聚则认为血室即血脉、血分，实质就是温病学卫气营血辨证里的"血分"。李桂英认为"血室"可以在不少情况下包括子宫，但不应单指子宫，也不能认为它没有部位。将"血室"视为"血分"（而主指女子），同时结合具体临床见症及"其血必结"来判断主要病位，比较妥当。但与肖氏不同的是，李氏认为这里的"血分"和温病中的卫气营血的"血"分是有差别的。

（三）热入血室的病因病机

1. 热入血室之因

杨学认为热入血室系因妇人中风，逢经水适来，外邪乘经水下行，血室空虚之际内陷血室。或热随血陷，血室之热扰及肝经，魂不守舍则谵语。因热波及肝经，治当刺期门泻肝热；或血因热结，血室未尽之血结而不行则经水忽止。热扰少阳，枢机不利则寒热往来，治以小柴胡汤，使血室之热枢转向外；或热迫血泄，虽热扰肝魂暮则谵语，但因经水不断，热随血泄，故有自愈之可能。

杨淑荣认为血室空虚、邪热乘虚而入为其主要发病原因，非经期亦可患此证。热入血室的形成，是由于妇人在患外感病期间（无论太阳伤寒还是太阳中风，或是阳明病），经水适来或适断，或有下血的情况下而出现。简而言之，也就是妇人前阴出血已毕，或正值出血之际，此时血室空虚，邪热乘虚陷入而得之。假若血室不虚，即使患了外感病，但因邪热无虚可乘，不得侵入；或虽有血室空虚，但并未出现热入血室证候表现者，也说明热邪尚未陷入，都不可断为热入血室证。诚如潘澄濂氏所述："《伤寒论》原文148条、150条为经水适来，149条为经水适断，但绝不因经水适来适断，即认为是热入血室。"可见，血室空虚和邪热乘虚而入，是热入血室的根本原因，二者缺一不可。

2. 热入血室之证

沈仲贤根据热入血室的临床表现将其分为以下4种证型。

（1）热郁少阳　本证初起，以发热为主。关于热入血室的热型，《伤寒论》说是"往来寒热，发作有时，如疟状"。临床常见定时发热，热多寒少，伴有口苦咽干，胸胁苦满目眩，心烦喜呕，不思饮食，舌红苔白或黄白相间，脉弦数。这些临床表现实质上是外感病中的少阳证，正如《金匮要略释义》所说："血室内属于肝，肝胆相表里，故见寒热如疟状之少阳证。"这时热邪初陷，居于表里之间，热邪欲入，正气不能外达以鼓邪外出，邪正相持；又少阳为枢，或表或里，极易传变。根据热者宜清，陷者宜举的治疗原则，仍宜和解少阳为法，《伤寒论》小柴胡汤为首选之方。徐彬说："其药仍用小柴胡者，盖血室之气肝实主之，肝与胆相表里，肝固受邪而病如疟，非他药所宜，故亦主和其半表半里，谓上焦气和而骤结之血将自行。"

（2）瘀热阻胞　经期感受外邪，经正行而骤然闭止，小腹胀痛，或经色紫黑有块，块下痛减。心胸烦满口干不欲饮，舌质红绛，脉沉弦而数。少数患者可见"昼日明了，暮则谵语，如见鬼状"的精神症状。此乃经期或产后感受温热之邪，离经之血与热相结，阻于胞宫，或患者素有瘀血宿痰，适值经行感受温邪致成湿热挟瘀之证。肝藏血，魂是肝脏的生气，人则魂归于肝，肝和则目能辨五色。今热入肝经血分，热扰神明魂不归肝则谵语，热伤肝血，肝气不和则辨不清事物的本来目而出现奇异幻觉，这种症情可通过清热消瘀而解，或热随血出而自愈。

（3）热伏冲任　主症为经血淋漓不断，或非经期而热邪迫血妄行则崩漏不止。血色深红，或紫而稠黏，伴腰腹胀痛，心烦口干不欲饮，面赤发热，小便黄，舌质红绛苔黄，脉滑数。此由热淫于内，伏于冲任，迫血妄行，甚则下血如崩，轻则淋漓不断，宜急治之，若失治可致精血耗伤，而成虚损之证。

（4）热郁肝经　此型以胸胁满痛为主症，《伤寒论》"胸胁满如结胸状"就是指此而言。胸胁为肝之分野，肝经循行之处，热入血室，血为热邪所迫入于肝经，聚于膻中，结于乳下，轻则胀满不舒，重则疼痛拒按。常伴有心情抑郁，心烦易怒，头昏目眩，口苦咽干，耳鸣耳聋，舌红而暗，脉象弦涩。在治疗方法上仲景主张刺肝之募穴期门以泻其实而清其热。

（四）热入血室之鉴别诊断

李桂英认为诊断"热入血室"要注意二点：其一，要抓住月经的变化而不死板对待，抓住主要见症与《伤寒论》条文所谈症状吻合。还要抓住病情变化，如条文 143 是热除脉迟身凉之后出现新的症状，疾病出现了变局；条文 144 是"续得寒热"，是出现了起病初期的类似症，这都是病情变化，应当详察。其二，是注意相同症状的鉴别：如"下血谵语"要与"太阳病不解，热结膀胱，其人如狂，血自下，下者愈……"相鉴别。同是"下血"，前者为"病之来"，后者为"病之去"，应当区分。

1. 热入血室与热入血分有别

有认为热入血室即为热入血分者。依据之一是血室即血脉，血室与血脉不分，则热入血室自然当属热入血分。依据之二是热入血室的发热恶寒，七八日热除而身凉，胸胁下满，昼日明了，暮则谵语，下血等是热入气分后又进入血分而致。殊不知"热入血分"是温病疾病发展中的一个阶段，由卫、气分而来，动血耗血，瘀血内阻，病情凶险危重，并以多部位多窍道失血、斑疹密布及舌质深绛为辨证要点，与热入血室相差甚远。后者因血室空虚外邪乘虚而陷，与血相结，其热在血分，是一个单独病证，与作为病理阶段的热入血分迥然有别。

2. 热入血室与蓄血证有别

杨学认为蓄血证与热入血室证在病位、发病机制、症状、治则等方面略有所同。从发病部位而言，两证同处下焦。蓄血证乃瘀热搏结于下焦脉络，即下焦回肠、膀胱等脏器之脉络，当然亦包括血室之脉络，而热入血室则仅限于胞宫。就病机而言，同为热陷与血相搏结，蓄血证病机的特点在于"瘀"，且多具体质因素，即下焦素有瘀血。热入血室有热随经陷、热迫血泄及血因热结等多种情况，且瘀滞一般较轻。就证候表现而言，均有神志异常，但蓄血证瘀热较重，故以心神狂乱之如狂发狂为特点。热入血室则表现为热扰肝魂而谵语，以昼日明了暮则谵语如见鬼状为特征。就治法方药而言，虽均须清热化瘀，蓄血重证以逐瘀为主，用药多以峻猛者如水蛭、虻虫类；热入血室则以清热凉血为主，辅以祛瘀，用药多以缓和者如牡丹皮、赤芍类。总之，热入血室较蓄血证病位局限，病情轻浅。另外热入血室为女子病，而蓄血证则男女均可发病，以此为辨。

3. 热入血室之谵语与阳明病谵语之别

对此清代医家叶香岩在其《外感温热病篇》中描述最当，"热陷血室之征，多谵语如狂之象，防是阳明胃家，当辨之。"其鉴别点有二：其一，谵语不同。阳明胃家谵语多因浊热上冲，扰乱心神而致。其邪在气分，多见高热卧床，神志模糊，甚则昏迷，危重时可见风动之征，如循衣摸床，撮空理线。或谵语或谵妄或郑声，言语错乱毫无条理，对外界反应差，如呼之不应，应答迟钝或失常。热扰血室谵语则是热扰肝魂，邪在血分，以昼止暮发如见鬼状为特征，谵语多为幻听幻视，精神较好，对外界反应尚可。且文中一"防"字，更可见孰轻孰重，孰缓孰急。其二，伴见症不同。以发热为例，阳明之热为"不恶寒反恶热"或日晡潮热；热入血室可因表热未解而发热恶寒，或邪扰少阳而寒热往来，或邪蕴于里而夜间潮热。

（五）热入血室的治疗

《伤寒论》中关于"热入血室"的治疗原则有三：①刺期门随其实而泻之；

②小柴胡汤主之；③无犯胃气及上二焦。在方药方面，只提了小柴胡汤，为什么可以用小柴胡？①条文 143 中可见，热入血室多发生在太阳病转变之后，易引起少阳见症；②主症有胸胁下满；③"热入血室"多发生在"血室空虚"，这与《伤寒论》中"血弱气尽则腠理开，邪气因入与正气相搏，结于胁下，正邪分争，往来寒热，休作有时，默默不欲饮食，脏府相连，其痛必下，邪高痛下，故使呕也，小柴胡汤主之"的病机有暗合之处。故常以小柴胡汤治"热入血室"。但必须注意，谨防死板的用小柴胡汤去治疗任何表现的"热入血室"，必须"随证治之"才不致胶柱鼓瑟。

后世医家也有不应用小柴胡汤治之者，有用涤痰法者、有用白虎汤、肾气丸者、有从"营分""血分"施治者……。所以治疗上既要注意常常有小柴胡汤适应证，又要勿执一方。总之，在中风伤寒病程中，要重视妇人月经的变化情况，以临床表现为依据，抓住"热入"和"血结"及虚实夹杂情况，注意小柴胡汤的加减应用，但不拘于应用小柴胡汤，而遵循随证治之原则可对"热入血室"的认识和治疗更为得心应手。

（六）讨论

1. 关于"热入"

李桂英认为"热入血室"既要注意"血室"这个部位，又要注意"热入"这个变化。"入"就是传（由表传里，由此传彼），但"热入"之后会引起错杂的病情，因而有不同表现。如表现少阳胆热、阳明燥热或其他，"热入"之后又易于带来一些如津伤气耗等后果，因此既要注意"热"的种种表现，又要注意"入"之后的各种变化，随证施治。另外"热入"与"血结"也有因果关系。

2. 对"血结"的认识

《伤寒论》指出"热入血室，其血必结"，明确强调了"血结"也寓有行瘀法的应用。但临床上，既要弄明是否血结及血结的程度部位，又要注意有些情况可用行瘀法，有些不一定能用行瘀法。柯韵伯指出："凡诊妇人，必问月事，经水适断于寒热时，是不当止而止也，必问其月事下而血室虚，热气乘虚而入，其余血之未下者，干结于内，故适断耳。"也有的医家指出"适来血不结，适断为血结"。说明月经不当断而断是血结于内，这点可做参考。至于部位，结于胸胁下满，结于小腹胀痛……，都要具体分析。但必须注意：从"热入血室"的发病情况及变化来看，病程中常有虚中夹实情况，治疗应予注意。

3. 男子有无热入血室证

是否男子亦有热入血室证？杨淑荣认为，历代医家对此有争议，究其原因，主要是片面理解原文 221 条所致。221 条原文"阳明病，下血谵语者，此为热入血室"中之"下血"，乃大便出血，是指男子而言。如成无己说："冲之得热，血必妄行，在男子则下血谵语，在女子则月事适来适断；皆以经气所虚，宫室不辟，邪得虚而入……"张隐庵在本条注中说："此言阳明下血谵语，无分男女，而为热入血室也。下血者，便血也，便血则血室内虚……"《医宗金鉴》还指出："妇人病伤寒，经水适至，则有热入血室之证……男子病伤寒，有下血谵语者，亦为热入血室也。"原文前三条，经水适来或适断为经水应时而致；本条"下血谵语"为阳明内热，迫血妄行，经水非时而下，热邪乘虚而入所致热入血室之证。由此观之，血室即胞宫，热入血室证，唯女子所独有，男子绝无此证的提法，是顺理成章的。

（七）结语

综上所述，《伤寒论》中"热入血室"证，为妇人所独有，其病变部位众说不一。病因病机为妇人在患外感病期间经水适来或适断（或经水非时而下，或产后等），血室空虚，邪热乘虚而入胞宫所致。在诊断上应注意该病的症状不一，不必悉具，凡具备上述病因病机又出现精神情志方面异常者，即可考虑为热入血室。在治疗上应当针对病情恰当选用方药，不必拘于小柴胡汤与刺期门之法。

五、蓄血部位

蓄血证是指邪热与瘀血互结的证候，其形成可因于太阳病邪不解，化热内传与瘀血互结或阳明邪热与瘀血互结。蓄血证一般分为太阳、阳明两大类，《伤寒论》中论述蓄血证的条文共有 6 条，分列于太阳、阳明两篇。如原文 106 条"太阳病不解，热结膀胱，其人如狂，血自下，下者愈。其外不解者，尚未可攻，当先解其外。外解已，但少腹急结者，乃可攻之，宜桃核承气汤。"124 条"太阳病六七日，表证仍在，脉微而沉，反不结胸，其人发狂者，以热在下焦，少腹当硬满，小便自利者，下血乃愈。所以然者，以太阳随经，瘀热在里故也。抵当汤主之。"（125 条及 126 条略）

历代医家对蓄血病机的认识比较一致，而争论的焦点，关键在于蓄血部位。主要有下列几种见解。

（一）血蓄膀胱

先贤对其部位有认为是热与血结在膀胱者，如成无己。成氏之立论主要源于106 条，从外邪"随经入腑"、"热结膀胱"角度阐述太阳蓄血证的证治。成无己认为："太阳，膀胱经也。太阳经邪热不解，随经入腑，为热结膀胱，……太阳多热，热在膀胱，必与血相搏，若血不为蓄，为热迫之则血自下，血下则热随血出而愈……"（《注解伤寒论》）

吴谦认为："太阳病不解，当传阳明，若不传阳明而邪热随经，瘀于膀胱荣分，……热与瘀血，下蓄膀胱，必少腹急结也。"（《医宗金鉴》）

今人也有人阐述血蓄膀胱之由：①仲景既言"热结膀胱"，就是他本来的实在意义。②桃核承气汤证条并非指出小便不利，这就意味着膀胱蓄血并非一定是"小便利"。仲景既未明言本条"小便利"，那就有可能是"小便不利"。《金匮》中抵当汤也"治男子膀胱急满有瘀血者"。膀胱急满势必有小便不利。③近年也有提出热结膀胱黏膜出血而小便尿血者，由上可知，血蓄膀胱的可能性，不能排除。况妇人产后血室结聚以及阴道血肿等，膀胱周围有瘀血，皆可致小便不利，不可以"小便不利者，为无血也"及"小便自利，血证谛也"之说印定眼目，即使膀胱蓄血也可见小便利，膀胱无蓄血而周围有瘀血也可见小便不利。所以，不能以小便利否判断膀胱是否有瘀血。

　　但是也有医家否定血蓄于膀胱的观点。王传红认为，血蓄膀胱之说，有三点疑问：①膀胱主藏津液，气化而能出，膀胱一旦发生病变，势必气化不行，则见不利，甚至癃闭或尿频，甚至失禁，若血与邪热结于膀胱，则膀胱瘀塞，而气化势必受阻，但仲景却反复强调"小便自利"，可知膀胱无病，血热并非蓄血于膀胱。②膀胱为下焦之清道，其蒸腾之气由气化而入，气化而出，未必能藏蓄血。③太阳蓄血之治，服药后仲景所言"下血"，是血自大便而出，临床所见也无自小便而出者，若果从小便出，则不会以桃核承气及抵挡通其大便，若血蓄膀胱，药后何不见其尿血乎？可见血并非蓄于膀胱。李国鼎指出：仲景虽有"膀胱"、"下焦"、"在里"、"少腹"的明文，但数者同一意义，且不可以"膀胱印定眼目"。江叔安认为从《伤寒论》原文来看"热结膀胱"是导致蓄血证的辨证要点，并没说蓄血部位就在膀胱。若从膀胱生理、病理来看，血蓄膀胱，仍小便自利，于理不能，也不符临床实际。从治疗用药来看，用药后血自大便而下，不从小便而出，正说明血并非蓄在膀胱。

（二）血蓄回肠

　　有认为热在下焦，血受煎迫，溢入回肠者，如钱天来则否定了"血蓄膀胱"的看法，着重于对 124 条原文的阐发，认为太阳蓄血证的部位在"回肠"。钱氏认为："血蓄膀胱之说，恐尤为不经。愚谓仲景之意，盖以太阳在经之表邪未解，故热邪随经，内入于府，而瘀热结于膀胱，则热在下焦，血受煎迫，故溢入回肠，其所不能自下者，蓄积于少腹而急结也……"（《伤寒溯源集》）

　　孙大兴也认为蓄血之位置，当以钱氏回肠说较为妥切。①蓄血是三阳病，在下焦，故可排除肝、肾的可能性。②探求蓄血病位应从原文分析、治疗方药及疗效入手。从蓄血的治疗、方药及疗效看，其治法是攻下，其方药硝黄伍以祛瘀之药，其药效是大便微利或下血，若血不是蓄在肠道而是蓄在膀胱、血室中，那么攻下其结血，为什么不从前攻而从后攻，为什么要用通利肠道之药，使血从大肠浊道而出呢？从历代医家验案看，蓄血证服药后，其瘀血皆自大便而出，这不仅证实了桃核承气、抵挡等方所攻者确系肠道瘀血，同时也说明伤寒蓄血确为肠道蓄血。从蓄血证候分析，蓄血证强调小便自利，可知病不在小肠及膀胱，因小肠泌别清浊，膀胱气化出入，皆与小便有关，小便自利则二腑无病，是病在大肠。"热结膀胱"中，膀胱是"下焦"的代用语，并非真指膀胱。由此可见，太阳蓄血病位以大肠为妥。而阳明篇蓄血证，系阳明瘀热证，故其成因，应是太阳之邪随经入阳明。《伤寒论》蓄血，皆乃阳明病变，然据其病因之不同，太阳篇蓄血可称为"太阳阳明蓄血证"，阳明篇蓄血可称为"正阳阳明蓄血证"。

但也有人否定血蓄于大肠。对于血蓄大肠持否定态度者认为：①太阳蓄血乃太阳经证不解，外邪化热循经入里，与血热搏结下焦而成。然而大肠乃阳明之经，如在大肠，焉有"太阳随经，瘀热在里"之说。②太阳腑证有二，或为蓄水，或为蓄血，太阳蓄水在膀胱，何以蓄血反在大肠。关于阳明大肠蓄血与太阳蓄血，其证候各异，机制有殊，不能混为一谈。

（三）血蓄小肠

持血蓄小肠说者，则有如下理由：①太阳蓄血乃邪热随经入腑，其不结膀胱，必结小肠。②小肠与心互为表里，其经络相互络属，邪入小肠血分，瘀热互结，热必阻碍心神，故患者如狂或发狂。③小肠位于下焦，瘀热搏结，故见少腹硬满，又因邪热在小肠血分，而膀胱气化无所阻，故小便自利，因其瘀热搏结，留滞不行，故无尿血。④小肠下接大肠，太阳蓄血服抵当汤或桃核承气汤后，瘀血从其药力下走大肠，自魄门而出，如是则瘀血去，邪热除，诸证平息，可见太阳蓄血是在小肠。

（四）血蓄冲任及血室胞宫

有认为血蓄在冲、任之血分者，如宦海之。有认为不在膀胱，乃在血室中者，如唐容川《伤寒论浅注补正》认为："今从本经而入于本府，名为热结膀胱。膀胱在少腹之间，血海居膀胱之外。……无形之邪热结而为有形之蓄血，乃可攻之，宜桃核承气汤方（卷一太阳篇中）。""太阳病六日已过至七日，此证以热在下焦，少腹当硬满，然小便与血皆居少腹，……太阳之表热随经而瘀热在少腹之里故也。以抵当汤主之（卷一太阳篇下）。"有认为血蓄于胞宫者，如张锡纯等。

（五）血蓄下焦，非为一处

有认为血蓄在下焦或少腹，如柯韵伯。有人提出太阳蓄血可在膀胱，可在血室，可在大肠，因此，不可非求于某一实质器官。膀胱、血室、大肠均乃下焦之腑。膀胱者，胞（盆腔）之室也，且膀胱与血室相邻，直肠又在血室之后。由此观之，太阳蓄血在下焦较为妥帖。

还有人认为，对于蓄血于何处的探讨，要寻源溯流。仲景明文指出桃核承气汤证血蓄膀胱，抵当汤证血蓄下焦，前者范围小，后者范围大，除膀胱外，尚有小肠、胞宫等，"小便自利"者，已不在膀胱而在下焦，当然膀胱并非完全不受影响。大阳蓄血分"膀胱蓄血"和"下焦蓄血"，即为其源，而且太阳蓄血和蓄水是两项独立的病证，又是彼此联系，相互影响的。

（六）结语

综前所述，对于蓄血部位，争论颇多。其病位，有云在大肠者，有云在膀胱者，有云在小肠者，有云在血室者，有云在冲任者，有云在胞宫者，有云在下焦及少腹者，有云轻者在膀胱，重者则包括膀胱在内的下焦，也有云不必求其血蓄何器官，见有蓄血之证者便用去瘀之药即可。

六、少阳病次序

在少阳病中，争论问题颇多，其中最主要者是有关少阳在六经中的位置问题，择其要者综述如下。

（一）少阳位于阳明之后，三阴之前

《素问·热论》在论述六经分证时指出："一日巨阳受之，……二日阳明受

之，……三日少阳受之，……四日太阴受之，……五日少阴受之，……六日厥阴受之。"此即古今医家研究《伤寒论》六经排列顺序的主要依据，其理论根据是：张仲景所著《伤寒论》是在继承《素问·热论》等的理论基础上，并结合自己的临床经验，创造性地继承和发展了《素问·热论》的思想。因此，《伤寒论》六经排列顺序是遵照《素问·热论》六经排列顺序的。故而，少阳位于阳明之后，三阴之前。

但亦有认为张仲景六经之序不是守《素问·热论》之旨的，如张从正《伤寒心境》中认为是起源于《素问·阴阳离合论》的，太阳根起于至阴，名曰阳中之太阳；阳明根起于厉兑，名曰阳中之阳明；少阳根起于窍阴，名曰阳中之少阳；太阴根起于隐白，名曰阴中之太阴；少阴根起于涌泉，名曰阴中之少阴；厥阴根起于大敦，名曰阴中之厥阴，其次序正与此合。

林绍志根据《素问·阴阳离合论》中在外者为阳、在内者为阴的基本理论知识，认为六经由表入里，也无疑是由阳盛到阴盛的排列顺序，即三阳太阳→二阳阳明→一阳少阳→一阴厥阴→二阴少阴→三阴太阴，这就是六经的排列顺序。《伤寒论》中往来寒热与厥热胜复的形成机制相似，都是由于少阳和厥阴同处于阴阳交界这一特殊位置造成的，他说："这一临床现象确切证明了少阳与厥阴的相邻关系，……少阴为二阴，其阴气较厥阴为盛，但尚未至'至阴'，……太阴为'至阴'所含阴气最盛，故太阴病一般表现为脾胃虚寒之纯阴证。"从而谈到：在临床中，并非所有的病邪都是由表入里的，也并非所有的病情都是由阳盛到阴盛的，对此要有客观的认识，才能深得张仲景立论本义。

上述三种认识虽不尽一致，但都认为《伤寒论》的六经理论是在《内经》的六经理论基础上发展起来的，是对《内经》六经理论的继承，在《内经》中，少阳的位置是在阳明之后、太阴之前的，故《伤寒论》少阳亦应在阳明之后、三阴之前。

还有人认为《伤寒论》六经的排列次序，是依照五行学说而列的，如庞安时《伤寒总病论》说："阳主生，故足太阳水传足阳明土，足阳明土传足少阳木，为微邪。阴主杀，故少阳木传足太阴土，土传足少阴水，水传足厥阴木，为贼邪。"

从《伤寒论》的内容安排和一些条文来看，少阳亦是在阳明之后的，如"辨少阳病脉证并治第九"是排在"辨阳明病脉证并治第八"之后的。少阳位于阳明之后，但并不排除太阳之邪可传至少阳，因为《伤寒论》的传经既有循经传，又有越经传，不按次第者，故不可以太阳可传少阳，从而否定少阳的位置在阳明之后。从少阳病主证"往来寒热"的病机来看，为正邪相争，出于阳则热，入于阴则寒，邪气出入于阴、阳之间，而致往来寒热，可知少阳在阳明之后，三阴之前。

（二）少阳介于太阳、阳明之间

《素问·阴阳离合论》有"太阳为开，阳明为阖，少阳为枢"的论述。根据开、阖、枢之间的关系，一般认为：太阳之开在少阳之枢之前，阳明之阖在少阳之枢之后，少阳之枢自然而然地就在太阳、阳明之间。

丹波元简《伤寒论述义》说："自太阳而少阳，……少阴之寒极，为厥阴之燥热。……盖少阳病，张仲景以为半表半里之目，而其证与治，既拈于太阳篇，纤悉无遗，唯其名，则取之《内经》，是以更摘其概。……先之于阳明者，在使人易知传变之叙已。"丹波元简在《伤寒论述义》中将少阳列在太阳之后，然后是阳明、太阴、少阴、厥阴排列。可见其原因主要是从传变角度立论的，主张太阳传少阳，然后传阳明，可他又说："自太阳，而少阳。……又有太阳直传阳明者，……则有太阳变太阴者，有太阳变少阴者。"可见将少阳列在太阳之后、阳明之前，并无多大临床实际意义。

另外，陆九芝、山田正珍、陆渊雷、阎德润等皆认为少阳是居于阳明之前的。近人持此说者颇多，其理由归纳起来有如下几条：

①六经的证候和经络的循行基本一致，因此，从经络上看，少阳的循经是在太阳与阳明之间的。

②《素问·阴阳离合论》称少阳为三阳之枢，少阴为三阴之枢，枢应居开、阖之间，且少阴即居于太阴与厥阴之间，何独少阳不在三阳的开与阖之间而在阳

明之后呢？

③太阳病篇有关少阳病的条文甚多，而少阳篇很少，这是因为伤寒六经与《内经》不同，是太阳先传少阳，但仲景格于古训，不敢更改《内经》六经顺序，故将少阳病内容放在太阳篇中先论述之。

④从少阳病主证"往来寒热"的病机来看，少阳亦应在太阳与阳明之间，因为邪侵少阳，出于表在太阳则寒，入于里在阳明则热。今邪在半表半里，故见往来寒热。

⑤太阳为表，阳明为里，少阳为半表半里，为医家所公认，伤寒病势发展由表渐次入里，各家并无争议，那么，依病位及病势而言，少阳当在太阳表之后，阳明之前。

⑥从第 97 条"服柴胡汤已，渴者，属阳明"及第 265 条"发汗后谵语者，此属胃"，第 266 条太阳病不解转入少阳，可以明显看出，病在少阳不愈而转阳明，太阳病不解可传少阳，阳明病由少阳伤津变为少阳阳明之证，显见少阳在太阳与阳明之间。

尚有人从时空的相对位置，传变的一般次第，先表后里治则及病理机转分析，认为少阳应居太阳与阳明之中，少阳的半表半里是相对于太阳之表和阳明之里而言的。

现在《伤寒论》并非原貌，仲景原书散失，为后人编纂而成，所以不能局限于现存《伤寒论》的编次而定少阳的位置。仲景在六经编排上，沿用《素问·热论》的顺序，而在外感热病的症状、受邪部位、传变特点上又与《素问·热论》六经大异，所以，这个编排位置与六经病理位置不完全是一回事。

（三）少阳、阳明二者平行

少阳与太阳、阳明近似于平行关系，偏表则多兼太阳病，偏里则多兼阳明病，据开、阖、枢理论，太阳既可转属于阳明，又可转属少阳；少阳既可转属阳明，又可转属太阳。从《伤寒论》具体内容看，太阳病可传阳明，少阳病亦可传到阳明，因此，三阳的顺序不是线的排列，而是面的排列，太阳在前，而少阳、阳明紧继太阳之后，成三点关联，而少阳又具备着转枢开阖的作用，持此说的依据主要是开、阖、枢理论及三阳病证。

有人根据《伤寒论》中所载病证，认为少阳之位，平行于阳明经，而在阳明腑证之前，即太阳病传少阳者多，而少阳传入阳明之腑，并非阳明之经。

（四）原无六经，此论无义

高学山《伤寒辨似》曰："张仲景《伤寒论》原书必不从六经命篇，当只是零金碎玉，挨次论去耳，分从六经者，其王叔和之臆见，盖病虽不能逃六经，而六经亦何能限病哉？既从六经分篇，则一病而界于两经之间，及一条而有二三经之变证者，将何所收受乎？且不必逐条冠之曰太阳病，阳明病等之字样矣。"

有人认为太阳病、阳明病、少阳病、太阴病、少阴病、厥阴病是仲景用以区别外感热病的六种不同类型，在每类疾病中，都包括了许多脏腑经络的病变，而并不限局于某一经脉的病变。而且，三阴三阳六病的发生和转变是由病邪的质量、体质的从化、治疗的恰当与否这三个因素决定的，其病情既可由阳转阴，又可由阴转阳，既可由实转虚，又可由虚转实，时刻处在动态的演变中，而绝不是按照哪种固定的传经次序及日期进行变化的。从疾病发生、发展、演变过程中来看六经排列顺序，并没有必然的内在的相关联系，从疾病的传变来分析，结合临床实际也没有明显的固定关系，疾病的传变，主要是因有何脏腑之失调，邪即易传入何脏腑。因而少阳病也就不存在是位于太阳、阳明之间，还是位于阳明、太阴之间的问题，争论下去也不会有什么结果。

（五）结语

研究张仲景之六经，重在研究六经所论病理、病证，探明辨证论治之方法及实质。少阳之位从所居病位讲，在太阳、阳明之间，从传经顺序则少阳在阳明之后，三阴之前，其气传顺序是三、二、一，即太阳、阳明、少阳，而其病传顺序则是三、一、二，即太阳、少阳、阳明。

纵览张仲景六经次序，是论病以明辨证立法的一种排列方法，学者应知其要不在于六经之定序，而在临证之活用。若于学时能前后联系，互为补益，则既得仲景之心，又明《内经》之意，以彰《伤寒论》辨证论治理论，并指导临床，才能使仲景"虽未能尽愈诸病，庶可以见病知源，若能寻余所集，思过半矣"之宏愿变为现实。

七、厥阴病的实质

关于《伤寒论》中之厥阴病，历来是医界长期有争议的一个问题。其争议的焦点，实际上已关系到此篇的学术价值，甚至存废问题。因之，潜心研究、探索厥阴病者，代不乏人。然见仁见智，莫衷一是，终成"千古之疑案"。对于厥阴病的实质，争议颇多，或言为热，或言为寒，或言为虚，或言为实，或言为寒热错杂，或言为虚实兼见，或言为外感病的终末阶段，病极沉重，或言为阴尽阳生，病情由此而有转机，真可谓众说纷纭。

（一）主热说

如柯韵伯云："太阴厥阴，皆以里证为提纲，太阴主寒，厥阴主热。太阴为阴中之阴，厥阴为阴中之阳。" 又如陆九芝云："厥阴之上，风气主之，中见少阳化火，故有热；人身元阳到此亦化阳邪，退伏于内，不能充达于外，故有厥。此其热，固是热；而其厥，则更是热，非当其热时则为热，而当其厥时即为寒也……"又："厥者何，热是也。先厥者，后必热，厥深者热亦深，厥微者热亦微。"

1. 热厥

方氏认为，厥阴病的本质是热厥。阴阳转化的规律是从阳入阴，由阴出阳。厥阴为两阴交尽，阴尽而阳生，所以说厥阴病的本质不是阴寒。其根据是厥阴篇本身的定义，原文 335 条："伤寒一二日至四五日，厥者，必发热；前热者，后必厥。厥深者热亦深，厥微者热亦微。厥应下之。"从治疗来看，厥阴篇处方 16个，解表、清热、攻下、催吐占 9 个，余为温中及寒热并用方。而厥阴病篇中的几条寒厥，一是厥阴经表之寒，如当归四逆汤及吴茱萸汤证；一是热厥转化而成的寒厥，所以需温中回阳的四逆辈，作为鉴别诊断而列入篇中。

万氏也认为，主要应从热厥证来进一步认识厥阴病，只有认清热厥，才能认清厥阴病的真面目。厥阴者，手厥阴心包，足厥阴肝。厥阴之上，风气主之。阳明病热到极点，热极生风，很容易涉及厥阴，亦即温病学说"热入心包"和"热动肝风"之证。肝肾同源，病到少阴，也到了极点，亦易涉及厥阴，亦即所谓"阴虚风动"之证。热厥由阳明而来，即仲景"厥应下之"之例。

时氏认为厥阴病本质是热厥，但不否认厥阴病有寒厥，尤其强调热厥可以向寒厥转化。认为厥阴病是急性热病的危重生死关，非死即生。在危重生死关头，如果抢救及时，扭转病情，生机在望。阳明腑实出现肢厥，理所当然应划归厥阴热厥的范围，不宜再看作是阳明病。少阴的手足寒与厥阴的寒厥也应如此来看。厥阴病的定位，不能单纯定在手厥阴心包与足厥阴肝，因为急性热病要从动态的变化来分析病情，如从传经而来，多经过少阴阶段，其病位理所当然也包含了心与肾。如是热厥，邪热耗竭肾阴，热极生风，阴虚亦可动风，热入心包而神昏谵妄。如是寒厥，或者阴寒盛而肾阳衰微，或是阳亡而阴寒内生，皆可舌謇囊缩，神糊不清，语声迟重，或见四肢拘急。热厥转化寒厥的过程中，必然要表现为寒热夹杂，热是原来的邪热，而非阳气盛，寒是阳气退，而非原来的假寒，即由原来的真热假寒转变为真热真寒。热厥转化为寒厥的过程中，则有寒热胜复，寒代表了阳气退，热代表了阳气恢复。在正邪斗争中，正气是指阳气，邪气是指真寒。正气胜邪，则手足转暖，但真热仍在；正不胜邪，则肢厥加重，仍为真热真寒。并认为热厥类似于高动力型暖休克，寒厥类似于低动力型冷休克。休克由高动力型转化为低动力型，则类似热厥转化为寒厥。认为厥阴病厥、热、利、呕，颇似"中毒型菌痢""感染性休克"，出现高热神昏、痉厥瘛疭等症状，符合"热深厥深"病机。此证热毒甚重，重点在阳明热极，上冲心包，下动肝风。

2. 热证

李氏认为，厥阴病的实质为热证，以热、厥为主症，以清下为大法。厥阴肝禀风木而寄相火，上接心火为母子相应，此乃厥阴病以热化为主的脏腑病理基础。邪入厥阴，肝木从风化火，肝阳上亢而成风火；或心包火邪上炎而为热；或"中见少阳化火"而为热。诚如万密斋云："火生于木，木生于风，风火原来是一宗。"且厥阴本阳而标阴，中见少阳，标本异气，其气化不从标本而从乎中气，中气乃少阳火气，火热伤阴，动风耗血，从而出现"热深厥深"之证。且六气皆从火化，邪入厥阴也多从火化。"热深"可以说是厥阴病的本质。热者，热证也；深者，盛也，剧也。"热深"常见于外感病的危重阶段，而厥阴病正是处于外感病的最后阶段和危重阶段。其主症除仲景所述的热、厥、躁烦、吐哕利外，尚应包括昏痉一症。治法有泄热攻下、熄风开窍、回阳救逆之别。

3. 虚热

张氏认为，厥阴病的本质是热化伤阴的虚热。外感病发展的基本规律，不外为寒化亡阳，或者热化伤阴。《伤寒论》对于寒化亡阳的辨治，至少阴篇已经阐发殆尽，其证以四逆厥冷、脉微为主；其治则以四逆辈诸方为主。而对于热化伤阴的辨治，却止于阴虚火旺的黄连阿胶鸡子黄汤证，而厥阴病的证候恰恰反映了外感热病后期阴虚阳亢的临床特征。所以阴伤的进一步发展，仲景把它归为厥阴病范围。厥阴之热，纯属阴虚之热，因为阴经不可能发生实热，热病后期之热，以阴虚居多。

4. 热闭阴劫

刘氏认为，厥阴为风木之脏，体阴而用阳，主疏泄而枢转阳气，寒邪凝敛收引，内犯厥阴，最易凝闭，致厥阴疏泄不畅，转枢不利。气机郁滞，阳气不得外枢，闭郁于内则易于化热化火，首先形成了内热郁闭的病理特点。阳气闭郁于内，不能枢转外达，四肢无阳以温则厥冷，进一步形成了内热外厥的病理特点。厥阴内藏营血，邪热内闭而炽，势必灼伤营阴，耗竭阴血。其热邪闭郁越重，耗灼营阴就越甚，最终将造成"热极劫阴，阴液竭绝"的病理特点，《内经》称厥阴为"一阴至绝""阴之绝阴"意即在此。因此厥阴病的实质应该是"邪热闭郁，热极阴劫"，其临床变化及预后转归，也就完全取决于内郁之邪热外枢的转机和营阴耗竭的程度。并进而论及厥阴病提纲（326 条）为热闭竭阴，非上热下寒。枢机畅利，内闭阳热外散，则由厥变为发热；转枢不利，热邪再闭，又成厥逆，此即厥热胜复。厥阴下利是邪热闭郁下迫所致，其他厥证皆为鉴别而设。

（二）主寒说

1. 阴寒之极

如程效倩云："厥阴者，两极交尽，阴之极也。极则逆，逆固厥。"认为厥阴病是两阴交尽，为阴之极。因此，认为厥阴病的实质是寒极。

王氏认为，厥阴病是一种阴寒暴急性的疾病，由于阴寒暴急，气血不外达，反而由下上冲迫于心胸，而呈消渴，气上撞心，心中疼热等上热证，心胸部虽呈热象，而全身和中下部（胃肠）则呈真寒证而饥不欲食，食则吐蛔。上迫以后，气血仍不能外达，则反下行而为下利，因此厥阴病以得微发热、汗出，脉浮数而渴等脉证，为阳回正复欲愈之佳兆，而在 326 条、333 条戒人不可用下法及不可用黄芩汤以彻其热。由此可见，厥阴为寒证是非常明确的。

厥阴病篇归结起来，有四种证候类型，即"上热下寒""厥热胜复""厥深热深""厥微热微"。前两类证候是厥阴病阴寒厥逆的正证，后两类证候，"厥深热深"是阳明病，因热结于内，阻碍气血流通，而外呈厥逆假象，当用白虎、承气以清热、攻下。"厥微热微"是热邪结于胸胁半表半里，用小柴胡汤、四逆散和解少阳。此四种证候都是因内热而致厥逆，即所谓热厥，因外现厥逆证，易与厥阴病寒厥混淆，故列于厥阴篇以资鉴别，其实是阳明病与少阳病。

2. 阴盛阳衰

范氏认为，《伤寒论》从寒立论，六经以三阴三阳取名，反映了阳气渐消，阴气渐长。厥阴是六经中最后一经，是正邪斗争的最后阶段，其少阴病的进一步恶化，阳气虚减和阴寒内盛的程度达到了极点，是阴证之极，至深且危。厥阴篇

55 条，言厥者共 30 条，其寒厥独占 30 条，占主导地位，堪为厥阴之本病。326 条和 338 条乌梅丸证，皆不能充当"阴证之极、至深且危"的厥阴本病。厥阴病决不限于肝经一隅，而必然包括脾肾两脏的病理变化，其本病寒厥，比少阴寒厥来说确是有增无减。厥阴篇蛔虫窜扰、水停心下、痰食内阻、里热阳郁致厥诸证，属类证鉴别，不属厥阴本病。寒邪伤阳、正阳递减的病理变化，贯穿于六经病的始终，厥阴为六经病之终末，其病理本质为阴盛寒凝，正阳衰惫。故而急救回阳，破阴逐寒的四逆汤、通脉四逆汤诸剂，实系厥阴病之主方。

3. 阳虚内寒

熊氏认为，厥阴病的本质是虚寒，其主要表现是寒厥。"伤寒为法，法在救阳；温热为法，法在救阴"，《伤寒论》所讨论的病因主要是寒邪。邪在三阳而直传为厥阴病者，不外犯误汗、误吐、误下之忌，以伤正亡阳或伤津致阳衰。邪在太阴、少阴，若再误治或自转甚，更可致阳衰日甚而成厥阴病。厥阴病主要在太阴或少阴的基础上转入，或阳气素虚直中而来。全篇 55 条，言厥者 30 条，寒厥19 条，故厥阴病确是正气虚弱之极。

（三）主寒热错杂说

1. 阴阳混淆

如《医宗金鉴》所说："厥阴者，阴尽阳生之藏。与少阳为表里者也。故其为病，阴阳错杂，寒热混淆，邪至其经，从化各异。"认为阴阳是互为消长，互为进退的，两阴交尽之际，就是一阳初生之时。所以说厥阴病是阴尽阳生，阳气来复。复气太过则热，复气不及则寒，故厥阴病的表现为寒热错杂，阴阳胜复。

刘氏等认为，厥阴病是阴阳混淆，寒热错杂证。厥阴之热是来自肝胆的风木相火上冲，厥阴之寒则由于脾胃的阳衰和阴寒不化，肝胆热而脾胃寒，是厥阴为病的特点。阴阳混淆、寒热错杂之证存在于同一人体之中，阴阳之间必然发生消长变化，于是就出现了厥与热的胜复，厥是真寒，热是真热，不存在真假戴格问题。在阴阳混淆、阴阳消长的过程中又产生了阴阳顺逆、阳复阴退为顺，阴极阳亡为逆；阴阳平衡为顺，阴阳离绝为逆；阴阳相接为顺，阴阳气不相接为逆。凡阴阳气不相顺接者，则手足必然发生厥逆，热厥与寒厥皆是阴阳气不相顺接所致。另外厥阴病还涉及气血不调的问题。总之，阴阳错杂、阴阳消长、阴阳顺逆等变化，是阴阳矛盾运动中的几个不同的表现形式，没有超出阴阳学说之外，这就是厥阴病的根本。

2. 上热下寒

陈氏认为，厥阴病的性质，既不同于少阴病寒化的心肾阳虚证，又不同于太阴病的脾虚寒证，而是上热下寒的寒热错杂证。此外亦有寒证、热证，尤多厥热胜复证。并认为厥阴病篇关于厥阴病理论的内容不完整，存在较大缺陷。就外感病来说，既没有邪闭心包证，也没有肝风内动证；就杂病来说，既无肝阳上扰证，也无肝气郁结证。

3. 寒热虚实互变

费氏认为，《素问·至真要大论》所说："厥阴何也？岐伯曰：两阴交尽也。"交尽是交极的意思。极则变，阴尽阳生，阳生阴长。厥阴是阴阳互变的所在，也是阴阳互根的原始，是阴阳调节的中心。《汉书·律历志》云："万物始生，蝡然。"蝡通蚓，蝡然即蚯蚓在地中蠕动之状，这表示寅时之阳已经萌动。而寅时乃厥阴所主，同少阳之卯只差一个时辰，所以不可理解为厥阴纯阴无阳，而只有到少阳才有阳气初生。诚如张锡纯说，元气亦即阳气，"根基于肾，而萌芽于肝也"，从厥阴到少阳是阳气出生的全过程。例 326 条为提纲，目的在于说明厥阴病的本质是寒热虚实互变而错综复杂。至于厥与下利等，只是反应寒热虚实互变的两种表现，非是本质。

4. 上热、中虚、下寒

何氏认为，厥阴病系在少阴病阴阳两虚，尤其是在阴虚比较突出的情况下转属的，由于肾阴不足，肝失滋养，所以出现消渴、气上撞心，心中疼热等肝火上逆的上热症状，胃气虚弱兼之肝火内扰，又出现饥不欲食，呕吐的中虚症状。其时少阴脾肾虚寒之厥利乃继续存在，于是乃成为上热、中虚、下寒，寒热错杂。寒热错杂，虚实相因，是在厥阴病正邪争持阶段的病机。肝失疏泄，胃虚不化，食滞于中，又兼胃肠寒热不调，适合蛔虫寄生，所以吐蛔为厥阴病的特点之一。阴阳胜复、厥热往来是正邪相争阶段出现的病理机转。胃气将复，厥阴内寄之相火又能发挥其布阳化阴的功能时，则正能胜邪，出现身热而厥利俱止。如胃气不能支持，阴寒复盛，则又重见厥利。身热是阳气复，厥利是阴寒盛。正邪相争、互有胜负，故有厥热往复。肢厥是厥阴病主要症状，呕吐哕利是肝病所致的肠胃病，皆有寒热虚实之辨。

（四）主虚说

1. 阴阳两虚之重

陈氏认为，厥阴病，从易理阴阳消长来看，当属于阴极生阳的阶段。疾病从太阳（三阳）开始，病至阳明（二阳），已少一个阳的量变；病至少阳（一阳），又少一个阳的量变；病至太阴（三阴），此时阳气已衰而阴气也损；病至少阴（二阴），此时阴气又少一个量；病至厥阴（一阴），这时不仅阳气衰弱，而且阴气也弱了。因此厥阴病是处在阴阳两虚的危重阶段。如能得到及时有效的治疗，那么阴极生阳，可以转危为安。如果不能得到及时有效的治疗，那么阴阳两竭而分离，就立即死亡。不难看出，厥阴病是处在疾病发展的末期。并认为厥阴病的厥热胜复，乃是正气已极度衰弱，调动人体全身力量作最后一次生死存亡的斗争。如果正气胜邪，厥热胜复就转化为发热，由阴出阳，病可向愈。如果邪胜正，厥热胜复就转为厥逆亡阳亡阴，阴阳并竭而亡。

2. 阳衰阴竭

沈氏认为，厥阴病的病机主要是阳衰阴竭，其性质是阳衰则寒，阴虚而热。厥阴病有虚寒的一面，也有虚热的一面，有寒热错杂的一面，更有阴阳胜复的一面。要分析具体病情，不可执一而论。寒是虚寒，热是虚热。乌梅丸只能是治疗蛔厥的主方，不能说它是厥阴病的主方。当归四逆汤证属肝经病范畴，用治厥阴阳衰阴竭证是不够的。干姜黄芩黄连人参汤证，上热下寒，不属厥阴。白头翁汤证称为病入厥阴较确切，麻黄升麻汤证为坏病，故厥阴病篇缺少治疗阳衰阴竭证的主方。

（五）结语

对伤寒厥阴证的实质，至今仍无明确一致的看法，或认为是寒极，或认为热极，更多的持寒热错杂、阴阳胜复的观点。虽无定论，但历代医家对此疑点的探析，使得对厥阴病的认识不断深入。诚如万友生教授所云："后人若能及时循此不断深入探求……而这一不应有的'千古疑案'，早就大白于天下了。"

八、杂病

杂病是什么病？这似乎是一个不会被提出来的问题，因为这应该是一个十分简单的问题。杂病与伤寒相对；所有的疾病都可分为杂病和伤寒两大类别；凡是不属于伤寒的病，那就是杂病。伤寒是指急性外感病。所以简单地说，杂病就是非急性外感病。似乎大多数人都持这样的观点。

不过，杂病的本来意义可能并非如此。仲景著作原名《伤寒杂病论》。仲景说的"杂病"是不是指的非急性外感病呢？人们都说《伤寒论》论外感，《金匮要略》论杂病。如果杂病指的是非急性外感病，那《金匮要略》中应该没有急性外感病证的内容。但事实是，《金匮要略》里的阴阳毒病、痉病、湿病、暍病，它们都是感受外邪引起的急性病证；疟病、五脏风寒、一部分中风、血痹、肺痈、寒疝、黄疸等，这些病证也都是感受外邪引起或者与感受外邪有关，并且大部分是急性发作的。特别是《金匮要略》第二十三篇所罗列的"妇人杂病"，其中载有妇人中风或伤寒引起的热入血室，以及阳明病热入血室，它们也是急性外感病证。张仲景把急性外感病列到了杂病的题下，由此可见，他本来就没有杂病是非急性外感病的意思。

再看看晋、唐医家著作中有关杂病的内容。晋·皇甫谧《针灸甲乙经》卷十二"妇人杂病"一节中，列有"乳子而热病""乳子中风，病热喘喝"等外感病证；唐·孙思邈《千金翼方》卷五"妇人杂病"一节，也列有"妇人得热病，五六日小便不利，热入五脏"的外感病。尤其是隋·巢元方的《诸病源候论》，它在"杂病"的标题下，列述了较多的急性外感病证，如卷四十五、四十六"小儿杂病"的内容就包括伤寒、时气、天行、温病、斑毒等外感病证。这些资料充分说明，晋、唐及其以前时期的医家们所说的杂病并不是指非急性外感病，将杂病理解为"非急性外感病"是不准确的。而且，杂病也不是与"伤寒"相对的病证，杂病可以包括伤寒，伤寒可以划入杂病的范围。

那么杂病到底是指哪样的病呢？"杂病"一词最早出现于《内经》。《灵枢》第二十六以"杂病"名篇，该篇论述了厥、咽干、膝中痛、喉痹、疟、齿痛、聋、衄、腰痛、中热等近 20 种病证，既有因感受外邪所致者，亦有不因外感者，杂合不一，故马莳解释说："内论杂病不一，故名篇。"马莳的解释很好，回答了什么是"杂病"的问题。"杂"就是多种事物混合、掺揉不一的意思。所以所谓杂病，它的意义其实很简单，并不深刻。情况通常是这样的：著作者主论某种或某些病证，而将另外一些与之相关的病证罗列在一起论述，名之曰"杂病"。孙思邈《千金要方》卷五下"小儿杂病第九"列有小儿脐疮、脐不合、口疮、鹅口不乳、重舌、口噤、喉证、解颅、狐疝、卵肿、阴疮、脱肛、久痢、蛔虫、便血、遗尿、耳疮、齿落、误吞铁器、昆虫咬伤等病证。可见杂病就是指一些罗列在一起的病证，杂乱无章。杂病既不以外感内伤区分，亦不以急性慢性区分。张仲景名其著作曰《伤寒杂病论》，他的意思是，他主要讨论伤寒的辨证论治，但同时也论述与伤寒相关的一些病证，痉、湿、暍、疟、血痹、虚劳、咳嗽、上气、肺萎、肺痈……内伤的，外感的，急性的，慢性的，零散杂合，是为杂病。伤寒与杂病不是相对的，而是相关的，也可以是重叠的。仲景在论伤寒的时候，兼论杂病；论杂病是为了更好地认识伤寒。

正因为杂病是指罗列在一起的杂合不一的病证，故"杂病"一词在不同的著作里就可能有不同的内容。某一种病证，它在此一著作不被列入杂病的范围，而在彼一著作中又可能被划入杂病的范围。这种现象，我们从上述《灵枢》、《千金要方》、《诸病源候论》等著作在"杂病"的标题下罗列的杂病内容即可以清楚看出。

"杂病"之所以作为内伤病的统称，而与伤寒对立起来，究其原因，还是与《伤寒杂病论》有关。《伤寒杂病论》散失之后，王叔和进行搜采整理，将其中论伤寒的内容编为独立的《伤寒论》，其他内容如何处理，王叔和没有交待。大约800年后，北宋翰林学士王洙在崇文院（即国家图书馆）参与编撰《崇文总目》时，从成堆的蠹简中发现了仲景《金匮玉函要略方》。林亿说："张仲景为《伤寒卒病论》合十六卷，今世但传《伤寒论》十卷，杂病未见其书。或于诸家方中，载其一二矣。翰林学士王洙在馆阁日，于蠹简中得仲景《金匮玉函要略方》三卷，上则论伤寒，中则论杂病，下则载其方，并疗妇人。（王洙）乃录而传之士流，才数家耳。"由于当时已经有了独立的《伤寒论》，故林亿等人在整理校对《金匮玉函要略方》时，为了避免重复，便删掉上卷伤寒部分，将余下的内容整理为新的《金匮玉函要略方》，这便是今日我们看到的《金匮要略》。《伤寒杂病论》一分为二，一论伤寒，一论杂病，这样一来，伤寒和杂病就俨然是中医对疾病的两大分类了。伤寒是指外感病，那么"杂病"便被认为是与外感病相对的内伤病证，并被作为所有非外感病，所有内伤性病证的总称。"内伤杂病"的说法就是因此产生的。

由此可见，杂病的意义早已发生变化，它在后来被赋予了新的意义。这个后来出现的意义虽然与它原来的意义有很大不同，但却已经为人们普遍接受。

第二节 文献学热点问题

一、《伤寒论·序》

《伤寒论·序》700多字，为后世研究《伤寒论》的成书背景、张仲景的生平提供了大量信息。学者们在研究序文时，也发现了诸多疑点，提出了几种观点，概括有以下几种。

（一）《伤寒论·序》非仲景所作

有人认为《伤寒论·序》并非张仲景原著所有，而是王叔和在后来的整理编次中最后加上去的。有以下一些证据：第一，《序》用"论曰：余每览越人入虢之诊…"开头。"论曰"之称似不符合一般作者写作序言的规则。所谓"论"一般多指引用经典著作时用，此处张仲景用"论曰"开头，而后面所述说的事实又是个人的体会并非经文内容，前后相矛盾。第二，不避皇帝讳。避帝王之讳始于周，成于秦，盛于唐宋。按序言所述时代及现在考证，张仲景当是东汉末年人，正是避讳盛行之时，而其序言中有"秀"、"保"、"志"三字，序文若为张仲景亲撰，则犯了东汉三位皇帝的庙讳。如东汉开国皇帝叫刘秀，顺帝叫刘保，桓帝叫刘志，张仲景犯讳至如此程度，与常理不通。而王叔和为晋人，晋人不避汉讳，于理较通。

（二）《伤寒论·序》半为张仲景自撰，半出后人之手

《伤寒论·序》云："乃勤求古训，博采众方，撰用《素问》《九卷》《八十一难》《阴阳大论》《胎胪药录》，并平脉辨证，为《伤寒杂病论》合一十六卷。有人认为从"撰用……平脉辨证"共 23 字以及"夫天布五行……夫欲视死别生，实为难矣"非张仲景自撰，而为后人所增入。理由如下：第一，孙思邈《备急千金要方·序》标名引用《伤寒论·序》，没有上面提到的 23 个字。该书卷一第一节《治病略例第三》引用"天布五行……夫欲视死别生，实为难矣"一段引文未标引张仲景名。《千金要方》引文通例，凡引张仲景文，皆标张仲景名。第二，日本古本《康平伤寒论·序》将此 23 字改为小字注于"勤求古训，博采众方"下面。"天布五行……夫欲视死别生，实为难矣"一段文字低张仲景序文一格，表示这段文字非原序所有，而为解释阐发性文字。第三，从文章风格来看，汉晋混杂。据钱超尘教授考证认为《伤寒论·序》中前半部分文风非骈非散属建安；而"撰用…平脉辨证"、"若能寻余所集，思过半矣"和"天布五行…实为难矣"诸句则笔调句律，节款声响属晋代文风。第四，从文法学角度看，浑说与详举矛

盾。文法学认为凡浑说者不详举，详举者不浑说。"勤求古训，博采众方"为浑说，"撰用《素问》《九卷》等五句为详举，此处两句衔接而浑说与详举互呈，当为矛盾，故"撰用…平脉辨证"五句当为后人之手。著名中医文献学家李茂如先生也认为"宋版《伤寒论·序》大抵半属仲景之言，半出唐宋医家夸诞之词"。

（三）"建安""建宁"之辩

《伤寒论·序》曰："余宗族素多，向余二百，建安纪年以来，犹未十稔，其死亡者，三分有二，伤寒十居其七"。有医家认为"建安"当为"建宁"。首先提出者为日本江户时代著名伤寒学家山田正珍，在其著作《伤寒论集成》中有论述。民国医家洪贯之经过文献考证亦持此观点。其理由是：第一，据《医史》史料。《医史》记载：张机，字仲景，汉灵帝时举孝廉，官至长沙太守。建宁为汉灵帝年号，建安则为汉献帝年号（灵帝早于献帝），若为建安与下文"感往昔"之文不合，因为从"感往昔"来看知其习医之时，上距族人夭亡已有若干年，此为追述往事，故与建安之时不合，当为建宁。第二，疫情情况。史书记载灵帝建宁四年（公元 171 年）至灵帝光和二年（公元 179 年），九年时间有三次大的疫情流行，而建安年代少有大疫流行记载。这与未十稔之间宗族死亡三分之二有内在的联系，只有大的疫病流行才有可能大批死人。第三，从诊王仲宣一事推测。《何颙别传》及《甲乙经序》均记载了仲景给王仲宣治病一事。"…尝见侍中王仲宣。谓曰。君有病。四十当眉落。眉落半年而死……后二十年，果眉落。后一百八十七日死"。王仲宣在建安十八年冬十一月被任命为魏侍中（时年 38 岁），死于建安二十二年。建安元年正当王仲宣 20 岁左右，假设仲景为其诊病时尚未写或正在写《伤寒杂病论》，但要写成一部书非短期所能，至其修订完成，也要六七年时间，此时差不多到建安十年左右。这与序文"建安纪年以来，犹未十稔"的叙述语气有矛盾。

综上所述，可以认为《伤寒论·序》因为年代久远，时隐时现以及后世医家的整理编次，原貌已失，不排除夹杂后人思维印迹及传抄失误者。当在以后的考古及文献学研究中继续寻找证据，还其本来面目。

二、《伤寒论》条文排列顺序

对于《伤寒论》条文编次，历来存在争议。大体有以下几种观点。

（一）现行《伤寒论》并非王叔和整理编次

持这一观点的医家他们的论据是：第一，王叔和《脉经》卷七收载了几乎全部《伤寒论》的内容，但是篇目与现代流行的《伤寒论》版本不同。并以今本《伤寒论》"辨不可发汗病脉证第十五"中一段文字佐证：'夫以为疾病至急，仓卒寻按，要者难得，故重集诸可与不可方治，比之三阴三阳篇中，此易见也；又时有不止是三阴三阳，出在诸可与不可中也'，这里"重集诸可与不可"或"出在诸可与不可中"正是今本《伤寒论》的撰次并不是出于王叔和之手的有力证据。"可与不可"诸篇是王叔和《脉经》卷七的篇目，卷七收录的正是今本《伤寒论》，而现行《伤寒论》版本，似是后人从《脉经》中录出而加以诠释编次的。第二，对《针灸甲乙经》序言中所论持异议。序曰"仲景论广伊尹汤液为数十卷，用之多验，近代太医令王叔和，撰次仲景遗论甚精，指事施用"。认为王叔和撰次仲景遗论并没有指明就是《伤寒论》，且在《脉经》卷七末有"王叔和集仲景评脉要论"的注语。第三，《脉经》卷七病不可发汗证以下内容不以太阳、阳明等六经分类，而是按照疗法的适应来分类编次的。如"病不可发汗证第一；病可发汗证第二…病可火证第十七等"。体例与现行《伤寒论》不同。第四，《脉经》卷七中尚有四篇不见于今本《伤寒论》中，它们是"热病阴阳交，并少阴厥逆阴阳竭尽生死证第十八；重实重虚阴阳相附生死证第十九；热病生死期日证第二十；热病十逆死日证第二十一"。是否为仲景遗文，无可考。第五，晋代《张湛养生方》记载："王叔和…采摭群论，撰成《脉经》十卷，编次《张仲景方论》为三十六卷，大行于世。"这是明确记载叔和所撰之书为《脉经》和《张仲景方论》，从书名和卷数看，亦与《伤寒论》十卷之数不符。

（二）现行《伤寒论》是由王叔和撰次编辑的

大多数医家持这一观点。主要论据有：第一，认为《针灸甲乙经》序言中所论"太医令王叔和，撰次仲景遗论甚精，指事施用"一事属实，因为皇甫谧与王叔和所处时代相近，则皇甫氏所言当无虚。并引《张湛养生方》记载："王叔和…采摭群论，撰成《脉经》十卷，编次《张仲景方论》为三十六卷，大行于世"为证。第二，《脉经》自序也说"今撰集岐伯以来，逮于华佗，经论要诀，合为十卷，百病根源，各以类例相从，声色证候，靡不该备，其王、阮、传、戴、吴、葛、吕、张所传异同，咸悉载录"，说明《脉经》为载录自岐伯以来至于华佗各家之论，不止仲景一家之言，则王叔和撰《脉经》兼编次《伤寒论》证据充分。第三，《脉经》中虽有伤寒文，但云某证宜某方，只论证治，并无药味用量。第四，《伤寒论》序言"作伤寒杂病论合十六卷，与后世多种有关仲景著作的记述卷数不一致，说明王叔和所得并非完整著作，所以有撰次整理的必要，并由此引发后世关于《伤寒论》编次的讨论，方、喻两家最先发难，倡错简重订之论，言王叔和编次之过。

总之，以上两种观点各有所据，谁是谁非，有待进一步挖掘整理相关文献。

三、《伤寒例》

宋本《伤寒论》卷二有题为《伤寒例》的一篇文章。《伤寒例》又称"序例"。历代医家对于《伤寒例》的作者多有争论，有人认为《伤寒例》是张仲景原文，有人怀疑它的作者不是张仲景，如明·方有执认为，《伤寒论》为群方之祖，方法义例，巨细皆备，而"法外又独有伤寒之例，岂仲景之言？其为后人之伪，明亦甚矣"。方有执认为《伤寒例》是后人伪作，僭于仲景经文之前，不伦不类，应该删之。喻嘉言认为《伤寒例》是王叔和的文字，但是删之不若存而驳之。他说："万历间，方有执著《伤寒论条辨》，始先即削去叔和《序例》，大得尊经之旨。然未免失之过激，不若爱礼存羊，取而驳正之。"喻嘉言于是作有《驳正王叔和序例》文章一篇。他说："王叔和序例传习已久，中人已深，欲削去之，而坊刻盛行，难掩众目，姑存原文，驳正其失，以定所宗。"

有一种观点比较公允。《伤寒例》有一小部分是王叔和所撰，大部分还是张仲景的原文。确切地讲，《伤寒例》从文章开始到"临病之工，宜须两审也"。为王叔和写在张仲景《伤寒杂病论》总论之前的一段文话，其余部分基本上都是张仲景的原文。《伤寒例》属于总论性质，对全书有铺垫基础、提纲挈领的作用。当然，张仲景在撰写《伤寒杂病论》的时候，"勤求古训，博采众方"，直接或间接、大篇幅或小篇幅地引用了前人的论述，所以不仅《伤寒例》，即使从《伤寒杂病论》全书包括《辨脉》《平脉》两篇文章来看，也有不少行文风格不一、体例不一的现象。当时撰写医书，往往旁征博引，有时指明出处，有时不指明或者不能指明出处，这是较为普遍的现象，此观唐·孙思邈《千金要方》和《千金翼方》便可知。方有执、喻嘉言之辈对待王叔和的态度多有偏激，以偏概全。如果按照方、喻之辈的态度则《伤寒杂病论》全书悉不可用，皆当弃之。在此也应该看到，对于张仲景著作，王叔和"搜采仲景旧论，录其证候、诊脉、声色、对病真方有神验者，拟防世急也"。其搜采整理之功，应该给予充分的肯定和高度的评价。

四、《平脉法》《辨脉法》

宋本《伤寒论》卷一的第一、第二两篇文章分别为《平脉法》和《辨脉法》。元末医家王履首先对这两篇文章是否为张仲景之作提出了质疑，他认为这两篇文章是王叔和所增，而非仲景原书所有。此后不少医家如方有执、喻嘉言、柯韵伯等也持与王履相同的观点。不过这些医家都没有足够可靠的依据，没有充分的理由，只是推测而已。

也有人认为《平脉法》和《辨脉法》的作者还是张仲景，如清代医家魏荔彤《伤寒论本义·卷之首·辨脉法篇》说："《辨脉》一篇，的是医圣原文，其词简括，其义深长，与《伤寒杂病论》心思笔致，皆足令人细绎不尽，推暨无方矣。"王叔和所著《脉经》引用了许多《平脉法》和《辨脉法》的文字，如《脉经》第五卷第一节为《张仲景论脉》，其中一些段落的内容与《平脉法》相同；

王叔和明确指出该节内容为张仲景之作。由此可见，至少《平脉法》、《辨脉法》的一些内容原本就是张仲景著作中的文字。

还有人认为《平脉法》和《辨脉法》的作者既不是张仲景，也不是王叔和，而是西汉时期的医家，其姓名无法考证。如钱超尘先生就持这种观点。他认为，从古音学看，《辨脉》《平脉》之韵为西汉之音韵，因此这两篇文章不完全是张仲景本人所创。张仲景为汉末人，不能写出具有西汉音韵特点的文章。所以这两篇文章可能是仲景在撰写《伤寒杂病论》的时候，勤求博采，直接引用了一些西汉医家的论述。当然还有一种可能，那就是王叔和在整理仲景遗文的时候，将一些与脉诊有关的西汉时期的文字补入了仲景著作。

五、"可"与"不可"诸篇

宋本《伤寒论》卷二《太阳上》第五至卷七《阴阳易差后劳复》第十四共398 条是按三阳三阴顺序排列的，卷七《辨不可发汗》第十五节至卷十《辨发汗吐下后》第二十二为"可与不可"。《脉经》卷七收录了几乎全部《伤寒论》的内容。

《脉经》卷七之"可"与"不可"的篇目为：病不可发汗证第一、病可发汗证第二、病发汗以后证第三、病不可吐证第四、病可吐证第五、病不可下证第六、病可下证第七、病发汗吐下以后证第八、病可温证第九、病不可灸证第十、病可灸证第十一、病不可刺证第十二、病可刺第十三、病不可水第十四、病可水第十五、病不可火证第十六、病可火证第十七。

汉代较多按照"可"与"不可"方式进行辨证施治。古籍记载颇多，如《后汉书》之《华佗传》中便有例证："府吏倪寻、李延俱患头痛身热，佗曰：'寻当下之，延当发汗'。"又如"一人病咽塞，佗令饮醋泡蒜泥，立吐蛇一枚，病愈"。可见，汉代较多地应用汗、吐、下三法治疗疾病。由此可见，《脉经》收录的"仲景遗论"更接近张仲景原著面目，也就是说张仲景原著是以"可与不可"为排序的，后世之所有"可"与"不可"都是在叔和搜集整理仲景"遗论"基础上演化来的。那么今流行《伤寒论》三阳三阴体例又是从何而来的呢？从《伤寒论》卷七第十五节中一段文字："夫以为疾病至急，仓卒寻按，要者难得，故重集诸可与不可方治，比之三阴三阳篇中，此易见也，又时有不止是三阴三阳，出在诸可与不可中也"，近代有医家认为以三阳三阴形式排列始于王叔和，是由王叔和"重集"所成。如民国初年杨绍伊撰《伊尹汤液经》，对此有较详细严密的逻辑论证。其认为王叔和第一次编辑时把《伤寒论》收在《脉经》卷七，第二次编辑时从诸可与不可中摘取三阳三阴起头条文并以三阳三阴顺序排列。并且诸"可"与"不可"之中，有些条文不属于三阴三阳，因而在三阴三阳排列中不好把这些条文穿插进去，于是就把这些条文放到"可"与"不可"中去了。此说甚是。

另有一种观点认为《伤寒论》按三阴三阳排列始于孙思邈。中国中医研究院中国医史文献研究所马继兴研究员《中医文献学》第三章第一节《早期的伤寒杂病论系统》说："《伤寒杂病论》中的伤寒部分，也就是被后人单独析出成书并称为《伤寒论》的主要内容，根据现存最早的一种传本即《脉经》传本来看，可以认为：有关伤寒病辨证的条文方面基本上是按照各种治疗方法的可与不可为篇次进行排列的。"并且认为："此后（按，指王叔和之后）在唐代的孙思邈《千金翼方》中将《伤寒论》的条文在上述分类（按，指"可"与"不可"分类）法基础上予以补充改进，即开始按照以太阳病（又细分为七，类目从略）、阳明病、少阳病、太阴病、少阴病、厥阴病的六经分类法，将可与不可等各类中的条文分别归纳入六经分类法的各篇中去。至于其中有些分不进六经各篇的，仍保留在原来的篇目之内，罗列于伤寒宜忌一篇（此篇又分为 15 章，各章名称与上述 17 类中的目录大同）和发汗吐下后病状一篇中。到了北宋，校正医书局在校订《伤寒论》及《金匮玉函经》两传本时，仍利用了以六经分类为主的方法，但由于还有若干原来可与不可诸篇中的条文是无法分入六经各篇中的，因此在六经分类的各篇之后，仍附有可与不可诸篇中的其余文字部分。"

在《脉经》后，又有几个传本也有"可与不可"，与《脉经》略异，体现了三阴三阳逐渐发展演变的轨迹，如《淳化本伤寒论》及《金匮玉函经》。

《淳化本伤寒论》之"可与不可"目录包括：辨可发汗形证、辨不可发汗形证、辨可吐形证、辨不可吐形证、辨可下形证、辨不可下形证、辨可灸形证、辨不可灸形证、辨可火形证、辨不可火形证、辨可水形证、辨不可水形证，以及辨可温形证计 13 节。在第一节《辨可发汗形证》前还有《辨伤寒热病不可治形候》一节，共 37 条，其中 6 条见于宋本之六经病中，其余皆不见于宋本。在研究《伤寒论》佚文时，这些条文应当重视。

《金匮玉函经》之"可与不可"的目录包括：辨不可发汗病形证治、辨可发汗病形证治、辨不可吐病形证治、辨可吐病形证治、辨不可下病形证治、辨可下病形证治、辨发汗吐下后病形脉证、辨可温病形证治、辨不可火病形证治、辨可火病形证治、辨不可灸病形证治、辨可灸病形证治、辨不可刺病形证治、辨可刺病形证治、辨不可水病形证治、辨可水病形证治共 16 节。在第 16 节之后，还有《论热病阴阳交并生死证》1 节，为其独有。

孙思邈在《千金要方》中收录的是残卷《伤寒论》内容。他从而感慨"江南诸师秘《仲景要方》不传"。其《千金要方》卷九收录的"可与不可"目录包括：发汗散、发汗汤、发汗丸、宜吐、宜下、发汗吐下后。在其晚年著《千金翼方》时得到了较为完整的《伤寒论》版本，于是以"方证同条，比类相附"的方法研究。其《千金翼方》"可"与"不可"目录为：忌发汗第一、宜发汗第二、忌吐第三、宜吐第四、忌下第五、宜下第六、宜温第七、忌火第八、宜火第九、忌灸第十、宜灸第十一、忌刺第十二、宜刺第十三、忌水第十四、宜水第十五．孙氏把不能归于"可与不可"中的条文放在《发汗吐下后病状》1 节中。

北宋校正医书局以高继冲进献本为基础，参考唐以前其他版本，对《伤寒论》进行了较大变动。主要有：

第一，卷二太阳上至卷末编录子目。在宋本之前，任何传本皆无子目。子目是北宋校正医书局所增补。子目是用来统计"证"与"法"的。在宋本《伤寒论》中"证"与"法"是指"有方曰法，无方曰证"。就是指在条文下附有药方的称之为"法"，在条文之下无方的叫"证"。成无己不识其义而除之，使后学者寡知子目。

第二，方名下，必出方剂，是以宋本方剂重复出现较多。

第三，仲景原著为"条论于前，方汇于后"，《金匮玉函经》亦保持此状态。自孙思邈开始"方证同条"，至宋本则"某某汤主之"后必出此方，最终形成现行《伤寒论》版式。

宋本"可与不可"目录包括：辨不可发汗病脉证并治、辨可发汗病脉证并治、辨发汗后病脉证并治、辨不可吐、辨可吐、辨不可下病脉证并治、辨可下病脉证并治、辨发汗吐下后病脉证并治。清代有些医家以为"可与不可"为赘文而删之。其后多以此为依据，这就使人们容易认为《伤寒论》原书没有"可与不可"诸篇内容。

综上所述，对"可"与"不可"有以下认识：

第一，张仲景原著篇目是以"可"与"不可"排序的。

第二，王叔和是否两次编辑仲景书，有待继续考证。若"重集"指两次编辑，则现行伤寒按三阳三阴排序始于王叔和；否则据现行文献资料，孙思邈可能性更大。

第三，"可"与"不可"从王叔和以后历代有所增删变动，面目全非。

六、《伤寒论》第28条"去桂"与"去芍"之争

《伤寒论》第 28 条："服桂枝汤，或下之，仍头项强痛，翕翕发热，无汗，心下满微痛，小便不利者，桂枝去桂加茯苓白术汤主之。"伤寒论注家对于本条意思的理解存在不同看法。归纳起来有三种观点，一些学者认为本条应该尊重原文，以桂枝汤去掉桂枝，另加茯苓、白术二味药物为是；一些学者认为本条原文有误，应该是桂枝汤去白芍，另加茯苓、白术二味药物。此外也存在第三种观点，认为本方既不去桂枝，也不去芍药，直接于桂枝汤中加茯苓、白术二味药物即可。兹将三种观点的理由分别简述如下。

本条所讲的病证有"头项强痛，翕翕发热，无汗"症状，所以有一些医家认为这种病证在外有太阳表邪，在内有水饮停聚，所以应该用桂枝汤解表，既不得去桂枝，也可以不去白芍，同时应该另加茯苓、白术去水饮。成无己、尤在泾、陈修园等一些医家持此种观点。有现代研究结果表明，与桂枝汤去桂加茯苓、白

术，和桂枝汤去芍药加茯苓、白术相比，桂枝汤加苓、术的利尿作用最强。

　　但是也有一些医家认为本条所讲的病证没有表邪，之所以出现头项强痛、翕翕发热的症状，是因为内停之水饮外侵太阳经脉，由此引起太阳经脉不利所致。既然根本的病变是水饮为患，没有表邪，所以加茯苓、白术去水饮即可，不需要用桂枝辛散解表。明代医家张兼善持此种观点。刘渡舟老师说："证有头项强痛、翕翕发热，颇似桂枝证，但用桂枝汤后其证仍在，则知并非桂枝证。证有心下满微痛，颇似气机阻结、邪结于里之实证，但下之后其证仍在，则知并非里实。小便不利是气化不利水饮内停之征，为本条辨证眼目。治用苓、术健脾利水之剂，是知本证源于脾虚水停。水饮内停，阻遏太阳经腑，太阳经气不利，则见头项强痛。太阳阳气被水邪所郁，不得宣泄，则见翕翕发热及无汗。太阳腑气不利，故而小便为之不利。水邪阻滞，中焦气机不畅，故见心下满微痛。诸证皆因脾虚水停所致，故汗、下皆不可解。"刘渡舟老师进一步明确指出，"本条所述脾虚水停致使太阳经腑之气不利，实属伤寒类证，乃为与伤寒相鉴别而设。"

　　既然有水饮，桂枝有化气行水的功能，那张仲景为什么要去辛温通阳之桂枝呢？张仲景治疗水气病证用苓桂甘枣汤、苓桂术甘汤、茯苓甘草汤、五苓散等，这些药方都用茯苓、桂枝相配。所以即使病由水饮所致，也应该用桂枝汤直接加茯苓、白术为宜，不得去掉桂枝。刘渡舟老师说："桂枝去桂加茯苓白术汤，乃仲景为治疗水郁阳抑而设。外证可见头项强痛、翕翕发热、无汗，其内证则见心下满微痛，小便不利，此乃气水郁结，阳气抑郁不畅所致，其病理根源在于小便不利，故以利小便解阳郁为主治。……桂枝去桂加茯苓白术汤是一张健脾行水的方剂，后世用其治水湿阳郁的低烧，水阻气结的胸脘痞闷疼痛，皆有一定疗效。溯其渊源，皆出于此。"

　　按照这一观点持有者的说法，本证并无阳虚，而是阳郁，所以不需要桂枝温阳；而且本证曾经发汗，没有见到效果，所以不宜再用桂枝发散。这里还存在一个需要解释的问题：为什么仍然留用芍药？清代医家柯韵伯说：用"芍药以敛阴，甘草、姜、枣以益虚而和脾胃"，意思是本证曾经发汗、攻下，正气损伤，所以用芍药收敛益阴，配合草、姜、枣补脾扶正。笔者认为芍药既可以利小便、消水饮，如真武汤治疗阳虚水停即用芍药，《本草经》记载"芍药……利小便"，又可以除心下邪气，如大柴胡汤治疗心下急即用芍药。

认为本方当去芍药的学者以《医宗金鉴》作者为代表。其理由为：本证表未解，如果去桂，怎么能够治疗头项强痛、发热无汗的表证？而且本方的煎服法说明中有"余依桂枝汤法煎服"句，提示本方仍有桂枝汤。之所以去芍药，是因为芍药酸寒，水饮为阴邪，且本证的临床表现有心下满。《伤寒论》说到脉促胸满者，用桂枝汤去芍药，或去芍药加附子，可见胸满忌芍药，则此心下满似乎也不宜用芍药，故本方以去芍药为宜。

七、经方本原剂量问题

经方本原剂量是多少，这个十分重要的科学问题，人们讨论了上千年，一直难有定论。其实东汉官秤 1 两的量值合今约 13.8 克，度量衡史学家已有定论。那么要弄清楚经方本原剂量是多少，只需要回答一个问题就行了，那就是张仲景的方药计量是不是采用东汉官秤？如果张仲景方药计量采用东汉官秤，那么他的 1 两肯定是 13.8 克。如果张仲景方药计量不采用官秤，那他采用哪样的秤？

笔者在十多年的研究之后得出结论，张仲景的方药计量采用的只能是东汉官秤，而不是其他别的什么秤。所以他的 1 两只能是 13.8 克。兹说明如下：

1. 东汉、魏晋在官秤以外不存在别的权衡制度

原始人类已有对数和量的认识。夏、商、周以至春秋战国的权衡度量是复杂而混乱的。自秦国变法，到秦始皇统一中国，全国的度量权衡得到基本统一，1 尺约 23.1 厘米，1 升约 198 毫升，1 斤约 253 克。16 两为 1 斤，1 两约 15.6 克。

汉朝的权衡度量沿袭秦制，经过 200 余年，至王莽立国，全面恢复周礼，改革权衡度量。不过王莽的改制也不过是对秦制的进一步完善；秦汉之制度并无大的不同。西汉、新莽和东汉，长度、容量单位的量值均沿用秦制，代代传承，没有出现大的变化。不过重量单位的量值略有下降，西汉每斤约 250 克，新莽每斤约 245 克，东汉每斤约为 220 克。东汉秤较西汉和新莽秤略有减少，相差约 1.8

克。在衡制方面，应该说是西、东两汉同制，新莽将斤重减轻，不过是一个短时间的历史插曲。东汉 1 斤约合 220 克的权可能是新莽之制遗存下来，用于"小以出之"的场合。

丘光明等《中国科学技术史·度量衡卷》说："从度量衡史来看，汉代无论是文献记载之翔实，理论之完备，器物数量之众多，还是度量衡标准器的设计、制造之精美，都为历代之冠。"由此可见，汉代度量权衡的量值是明确可考的。

张仲景著作成书于东汉末年，他对药物的计量应该使用东汉官秤。不仅东汉，三国、魏、晋都沿用东汉秤标准。从《后汉书·历律志》《晋书·历律志》看，那一时期并没有其他权衡标准，说明三国、魏、晋这几个历史时期的权衡制度没有大的变化。若有大的变化，《后汉书·历律志》《晋书·历律志》等文献一定会有记载。近代度量衡史学家吴承洛在《中国度量衡史》中说："后汉度量衡承莽之制。""后汉于度量衡之设施及制作，既无记录，即其制度亦莽之制也。"他还说："三国全代，对于度量衡之制，无有规定，其时所行使度量衡之器，乃为新莽之制，经后汉增替，以至其世实际之结果者。""晋承魏国之初，制无改革，即魏世之器。"既然官定权衡 1 两的量值约为 13.8 克，而在此以外不存在别的官定标准，那么经方计量用的只能是 1 斤为 220 克、1 两为 13.8 克的标准。

需要说明的是，也有少量文献及文物显示，东汉时期可能存在另外两种秤。一种为始见于梁·陶弘景《本草经集注》，后来在唐·孙思邈《备急千金要方》中提到的"神农秤"，它的量值仅为官秤的十分之一，1 两仅重约 1.38 克。但是，神农秤的量值实在太小，因此经方药物计量不可能使用它。以桂枝汤为例，《伤寒论》桂枝汤全方在大枣以外重 11 两，如果 1 两仅重 1.38 克，那么在大枣以外，全方药物总重仅 15.18 克，分 3 次服，每次服量仅 5 克。再以麻黄汤为例，麻黄、桂枝、甘草总重 6 两，仅 8.28 克，分 3 次服，每次服量仅 2.76 克，用量也太小。而且杏仁用 70 枚，其重量超过 20 克，麻黄、桂枝、甘草 3 物的用量与之甚不相称。从这两个例子可以看出，如果按 1 两重 1.38 克计量，麻黄汤、桂枝汤用于外感热病治疗，病重药轻，杯水车薪，很不适用。如果历史上真的曾经存在神农秤，它也只可能是起自东汉，主要在魏晋时期使用，到隋代逐渐停止使用的一种精细小秤，它或许是东汉、魏晋南北朝的炼丹家和服食家使用的一种特制小秤，只用于称取散药，并不适用于汤剂药物计量。

还有一种可能，那就是历史上根本就不存有过量值只有汉秤十分之一的所谓"神农秤"。孙思邈等人所说的"神农秤"其实指的就是医药家用的秤，它的量值与汉秤相等。它的量值被说成是汉秤的十分之一，是由一个文献错误导致的。这个文献错误就是在人们的传抄过程中，"百铢为一两"被误为"十铢为一两"，神农秤的量值因此变成汉秤的十分之一。

另一种为"晋秤"。晋秤的名称始见于唐·苏敬的《新修本草》："晋秤始于汉末，分一斤为二斤，一两为二两。"晋秤虽然被称为"晋秤"，但按照苏敬所言，它在东汉末年就出现了，而不是晋朝的官秤。《晋书·历律志》没有提到这种秤。晋秤的量值是多少？对苏敬"分一斤为二斤，一两为二两"的理解不同，导致了二种不同的观点，一种观点认为它是汉秤的二分之一，另一种观点认为它是汉秤的二倍。前一种观点只有苏敬的话作为依据，孤证不立。后一种观点的依据很多。所谓晋秤可能就是当时的"复秤"，复秤的量值二倍于东汉秤。孙思邈说"吴有单秤、复秤"，说的是三国、魏晋时期出现的一种二倍于汉秤的秤。晋秤或曰复秤的量值二倍于汉秤，所以经方药物计量不会使用它。

2. 医药家无力在官制以外创建另外一种秤两

虽然医药是一个重要的领域，医药家是一个不小的群体，医药家分布在全国各地，但是，在国家颁布的权衡标准以外，当时的医药家根本没有能力另外搞一套独立的计量标准，他们只能按照国家颁布的权衡制度进行方药计量。即使在已经建立起全国性医师行业协会和药师行业协会的今天，医药家们若要在国家颁布的权衡标准以外另外搞一套标准也是困难的。

方剂是有剂量的，方剂自它诞生之日起就有剂量。现有文献资料表明，方剂在先秦时期就出现了。《五十二病方》《治百病方》《居延汉简》等汉简、帛书反映了医学在西汉和东汉早期的基本面貌。从其中可以看出，该时期的方剂处于相对早期的阶段，方药计量方法比较粗糙，官定度量衡标准有一些使用，但使用不多，容量单位的升、合、斗有一些应用，长度单位的尺、寸也用于方药计量，而重量单位的斤、两只有很少的使用，铢的单位没有出现。西汉甚至东汉早期的方药计量具有粗糙、约略的特点，较多地使用的是一些诸如撮、束、把、握、垒、挺、枚、果等估量、拟量单位和自然个数。该时期的方药计量多用容量单位，如刀圭、方寸匕、杯等单位较为常用。该时期的医药家必定会直接采用政府颁布和推行的度量衡制度。创造一套新的制度很难，而推行一套新的制度更难。此外，该时期的政府颁布和推行的度量衡标准完全能够满足医药之用，合、升、斗，铢、两、斤等单位一应俱全，容量最小单位"合"的量值为 20 毫升，重量最小单位"铢"的量值为 0.65 克，可以满足方药的精小计量，无任何应用不便。所以，医药家根本没有必要在官定的度量衡制度以外另搞一套标准，或者只是另外搞一套权衡标准。而且，他们也没有能力那样去做，更没有能力向全国全行业推行。任何医药家离开政府的力量都做不到。中央政府可以政令天下；当中央政府要改革度量衡制的时候，它可以发布政令，通过全国各级地方政府通令全国，天下响应。医家可没有这么大的力量。那个时候的医生没有全国性的行业组织，没有向全国全行业发布改革度量衡制的渠道。

"铢"这个重量单位在汉代医简中没有出现，这种现象也是值得思考的。可能的原因是"铢"的量值太小。当时的医药计量不甚精密，对于多为树皮草根的药物，医药家使用斤、两、升、合计量即可，或者就用枚、颗、寸、尺、本、束、三指撮、方寸匕、刀圭等单位计量，不需要精确到"铢"这么小的单位。随着方剂的发展，散剂应用的增多，医药计量更为精确，铢的单位才逐渐出现在医药计量之中。

3. 医药家不敢使用官秤以外的权衡

还有更为重要的一点，也是至今较少为人们提及的一点，这就是在官制以外，医药家若搞一套度量衡制度，那是十分危险的。因为这将被认为是性质严重的犯罪，可能被以对抗诏书、违背政令、欺诈人民的理由而处以刑罚。先秦的政治家、思想家都把度量衡看作权力和社会公正力的象征。史籍记载，传说帝舜在行使公共权力的时候，"协时月正日，同律度量衡"。国家征收赋税，发放俸禄，水利工程，城楼建造，物质分配与交换，都需要严格的度量衡制度。所以，历代统治者都把计量作为行使统治权利来认真对待。《礼记·明堂位》说："周公朝诸侯于明堂，制礼作乐，颁度量，而天下大服。"颁布国家度量衡制度是行使统治权力的一件大事。

秦始皇在统一全国度量衡制度时，就向全国发布统一度量衡的诏书："廿六年，皇帝尽并兼天下诸侯，黔首大安，立号为皇帝，乃诏丞相状、绾，法度量则不壹歉（嫌）疑者，皆明壹之。"规定凡"舟舆所载，日月所照"都要遵照执行。由此可见秦皇的决心之大，广而告之天下，要求家喻户晓。此外，政府还监制大量度量衡标准器发至全国各地，订立严格的度量衡管理和检定制度。度量衡制度是以皇帝诏书形式发布的，禁止私造度量衡器。所以人民必须坚决不折不扣地遵行，不敢违背，不可改易。秦以后的各个朝代在建立伊始，都要考校度量衡制度，颁布标准器，昭告天下，使民众听命于新王朝的统治。如西汉立国之初，汉高祖刘邦令张苍定历法及度量衡程式规章。王莽也颁布过统一度量衡的诏书，制造了一大批度量衡标准器，莽制度量衡标准器制作之精细及准确度都有很高的水平，颁发天下，使天下尽遵而用之。王莽统一度量衡制诏书 81 字铸刻在新莽铜丈、新莽铜衡杆和新莽铜嘉量等器物上，其中有一句说："初班天下，万国永遵，子子孙孙，亨传亿年。"天子诏令具有无上的权威，任何人都不得违抗。

所以，张仲景对方药的计量只能使用东汉官秤。

或者有人会问，按照古代文献记载，吴有单秤、复秤，隋有大斤、小斤，唐朝官秤量值为汉秤的 3 倍，但这一时期的医药家对药物的用量却采用汉制，这不违法吗？需要说明的一个事实是，汉魏以来，一直到唐代，政府都运行医家沿用汉秤。

4. 医药计量具有高度的历史稳定性

医药是一个特殊的行业，医药计量需要也会具有高度的历史稳定性，一般不会出现大的改变。如果发生改变，医疗经验的传承将发生混乱，前人传下来的方药用量经验，特别是以文字记载的用量经验将会变得陌生、被错误理解，后果是严重的。唐代的大秤、小秤对方药计量是有影响的。到了宋代、明代，方药计量标准出现较大变化，引起不小混乱。在众多的行业中，大概只有医药行业要求其计量标准的历史稳定性；对于众多物质的计量，大概也只有方药的计量标准要求具有历史稳定性。正是由于这个道理，一代一代医家临床经验的传承，包括书本所载经验，以及师徒、父子口耳授受的经验，对于方药计量方法和标准的稳定性起到很好的维持作用；方药计量标准因此保持历史的延续和一致，不会出现大的变化。所以，即使到了唐代，官秤量值增大到古秤的 3 倍，古秤 3 斤为唐秤 1 斤，但是唐代对药物的计量仍然沿用古秤标准，原因就在于医药的计量要求维持在一个相对稳定不变的状态。从西汉到唐末，这种相对稳定的状况维持约千年。宋金元时期，中药在临床的应用改为主要采用煮散剂，一般每服取 3～5 钱，于是古方可以脱离古秤的绝对剂量。这时对于古方只需要明确各药用量比即可，古秤的量值是多少就不再十分重要，直接用宋秤计量不会出现大的差误。可以设想，如果不是因为宋代盛行煮散，那么由汉代传承下来的方药计量标准可能仍然不会出现太大变化，除非政府进行计量标准改革。

5. 两汉权衡标准相差不大

张仲景方主要来自于《汤液经》，所以张仲景方的计量可能保留一些《汤液经》内容。由于《汤液经》成书于西汉前期，因此人们会认为，《伤寒论》方的计量可能沿用西汉的权衡标准，1 两为 15.6 克。不过，张仲景撰写《伤寒杂病论》时对《汤液经》方的剂量可能按东汉权衡进行过折算。而且，西、东两汉的权衡相差较小，15.6 克与 13.8 克，相差仅 1.6 克，医药家可能不会对这样小的差异有特别的留意。由西汉权衡过渡到东汉权衡是一个渐变的过程，是一个不易为医药家察觉的过程。东汉医家，包括张仲景本人，他们对于流传下来的《汤液经》方，在实际应用中就是按东汉秤计量。

6. 晋代权衡沿用东汉制度

张仲景《伤寒杂病论》曾经散失，后晋太医令王叔和搜采整理，编成《伤寒论》。这样就出现一种可能：王叔和在编《伤寒论》时，对张仲景方的剂量按照晋代的权衡标准进行过折算。不过文献表明王叔和在编《伤寒论》时并没有按晋秤进行折算。一个最为重要的证据是，直到宋朝翰林学士王洙于蠹简中发现张仲景《金匮要略方论》之前，《金匮要略》没有经过晋唐任何人整理，所以应该说它保持着张仲景著作的原貌。到宋代才被发现的《金匮要略》与经过王叔和整理形成的《伤寒论》在方药剂量上保持着高度一致，那些既见于《伤寒论》也见于《金匮要略》的方剂，如桂枝汤、桂枝加葛根汤、半夏泻心汤、小柴胡汤等药物剂量都是相同的。所以，张仲景方的剂量用的仍是东汉秤，其量值为 1 两重 13.8 克。

7. 隋唐方药计量仍用汉制

文献表明，隋朝的 1 斤已经增至汉秤的 3 倍。度量衡经过南北朝的变迁，到隋代得到统一。孙思邈说："吴以二两为一两，隋以三两为一两。"公元 581 年，隋文帝即位后，政府在统一货币和校定音律的同时，对度量衡制也进行了确定，以北周市尺为隋开皇（隋文帝年号）官尺，其长度为新莽尺度的 1 尺 2 寸 8 分 1 厘，以汉制的 3 斗为 1 斗，3 斤为 1 斤。清·顾炎武《日知录》说："三代以来，权量之制，自隋文帝一变。"这个大变革在推行时比较顺利，民间没有出现显著反对，因为汉代度量衡值经过魏晋南北朝三百多年变迁已逐渐增大，隋文帝不过把已经增大的量值确定下来。到隋大业年间（605 年～618 年），政府虽拟恢复古制，但终因与经济发展不相适应而作罢，因此隋代大、小两制并存，小制即汉制，大制即 3 倍于小制的隋制。唐秤与隋秤变化不大。颁行于唐初永徽四年（653 年）的《唐律疏议》和《唐六典》明确记载大、小制，小制 1 尺 2 寸为大制 1 尺，3 升为 1 大升，3 斤为 1 大斤。官民通用大制，小制只限于测日影、调音律和太常、太史、太医使用。根据实物和文献记载推算，唐代大制的 1 尺合 29.5 厘米，1 升合 600 毫升，1 斤合 640 克。这也从一个角度佐证东汉秤 1 斤重 220

克，1 两重 13.8 克。《中国科学技术史·度量衡卷》将东汉秤 1 斤定为 220 克，1 两为 13.8 克。将经方 1 两的量值确定为 13.8 克，这较之将其认定为 15.6 克更加合适。

综上所述，可以将经方计量若采用汉代官秤以外的权衡，归纳为"四不"：不必、不能、不敢、不通。不必，即对于方药计量没有必要。不能，即医药家没有号令全国、普及推行的能力。不敢，即要冒很大刑事风险。不通，即在常识、医理、历史、文物和文献等各个方面都说不过去。所以，我们可以十分肯定地将经方剂量 1 两的量值确定为 13.8 克，1 斤确定为 220 克。

八、《伤寒论》《金匮要略》方剂数目

《伤寒论》和《金匮要略》一共有多少药方，各种文献中的说法不一。《伤寒论》的药方数，多数文献说是 113 首，少数文献说是 112、114 或 115。之所以说法不一，是因为如下两种情况：

（1）《伤寒论》中有 113 个药方名，但其中完整的药方为 112 首，禹余粮丸 1 方只有方名而无药味。

（2）土瓜根（导）、猪胆汁（导）与蜜煎导一样，也应该作为独立的药方计算，如此则《伤寒论》的药方数可以说是 114 首或 115 首。

《金匮要略》的药方数，多数文献说是 262 首，但是也有其他一些不同的说法。之所以有不同的说法，是因为人们的计算方法各有不同。下面是几组确切数据：

（1）《金匮要略》正方 182 首，附方 23 首，方剂总数为 205 首。

（2）《金匮要略》后三篇载方 57 首；通常认为《金匮要略》后三篇并非张仲景的原文，所以往往也不将此三篇中的 57 方计算为张仲景的药方。

（3）《金匮要略》中有 35 首药方与《伤寒论》在方剂名称、药物组成以及剂量完全相同。二书都有附子汤和甘草汤，但《金匮要略》只有方名，而无药物组成等内容。二书都有五苓散，其药物组成虽然相同，但方药用量不同。《伤寒论》的三物白散与《金匮要略》的桔梗白散方名不同，但药物组成以及剂量相

同。若将此五苓散视为相同，将三物白散和桔梗白散视为相同，则二书相同的药方共37首。

（4）《金匮要略》的正方中有 5 首只存方名而无其他基本内容，它们是杏子汤、黄连粉、藜芦甘草汤、胶姜汤。

（5）《金匮要略》有的附方只列方名，用"方见上"、"方见某病中"的表述略去药物组成等基本内容，如第十篇《外台》乌头汤、第十七篇小承气汤，第十五篇瓜蒂散；前面讲的附方23首不包括这些药方。

（6）在重复的药方以外，《金匮要略》另有140首药方为《伤寒论》所无。

九、《伤寒论》与《金匮要略》冷热

有人说：张仲景没有写《伤寒论》，也没有写《金匮要略》。这话并没有说错。张仲景只撰写了名曰《伤寒杂病论》的著作，共 16 卷，成书于东汉末年。由于战乱不断，灾荒连年，《伤寒杂病论》在问世后不久即遗失零散。到晋代，太医令王叔和通过多方寻找，也未能收集到《伤寒杂病论》的全部内容。他将收集到的仲景著作进行整理，把其中论伤寒的部分编为《仲景方论》一书，这就是最早的独立成书的《伤寒论》。《金匮要略》是怎样形成的呢？据宋·林亿等《金匮要略方论·序》说，宋朝翰林学士王洙在整理馆藏书籍时，在蠹简中发现了一本张仲景的著作，名《金匮玉函要略方》，共 3 卷，上卷辨伤寒，中卷论杂病，下卷记载治疗伤寒和杂病的方剂，以及妇科疾病的辨治方法。王洙抄录下来传给人们阅读。林亿等人在校完《伤寒论》后，也开始校对这本《金匮玉函要略方》。由于已经有了一本《伤寒论》，为免重复，他们便把其中伤寒方面的内容删去。剩下的杂病方面的内容，他们在次序上做了一些调整，把原载于下卷的方剂逐一移到各种相应的病证条下，使读者在应用时查阅方便。此外，林亿等人还收集了一些散见于其他著作的仲景方剂，各附列于相关篇章之后。校对整理完毕，仍名其书曰《金匮要略方论》。后被简称为《金匮要略》。这就是《伤寒论》和《金匮要略》的简单沿革。

《伤寒论》和《金匮要略》是张仲景一部著作的两个部分，它们都属于中医古代文献中最为重要的著作，都属于中医四大经典之一，都是中医临床家必读书籍。然而从文献看来，无论是过去还是现在，人们对《伤寒论》的兴趣要远远大于《金匮要略》，《金匮要略》研究远远不如《伤寒论》研究那样火热。为什么会有这样的现象呢？笔者认为，《伤寒论》热而《金匮要略》不热，这种现象可能与下面五个方面的因素相关。

其一，《金匮要略》发现较迟。如上所述，此书一直到宋·王洙发现才引起世人注目。故清·徐忠可说"此书坠废已久"。而即使在王洙发现、林亿校对以后，其流传也并不广泛。明·俞桥说：《金匮要略》一书，"林亿等虽校理重刻，金、元以来，世寡经见，诸家或载《金匮》方治，多于他书中得之耳。不然，何未有一人能语其颠末者。"《金匮要略》较晚才被发现，因此医家们对《金匮要略》的研究和注释也就不可能早。此书古来无注，医家卒不易读。成无己 78 岁作《伤寒明理论》，80 岁完成《注解伤寒论》，未暇注《金匮要略》。不知道成氏如果再多活一些时间，他是否会注《金匮要略》。世间万事，创始唯难。成氏《注解伤寒论》，开《伤寒论》注释之先河，为成氏之后的《伤寒论》研究奠定了重要的基础。故成氏之后，《伤寒论》研究蔚然成风。但成氏未注《金匮要略》，这不仅未能启动《金匮要略》研究，是否也易于使人误解为成氏重《伤寒论》而轻《金匮要略》，于是人们也因之随之？直到明朝才开始有人研究《金匮要略》，从明至清，研究《金匮要略》的也不过数十家，而《伤寒论》研究类著作到清代已经超过千种以上。

其二，百病之急无急于伤寒。这是《伤寒》热而《金匮要略》不热的最为重要的原因。所谓伤寒，就是外感疾病，多为急性感染性疾病，尤其是急性传染病，包括一些烈性传染病。在古代，伤寒是人类健康和生命的最大威胁，因而也是医家最为重视的疾病，最为重要的研究课题。张仲景正是为了较好地治疗伤寒，才撰写《伤寒杂病论》。《千金方》即说，伤寒之病，"名人睿哲，多所防御；至于仲景，特有神功"。历代医家重视伤寒之病，重视伤寒之书，这是自然的道理。所以学习和研究《伤寒论》的人很多。杂病多是慢性病，其疾病过程较为缓慢，对人类的危害不可谓不大，但是一般不如伤寒危急。所以，以杂病辨治为主的《金匮要略》就被不少医家放到相对次要的位置。

其三，《金匮要略》的内容较为繁杂。众所周知，王叔和在整理编次仲景旧论时，但"录其证候、舌脉、声色、对病真方，有神验者"，不符合此要求的内容即舍而不录，故《伤寒论》很简洁，很精炼。但是林亿等人在校订《金匮玉函要略方论》时，仅删去其上卷伤寒部分的内容，"又采散在诸家之方，附于逐篇之末，以广其法"。而并未像王叔和整理仲景旧论那样仔细筛选，故相对《伤寒论》而言，《金匮要略》的内容是繁杂的，有几分零乱。从这个角度来看，研究《金匮要略》的难度要大于研究《伤寒论》的难度。这或许也是人们不去研究《金匮要略》的原因之一。

其四，亦有部分医家认为《金匮玉函要略方论》并非仲景著作，而是后人伪托为仲景著作。这种观点，或多或少影响了部分人对《金匮要略》的重视。

最后，《伤寒论》中引起医家论争的热点问题较多。自方有执、喻嘉言提出《伤寒论》错简重订的观点之后，《伤寒论》研究便部分走上一条歧途，也就是所谓的"错简重订"与"维护旧论"之争，这种无太大意义的论争却也演得轰轰烈烈，或尊王贬成，或尊成贬王，有人骂王叔和为仲景的罪人，亦有人颂王叔和为仲景的功臣。在此论争之外，又出现客观务实的辨证论治派医家，他们的出现使《伤寒论》研究局面更加多彩多姿。在《伤寒论》研究中，有关条文次序、六经实质、六病实质，包括厥阴病实质等问题的论争，有关伤寒传足传手、循经越经、经证腑证、伤寒日数等问题的争论，为百家争鸣的学术局面增添了气氛，增加了医家对《伤寒论》的兴趣。我们注意到，类似的论争在《金匮要略》研究中较为少见，虽然《金匮要略》里的学术疑案并不少。这是一个耐人寻味的问题。

第三节　方法学热点问题

一、但见一症便是

"伤寒、中风，有柴胡症，但见一症便是，不必悉具"，与其说这段文字引起了不少争议，倒不如说这段话引起了人们莫大的兴趣。临床医家都有体会，一个病证的确立并不是很容易的，需要全面的检查，仔细的辨析，有时还需要试探性的治疗。现在好了，对柴胡证的确定只需要一个症状，一症而足，如此简单，如此省事，这是哪一个症状呢？所以古今医家便开始寻寻觅觅，就像寻觅某个重要的密码一样。有人说这个症状是往来寒热，如清代医家程应旄就持这样的观点。有人认为这个症状是胸胁苦满，如近代医家承淡庵说，往来寒热、胸胁苦满、默默不欲饮食是柴胡汤证的确症，但其中之尤为可靠的一个症状是胸胁苦满。还有一些医家考虑到，在《伤寒论》提到的柴胡汤主症中，任何一个症状都难以确定柴胡证的诊断，于是他们变换思路，认为张仲景的意思是在某种前提下，若见某一个症状，便可确定为柴胡证。如郑重光认为，往来寒热是柴胡汤的主症，必须具备。此外兼见胸胁满硬，或心烦喜呕，或《伤寒论》第 96 条所列其他诸症中的任何一个症状，都可以断为柴胡汤证。还有的人说在少阳病提纲症口苦、咽干、目眩的前提下，再见任何一个症状，即可确定为柴胡汤证。《伤寒论》注释的第一人，金·成无己说，一症是《伤寒论》第 96 条所列"或胸中烦而不呕，或渴，或腹中痛，或胁下痞硬，或心下悸、小便不利，或不渴、身有微热"七组或然症中的任何一组症状。又有的医家提出，张仲景所说的"症"不同于脉象，症是症，脉是脉，故"一症"是指症状而言，不包括脉象。柴胡汤证的脉象为弦细脉。若诊得脉象弦细，那么另见任何一个症状，即为柴胡汤证。

上述数种观点应该说都有道理，但是到底仲景的本意是什么呢？笔者认为，仲景"一症"的意思并不是一个症状，而是少数的症状。古代汉语常用"九"、"十"表示多，而用"一"表示少，如"九牛一毛"、"九死一生"、"一言九鼎"、"一曝十寒"等。谁也不会把这样的"一"、"九"、"十"当成绝对的数字去理解。《伤寒论》第 101 条的"一"也不是一个绝对的数字，它与后面的"悉"字相对，是"少数"的意思。仲景在第 96 条列出了那么多的症状，有主症，也有次症，往来寒热，胸胁苦满，神情默默，不欲饮食，心烦，喜呕，还有那么多的或然症，在 96 条以外，还有少阳提纲症，这么多的症状，到底应该如何对待呢？故仲景紧随 96 条之后，提出了"但见一症便是，不必悉具"的原则，告诉读者，只要见到少数的、部分的症状便可以诊断为柴胡汤证，投柴胡汤，不要求全部症状具备。在第 97 条里，仲景强调的是"不必悉具"。"但见一症便是"与"不必悉具"意思相同。所以我们在理解该条原文时，不要去寻找哪一个症状。第 149 条"伤寒四、五日，呕而发热者，柴胡汤证具。"以及第 378 条"呕而发热者，小柴胡汤主之。"这些条文都是"不必悉具"原则的突出反映。

将"一症"作"少数症状"理解，并不是说不可以在但见某一个症状时，便能够确定柴胡证的诊断。因为一个症状也是少数症状，一个往来寒热是少数，一个胸胁苦满是少数，一个口苦也是少数。刘渡舟老师曾治一老妪，但见口苦，无余症，老师用小柴胡汤治之而愈。

"不必悉具"是临床辨证的一项十分重要原则，辨柴胡证如此，辨其他病证亦如此，它具有普遍的指导意义。如《伤寒论》列述了麻黄汤证的 8 个症状，人称"麻黄八症"，临床是不是只有见到这 8 个症状才确定它是麻黄证而投麻黄汤呢？显然不是。按照《伤寒论》的相关描述，桂枝汤证见发热、汗出、恶风、头项强痛、脉缓。临床是不是只有见到这些症状才确定它是桂枝汤证而投桂枝汤呢？显然也不是。书本上描述的病证大都是典型的，临床所见实际病例虽然也有较为典型的病证表现，但往往不是症症具备。在多数情况下，书本列述的脉症只是部分出现。谁要是不明白这个道理，谁在临床上就会感到寸步难行。

二、三百九十七法

《伤寒论》三百九十七法之说，始自宋·林亿等《校定伤寒论序》，自宋迄今900 余年，对三百九十七法之实质，历代医家虽见仁见智，各是其说，但大多可靠证据不足，终无确论。

（一）三百九十七法说的来源

《伤寒论》三百九十七法，并非出自仲景原文，最早见于北宋·林亿等《校定伤寒论序》。其云："今先校定张仲景《伤寒论》十卷，总二十二篇，证外合三百九十七法，除复重，定有一百一十二方。"其后，南宋严器之为成无己《注解伤寒论》作序，亦倡其说。谓："聊摄成公，……注成《伤寒》十卷，出以示仆，其三百九十七法之内，分析异同，彰明隐奥，调陈脉理，区别阴阳，使表里昭然，俾汗下而灼见……"后来人们多从其言，《伤寒论》三百九十七法之说风行于世。

（二）古代注家的见解

古今医家，大多皆遵林、成之言，只是笼统地说《伤寒论》三百九十七法，而不究其具体所指。但是也不乏有识之士，悉心探究其所指及含义。历代医家对三百九十七法的理解，大致可归纳为如下数种观点。

1. 三百九十七法的提法不妥

对三百九十七法首先质疑者，为明初医家王履。他说："及考成无己注本，则所谓三百九十七法者，茫然不知所在，于是询诸医流，亦不过熟诵此句而已，欲其条分经折，以实其数，则末遇其人。"所以，他在《医经溯洄集》中，特作"伤寒三百九十七法辨"一篇。他说，"多方求合而莫之遂"，于是便得出了"纵使三百九十七法之言不出于林亿等，而出于亿之前，亦不足用"的结论。遵此说者，尚有柯琴等人。柯氏在《伤寒来苏集》中即云："三百九十七法之言，既不见于仲景之序文。又不见于叔和之序例，……其不足信，王安道已辨之矣。"

2.《伤寒论》一条即是一法

自明以降，有一些医家认为，《伤寒论》一条便是一法。如方有执在《伤寒论条辨》中即云："今以三百九十七者条列六经，各有纲领统属，以相部类，使之各有定序。"然其所条列者，即为六经至劳复之三百九十八条条文。其后执错简论者，多遵方氏之说。由于三百九十八条与三百九十七法尚有一条之差，李士材作《伤寒括要》时，又将方氏《太阳中篇》之两条合二为一，以合其数。清·陈修园在作《伤寒论浅注》时又提出，"余考仲景原论，始于《太阳》篇，至《阴阳易瘥后劳复》篇止，共计三百九十七节（二张于"阳明病人无表里"一节误分为两节，今改正之）。何不言节而言法，盖节中字字是法，言法即可以该节也。"虽说方、李二氏是将条文重新排列，而陈氏系从旧序，但他们在将三百九十七条代三百九十七法这一点上却是相同的。

3.《伤寒论》言言皆法

由于三百九十七法难以合其确数，而三百九十七条又不能替代三百九十七法，于是有些医家便提出了"言言皆法"的观点。如闵芝庆即云："法则论中可垂训者，言言皆法，难以数计，学者勿执三百九十七法之说而忽其余也。"

4. 补缀以求合其数

在诸多医家中，也有人意识到林亿等人的三百九十七法必确有所指，但苦于六经至劳复各篇中明确提出了方治、可以言"法"者仅二百余条，为了求合其数，便多方设法，四处求索，予以补缀。如王晋三、张孝培等人即曾"以各方后㕮咀为末，先后煮、啜粥、不啜粥、饮暖水，日几服为法"，以补三百九十七之数。陈修园对此持反对态度："亦不过于人人俱略中点个眼目，非于全论中明其体用，且三百九十七之数，亦不相合，余不敢阿其所好。"

综上所述，三百九十七法之说，肇始于林亿，唱和于成无己，历代不少医家对这个问题做过研究，但至今没有明确统一的结论。

（三）现代医家的认识

俞长荣认为《伤寒论》之精华在于诊治大法，即《伤寒论》的辨证论治规律，也是学习《伤寒论》的主要目的。三百九十七法之说，概念不清，数据不实，逻辑不合理，反而限制了人们的学术见解，人们不必拘泥其数。

王庆国在研究明·赵开美翻刻宋本影印件的基础上，对三百九十七法提出了自己的见解。他认为对于三百九十七法的讨论，首先要明确两个问题：一是三百九十七法之数是实指而非虚指；二是要区分开"证"和"法"所具有的不同概念。从赵开美复刻宋本来看，林亿等人校定《伤寒论》的体例，是将条文中不出方治者作为"证"，出具体方治者作为"法"。而三百九十七法，实指从第五篇《辨太阳病脉证并治上》算起，至第二十二篇《辨发汗吐下后病脉证并治》为止，所有出具体方治（包括针灸法）者而言。在宋本各篇正文之前，均将这些称为法的条文重列，字句间有简化，略同子目录的形式。诸篇合之，共得三百八十七法，与序言之数不符。究其原因，可能有条文脱落。

王氏同时也指出三百九十七法说的不足之处：其一为前后重复。除去重复者，仅二百三十法而已；其二为自乱体例。虽说宋本是以带方治者为法，不出方治者为证，但书中违此体例者也间或有之；其三，与原文精神不尽契合。须知《伤寒论》全书贯穿着辨证论治的精神，在许多不为林亿等列为法的条文中，也存在着辨证施治、遣方用药的原则。将这些条文一并归于"证"而不言"法"，未免有失当之处。因此，王氏认为对三百九十七法之说，应该用辩证的态度看待之，就是一方面要弄清其实质内容，另一方面也要看到其不足，不要受其局限，应灵活掌握全书中所贯穿的辨证施治、遣方用药的原则。

董正华在考察明·赵开美仿宋复刻本（影印本）后，得出与上述王氏相同的结论。他指出，林亿等所言"法"是指伤寒及杂病多种证候的具体治疗方法，包括方药、针灸和部分治禁等；三百九十七法指从《辨太阳病》至《辨发汗攻下后病》18 篇内，各篇所注法数之和。然统计赵本各篇法数之和并非三百九十七，实为三百八十七法，疑有脱误。

夏均宏认为，若以数计，按宋版本编排，一条便是一法；若不以数计，则仲景之书，论中有方，方中有论，方中有方，法外有法，处处可以取法，故学者又不可以三百九十七法为拘也。

钱超尘认为，《伤寒论》之三百九十七法，历代均未寻找出确切数目，关键是没有寻找出其中另外九法所在。另外九法隐含于"太阳中""太阳下""阳明"三条小注之中。此外，林亿等所说的三百九十七法有其特定的含义，即"法"中不包括"证"；三百九十七法不仅包括三阴三阳中的法，也包括"可"与"不可"诸篇中的法。

（四）结语

林亿等根据《伤寒论》的体例及其内容，综合伤寒和部分杂病不同证候的多种治疗方法，概况性地提出"三百九十七法"之说。推其本意，林亿等应该是为了令读者开卷了然，为了强调《伤寒论》各种辨治方法的重要性。其用心虽好，却给读者带来了一些问题，使读者拘泥于三百九十七之数，年深代远，致使产生了种种揣测，反而影响了人们对《伤寒论》辨证论治原则的理解。为学者应着重理解和把握《伤寒论》的辨证论治精神，不必拘泥一法一方的数目。

三、《伤寒论》的辨证方法

《伤寒论》的精髓在于辨证论治。辨证论治包括辨证与论治两个步骤。辨证就是通过辨析，获得对证的清晰而准确的认识。辨证是论治的基础，是论治的依据。所以古人说治病先得识证。中医讲辨证，西医讲诊断。辨证是中医的诊断；诊断是西医的辨证。大概学习《伤寒论》的人都知道，学习《伤寒论》之最重要的目的和任务就是学习它的辨证论治方法。那么，《伤寒论》的辨证方法是什么呢？对于这个问题，或许人们会不假思索地回答，是六经辨证。不过这样的回答只算答对了问题的一半，因为六经辨证只是《伤寒论》的主要辨证方法，而不是唯一的辨证方法。作为六经辨证的补充和辅助，《伤寒论》运用的辨证方法还有八纲辨证、三焦辨证、病因辨证、脏腑辨证、气血津液辨证。此外，还有一种被称为"汤症辨证"的辨证方法，它在《伤寒论》中的运用也很多。

六经辨证是《伤寒论》的主要辨证体系。在《伤寒论》里，六经辨证的内容最为丰富。举例而言，《伤寒论》各篇章名曰"辨太阳病脉证并治"、"辨阳明病脉证并治"等，大多数条文冠以"太阳病""阳明病""少阳病"等，《伤寒论》中还有此"为阳明病也""二阳并病，太阳证罢""知非少阴病……脉虽沉紧，不得为少阴病"等表述，这些论述都说明六经辨证是《伤寒论》最为主要的辨证方法。不过六经辨证是一个较为宏观的和抽象的分证纲领，还不能很好地满足临床论治的具体需要。在不少情况下，六经辨证并不是必需的。《伤寒论》必须运用其他辨证方法。

在《伤寒论》中，八纲辨证方法运用的也较多。八纲者，阴阳、表里、寒热、虚实也。兹举数例言之。如辨阴阳："脉微而恶寒者，此阴阳俱虚""病有发热恶寒者，发于阳也；无热恶寒者，发于阴也"。辨表里："其小便清者，知不在里，仍在表也""必有表，复有里也"。"表"在《伤寒论》又作"外"："此为半在里，半在外"。辨寒热："此表有热，里有寒""伤寒六七日，结胸热实"。辨虚实："发汗后，恶寒者，虚故也；不恶寒，但热者，实也"。老师刘渡舟教授多次对我讲，八纲辨证很重要；一个病例，假若认清了其八纲属性，那么温清、补泻，治表、治里，方向即不会出错，保证了治疗在原则上是正确的。

《伤寒论》也有病因辨证的内容。如"此为水结在胸胁也""以太阳随经，瘀热在里故也""此为风也"。这些表述都是病因辨证的明确反映。《伤寒论》还提到两两相杂的复合病因，如"风湿相搏""以寒湿在里不解故也"等。有时，《伤寒论》笼统地称病因曰"邪气"："胸中有热，胃中有邪气。"在热、水、风、湿、寒几种病因以外，《伤寒论》还提到痰、瘀血、宿食、燥屎、蛔虫等病因。病因辨证使治疗更有针对性。

脏腑辨证是《金匮要略》的主要辨证方法，在《伤寒论》亦有较多的运用。如"病人有寒，复发汗，胃中冷，必吐蛔""胃中必有燥屎五六枚也""胸中有热，胃中有邪气，腹中痛""此冷结在膀胱、关元也""此肝乘脾也""此肝乘肺也"，这些条文都反映了脏腑辨证的内容。三焦辨证是脏腑辨证的一个方面。《伤寒论》"得汤反剧者，属上焦""理中者，理中焦。此利在下焦"，这些论述便属于三焦辨证的内容。清代医家吴鞠通在总结前人辨证经验的基础上，提出了较为完备的三焦辨证体系，发展了仲景医学。脏腑辨证使辨证在病变定位上得到了落实。

在上述几种方法之外，《伤寒论》还有一种被称为"汤症（证）辨证"或"方症（证）辨证"的辨证方法。"伤寒六七日，呕而发热者，柴胡汤证具""太阳病，桂枝证，医反下之，脉促者，表未解也"，这二条原文就是汤证辨证的反映。

辨证的目的是为了认识病证。病证的发生是病因在病位上引起了病变，故病证的基本构成因素有三：病因、病位和病变。从这个意义上讲，病因辨证和脏腑辨证的重要性是不言而喻的。然而，从文字上看，《伤寒论》的病因辨证和脏腑辨证却只有零星的、散在的内容，似乎被放在了可有可无的位置。为什么以辨证论治著称的《伤寒论》对脏腑辨证和病因辨证没有给予足够多的重视呢？为什么在没有充分运用病因辨证和脏腑辨证的情况下，《伤寒论》的辨证方法仍然行之有效呢？笔者认为，那是因为《伤寒论》运用了汤证辨证的方法。汤证辨证的基本原则是"有是证即用是方"——见到怎样的病证，便用怎样的方剂治疗。《伤寒论》的汤证辨证看起来似乎是不讲病因，不讲病位，也不讲病变，只是着眼于疾病的表现。但事实上一旦完成了汤证的辨析，那同时也就完成了对病因、病位和病变的辨析，因为汤证与它特定的病因、病位和病变之间存在着固定的关系，有怎样的汤证便说明有怎样的病因、病位和病变。一个众所周知的道理是，有什么样的种子不一定导致什么样的结果，但有什么样的结果，那必定是由它的种子产生的。

《伤寒论》辨证以六经辨证为主，以八纲辨证为辅，以脏腑辨证和病因辨证为补，并与汤证辨证相伍。通过对《伤寒论》辨证方法的讨论，我们大概也可以树立这样一个观念：在临床上以仲景为榜样，将多种辨证方法结合起来运用，不要偏执某一方法。只有将多种辨证方法结合在一起，对病证的辨析才可能是全面的、细致的、准确的。

前面已经说过，中医的辨证相当于西医的诊断，西医的诊断相当于中医的辨证。说辨证也罢，说诊断也罢，都是为了准确细致地认识疾病，进而正确地治疗疾病。不过西医为了获得准确的诊断，它主要致力于疾病检查，充分利用各种可以利用的手段，包括各种可以利用的仪器设备，努力寻找最能反映疾病本质特征的征象、信息。所以西医诊断学的发展突出表现在检查手段的发展。中医为了准确辨证，它主要致力于对检查结果的分析。中医的检查手段是四诊，望、闻、问、切，过去它没有别的手段可用，现在它又不太善于用别的手段。西医检查结果的可靠性较多地取决于实验室；中医检查结果的可靠性几乎完全取决于操作者的技能和经验。与实验室相比，操作者的技能和经验可以称为"软件"。中医的检查靠人的感官，在感官能够感知的范围内缺乏一些精密，在感官能够感知的范围以外无能为力，所以中医的检查结果有其局限性，有时还不能较好地反映疾病的本质。正因为如此，中医便将精力较多地用于对检查结果的辨析，也就是辨证，努力通过辨证弥补检查的不足。于是中医建立了八纲、六经、三焦、脏腑、经络、卫气营血、病因辨证，以及汤证辨证等各种方法。各种辨证方法都是对脉症进行辨析，分析脉症的不同排列组合所表达出来的意义，这是它们的共性。

四、方证相对论

东汉张仲景《伤寒杂病论》是在撰用《内经》《难经》《汤液经法》等著作理论的基础上结合自己的临床经验写成的。该书完成以后，由于战乱原因即散佚。后由西晋王叔和搜集整理编次了该书的伤寒部分，意欲还原其本来面目，形成现行《伤寒论》版本的框架，可被看作是一种研究《伤寒论》的方法。继王叔和之后，孙思邈在收集整理《伤寒论》时，有感于时医"疗伤寒，唯大青知母诸冷物投之，极与仲景本意相反"。"遂披伤寒大论，鸠集要妙"，提倡"方证同条，比类相附"，将条文重新归类，方证互相对应，以方为法，归类相从，以使"需有检讨，仓卒易知"。如太阳病分为"用桂枝汤法"、"用麻黄汤法"、"用青龙汤法"、"用柴胡汤法"等，这种以方为纲，比附归类的研究方法，开后世以方类证，方证相对研究之先河，也为其他多种分类研究方法提供了借鉴。以孙思邈为发端，后世受其影响，宋代医家刘元宾是第一个以方剂名称命名证的人，在他的著作《伤寒括要》里，他采撷《伤寒论》中的主要方剂 31 首并以其命名证候，如桂枝汤证，麻黄汤证等，把涉及该汤的证候条文列于其下，加以分析，这可被看作真正意义上的方证相对研究。清代医家柯韵伯则对"以方名证"或"按方类证"作了进一步发挥，在其著作《伤寒来苏集》中，柯氏以方名证，按方类证，除把涉及该汤的证候条文列于其下，也把与之相关的类证，如变证、坏证、疑似证等列于其后。如桂枝汤证，则把涉及桂枝汤的证候条文列于其下，并把由五味药组成的桂枝汤作为主方,认为若药味有变化则不能称为桂枝汤,因而将桂枝甘草龙骨牡蛎汤证、桂枝加桂汤证等归纳为桂枝汤的变证、坏证列于桂枝汤证条文的下面,以区别辨证应用。这种归类的优点,体现了方证、脉证、主证及次证、类证鉴别等特点,便于掌握使用。把方证相对研究又向前推进了一步。

宋代医家朱肱在其著作《类证活人书》中提出药证一说。其曰:"所谓药证者,药方前有证也。如某方治某病是也。某汤者,某证之药。"阐述了药方与病证之间的关系,可看作为方证相对研究的另一种形式,因为方由药组成。并且朱氏认为临证当加减用药,方证(病)相应则用正方,稍有差别即随证加减。明代的刘宗原对朱氏的"药证"说加以发挥,在其著作《玉机微义》中明确提出了"药证相对"说。其认为"药证相对,名实相符,方可行之,否则犯禁致逆,及失其立法之意也"。强调方药与证的相对应。例如他认为:"设若大承气汤证,反用调胃治之,则邪气不服,承气汤证,反用大承气下之,则过伤正气……"。

尤在泾则"按法类证",在《伤寒贯珠集》中,尤氏把有关条文方证汇列于大法之下,加以阐述,"以法类证,以证论治",从而反映《伤寒论》治法规律。陈修园立足于六经气化理论,突出"按经类证",他在《伤寒论浅注》中把三阳病方证条文按经证、腑证、变证归类,三阴病按阴化阳化、水化火化、寒化热化归类,以反映方证的联系与六经传变。沈金鳌按症类证,即以症状为归类标准,将具有这些主症条文汇列于下加以分析比较,以阐明主症的发病机理,鉴别异同及其治疗。此外,还有钱潢的按因类证,以发病原因为归类标准。现行《伤寒论选读》教材则"按理类证",如上热下寒证,阳虚水泛证,阴阳两虚证等。需要指出的是第一个提出"方证相对"名词的医家当推日本汉方医学家吉益东洞。他在《方极·序》中说:"仲景之为方也,有法。方证相对也。不论因也。"强调方证相对,方随证转。临床当重视病人的临床表现与体征,视其符合何方之适应证,而后处方用药,不必审其病因病机。可见吉益东洞的"方证相对"说亦深得仲景伤寒论治奥旨,但其不审病因病机,又欠火候。

总之,方证相对萌芽于仲景以前,形成于仲景。方证相对研究方法倡于孙思邈,其后医家逐有发挥,成熟于柯韵伯,而吉益东洞明确提出"方证相对"

名词。

当前，世界医学界倡导循证医学，临床治疗重证据，要求方药与适应证相吻合，因此方证相对也将随历史发展在研究方法及方证对应的本质研究上成为新的科学前沿问题。

第四节 医史学热点

一、长沙太守

张仲景举孝廉、任长沙太守的事在《后汉书》《三国志》没有记载，最早见于林亿《伤寒论序》所引唐·甘伯宗《名医录》：张仲景"名机，仲景乃其字也。举孝廉，官至长沙太守"。后来很多人都以甘伯宗的说法为依据，说张仲景曾举孝廉、任长沙太守。明赵开美辑刻之《仲景全书·注解伤寒论》亦称汉长沙太守张仲景。但是至今我们也不知道甘伯宗的依据是什么。有人认为，东汉曾有一位长沙太守张羡，张羡就是张仲景，如孙鼎宜、郭象升等就持这样的观点。但也有人认为张仲景没有做过长沙太守，其理由约有这样几种：其一，宋本《伤寒论》不论自序之后或《伤寒例》之前，都没有标明"长沙守"，只有古时"汉张仲景述"而已。其二，在古代，医生的地位很低，华佗耻"以医见业"，道理便在于此。《史记》载淳于意，特表明他为"太仓公"；皇甫谧的《甲乙经序》称他为"仓公"。王叔和的官位也被明确标示为"太医令"；王叔和著的《脉经》在卷首便有"晋太医令王叔和撰"数字。如果张仲景曾任长沙太守，王叔和在编次《伤寒论》时，他是决不会不写明的。其三，《伤寒论·序》中有反对"企踵权豪，唯名利是务"的说法，反对做官，这不太像做过太守的人的口吻。其四，东汉末年，战乱频仍，长沙为军事要冲，非精于武功战略者，不能任太守。所以，虽然后世都称张仲景为"长沙"，但他是否做过长沙太守，现在还无法做出结论。

二、张机与张羡

现在公认张仲景名"机"，"仲景"是他的字。但也有一种说法，认为张仲景名"羡"，"羡"与"景"同训。清末孙鼎宜《仲景传略》说："意者机字为羡之论讹。张羡其字仲景，与名字相应。"按照古人对"名"与"字"的用字习惯，名与字的意思是相近的。"羡"字与"仲景"意思相近，而"机"字与"仲景"意思不相侔，所以称"张机"是"张羡"之误，这种说法似乎也有几分道理。但是，如果张羡就是张仲景，而张仲景又是取得了巨大医学成就的人物，那么为什么史书在介绍张羡的时候对他精通医学的事情却只字不提呢？看来张仲景即张羡的说法仍然是有疑问的。

三、张仲景祠、墓

史传张仲景曾任多年长沙太守。传说他勤政爱民，任内常常为人治病，择定每月初一、十五两日，打开衙门，为病人诊脉处方。"坐堂医生"之名由此而来。他的药方医术得以在长沙和湖南地区广泛施行和传播，受到长沙及湖南人民的普遍尊敬。长期以来，湖南各地中医师收徒弟，都必行"拜仲景先师礼"。长沙历代都建有张仲景祠，以示对这位医圣的追念敬仰之情。据长沙地方志记载，直到清嘉庆年间，长沙还"建祠于贤良祠西，祀之"。抗战时期，该祠毁于战火。1947 年，长沙中医界又捐款重建新祠三间，改名"仲景堂"。至今在蔡锷中路湖南省中医学院附二医院内还刻有石碑，湖南医科大学内塑有雕像，以纪念这位杰出的医学伟人。

南阳是我国东汉伟大医学家张仲景的故里。坐落在南阳城东温凉河畔的医圣祠，始建于明嘉靖二十五年（公元 1564 年），是张仲景的墓祠所在地。现存建筑为清代风格，中轴线上有大门、照壁、仲景塑像、碑亭、山门、拜殿、冢墓、过殿、正殿；两侧有双廊、春台亭、秋风阁、仁术馆、仲景堂、智圆斋、寿膳堂等。1981 年建立张仲景史文献馆。1988 年被国务院公布为全国重点文物保护单位。

张仲景的墓也在祠内，坟墓建于何时已无确考。墓前的石碑是清朝张三异所立，时间是清顺治十三年（公元 1656 年），上书"汉长沙太守医圣张仲景墓"。墓西侧有一座房子，陈列着张仲景为人把脉的塑像。仲景墓是仿汉墓式样，墓的四角各有一个羊头，在中国古代"羊"和"祥"是同音、同义的两个字，象征吉祥。所以游人喜欢抚摩石雕羊头以祈福。民间的说法是"摸摸羊头，百病没有"。据说以此为父母祈福最灵。墓顶的莲花座，象征张仲景"出淤泥而不染"的高尚医德医风。医圣祠前面巍巍屹立的是仿汉子母阙。汉阙上的朱雀面南而立，青草遍地，绿树成荫。大院中央，一座双层六角琉璃瓦碑仲景像，刚毅质朴，庄严肃穆，充分显示了仲景先生"爱人知人"的伟大胸怀。

第七章
张仲景医学对中医学的影响

第一节　张仲景医学对中医辨证体系的影响

《伤寒论》的卓越贡献在于创立了六经辨证论治体系。仲景全面分析外感热病发生发展过程，综合病邪性质、正气强弱、脏腑经络、阴阳气血、宿疾兼夹等多种因素，将外感热病发展过程中各个阶段所呈现的各种综合症状概括为 6 个基本类型，即太阳病、少阳病、阳明病、太阴病、少阴病、厥阴病，并以此作为辨证论治的纲领。任何一个类型都不是一种独立的疾病，而是外感热病在整个发展过程中或者病程的某个阶段所呈现的综合症状。六经病证彼此之间有机联系，并能相互传变。其传变学说并无必然的僵化顺序和固定之时日，而是主张疾病之传变，决定于感邪之轻重、正气之强弱和医护之当否，或传或不传，或循经传，或越经传，或直中，或合病、并病，灵活多变，较之《内经》之传变学说，更符合临床实际。其三阳三阴分证，客观反映了外感热病由表入里、由浅入深、由轻到重、由实转虚的发展变化规律，具有极高的临床实用价值。其系统的辨证论治思想不仅对外感热病的诊治具有指导意义，而且广泛适用于中医临证各科。

一、六经辨证与八纲辨证

外感热病，是在外邪之作用下，正邪斗争的临床反映。正邪斗争的消长盛衰，决定着疾病的发展变化和证候的基本性质。是故《伤寒论》之六经辨证，即是运用阴阳、表里、寒热、虚实等中医基本理论，对六经病证之病位、病性、病机、病势以及邪正进退等因素，进行分析综合、归纳概括，以求得出正确之辨证结论，并确定合适之治疗方法。而后世之八纲辨证，则是对一切疾病的病位、病性的总概括。二者关系密不可分。六经辨证运用了八纲辨证之具体内容，实为八纲辨证之滥觞；而八纲辨证则是在《内经》理论的指导下，对六经辨证内容在另一个理论高度上加以系统化、抽象化，是六经辨证的继承和发展。

八纲辨证是对一切疾病的大体病位和证候性质的总概括，是中医临床各种辨证的总纲，在诊断疾病的过程中，有执简驭繁、提纲挈领的作用。它源于《内经》《伤寒论》等古典医著，尤其是《伤寒论》的六经辨证，是宋元明清的医家，如许叔微、王执中、张景岳、程钟龄等对《伤寒论》六经辨证深入研究，逐步总结和完善起来的一种辨证纲领。六经辨证是《伤寒论》主要用于外感病辨证论治的一种辨证方法。因为外感病是在外邪的作用下正邪斗争的临床反映，正邪斗争的消长盛衰，决定着疾病的发展变化，关系着疾病的病位和证候的性质，所以六经辨证的具体运用，无不贯穿着阴阳表里寒热虚实等内容，因此，六经辨证与八纲辨证有着十分密切的关系。

阴阳是辨识疾病与证候的总纲。一般说来，《伤寒论》六经病中太阳、阳明、少阳统称为三阳病；太阴、少阴、厥阴统称为三阴病。三阳病表示正气盛，抗病力强，邪气实，病情一般呈现亢奋的状态，因而三阳病多属热证、实证，概括为阳证。三阴病表示正气衰，抗病力弱，病邪未除，病情一般呈虚衰的状态，因而三阴病多属于虚证、寒证，概括为阴证。故第 7 条曰："病有发热恶寒者，发于阳也；无热恶寒者，发于阴也。"此即六经与八纲中阴阳总纲的关系。

表里是分析病位深浅的纲领。就六经表里而言，一般太阳属表，其余各经病变均属里。但表里的概念又是相对的。例如：从三阳病与三阴病而言，三阳病属表，三阴病属里；从三阳病而言，太阳属表，少阳属半表半里，阳明属里；从阴阳经表里配属而言，太阳属表，少阴属里，阳明属表，太阴属里，少阳属表，厥阴属里；从太阳一经而言，中风表虚证、伤寒表实证属表，蓄水证、蓄血证属里。判断疾病的表里还可以说明病势的趋向，如疾病由表入里为逆，由里出表为顺。判断疾病的表里对决定治则也有重要的意义，如太阳表证宜解表发汗，阳明里证宜清下实热，在表里同病的情况下，又有先表后里，先里后表，表里同治等不同治法。可见六经中蕴含着丰富的表里辨证内容。

寒热是辨别证候性质的纲领。就六经病的寒热病性而言，三阳病病势亢进，阳邪偏盛，多属热证；三阴病病势沉静，阴邪偏盛，多属寒证。具体病证的寒热病性却比较复杂。如同一下利，有葛根芩连汤证、黄芩汤证、白头翁汤证之热利；也有桂枝人参汤证、四逆汤证、理中汤证之寒利。更有寒热错杂之下利，如生姜泻心汤寒热痞结于中焦、乌梅丸上热下寒而致阴阳逆乱、干姜黄芩黄连人参汤证上热中寒相格拒等辨证就较困难。还有在寒热极盛之时，热极生寒，寒极生热，每每出现真寒假热，真热假寒之证，尤须留心辨别，辨证稍有疏忽，病人则有性命之虞。可见辨寒热也是六经辨证的重要内容。

虚实是辨别正邪盛衰的纲领。凡病皆有邪正盛衰，故有虚证、实证。《素问·通评虚实论》曰"邪气盛则实，精气夺则虚"，可见虚指正气，实指邪气。辨别邪正虚实，是治疗时选择扶正、祛邪或攻补兼施的关键。《伤寒论》对辨别邪正虚实十分重视。如第 70 条"发汗后，恶寒者，虚故也；不恶寒，但热者，实也，当和胃气，宜调胃承气汤"。第 68 条"发汗病不解，反恶寒者，虚故也，芍药甘草附子汤主之"，即是通过发汗后的寒热趋向以定虚实。又如第 50 条"脉浮紧者，法当身疼痛，宜以汗解之，假令尺中迟者，不可发汗，何以知然？以营气不足，血少故也"，即是以脉症变化来判断虚实。同时，虚实证还依一定条件而相互转化，如太阴里虚、寒湿郁久化热，可转化为阳明里实证；阳明里实热证清下太过，可转化为太阴里虚寒证等。可见辨虚实也是六经辨证不可或缺的重要内容。

上述例证，可以说明，八纲辨证与六经辨证存在着流与源、共性与个性的关系。即八纲辨证虽源于六经辨证，但它是对疾病的病位、病性、邪正消长等方面的总概括，反映了疾病的共性，而六经辨证则是八纲辨证的系统化、具体化，是对外感病发展过程中各种病证阴阳表里寒热虚实的具体分析，反映了外感病的个性。例如六经病证中的太阳病，有恶寒、发热、头痛、项强、脉浮等证。从八纲辨证来分析，属于表证。但仅据表证，还不能指导治疗，必须结合汗之有无，脉之缓紧来进一步辨别，如有汗、脉缓为表虚；无汗、脉紧为表实。只有这样，才能准确地运用解肌或发汗的治疗方法。又如少阴病以八纲辨证分析属里证、虚证，但仅据里证、虚证还不能指导治疗，必须进一步分析其阴阳的偏盛偏衰，如果表现为无热恶寒，四肢厥逆，下利清谷，脉沉微，但欲寐等阳衰阴盛者，则为少阴寒化证；如表现为心烦不得眠，咽干咽痛，脉细数等水亏火旺者，则为少阴热化证。只有这样，才能准确地运用扶阳抑阴或育阴清热的治疗方法。由此可见，六经辨证与八纲辨证是相辅相成的，必须充分理解到这一点，才能有效地进行临床辨证和治疗。

二、六经辨证与脏腑辨证

《伤寒杂病论》一书，其论脏腑辨证的有关内容，主要见于《金匮要略》部分，但其《伤寒论》部分，亦蕴含着丰富的脏腑辨证思想。脏腑经络是人体不可分割的有机整体，六经证候的产生，均是脏腑经络病理变化的反映。因此，六经辨证不能脱离这些有机的联系。以脏腑的病理反映而论，在疾病的发展过程中，各经病变常会累及所系之脏腑，而出现脏腑的病证。正是《伤寒杂病论》中丰富的脏腑病证辨治内容，为后世脏腑辨证理论体系的最终形成，奠定了良好的基础。

脏腑辨证是根据脏腑生理功能、病理表现，对疾病证候进行分析归纳，借以推断病机、判断病变部位、性质、正邪盛衰状况的一种辨证方法。它与六经辨证有着十分密切的关系。脏腑是人体功能活动的核心，并通过经络气血等的有机联系，构成了人体不可分割的整体。六经证候的产生，则是脏腑经络病理变化的反映。因此，六经辨证不能脱离这些有机的联系。以脏腑的病理反映而论，各经病变常会累及所系的脏腑，而出现脏腑的证候。如膀胱为太阳之腑，太阳病虽以表证为主，但当其循经入里之时，邪入膀胱，影响气化功能，以致水蓄不行，可见小便不利，少腹里急，烦渴或消渴，饮水则吐等，谓之太阳蓄水证，它既是六经证候，也是膀胱证候。胃与大肠为阳明之腑，邪入阳明，胃燥热甚，津液受伤，则见身大热、汗自出、不恶寒、反恶热、口干舌燥、燥渴不解、脉洪大等，既是阳明热证，又是胃肠燥热证；若肠胃燥热结实，腑气不通，而见潮热、谵语、手足濈然汗出、腹胀满硬痛、大便秘结等，既是阳明腑实证，又是胃肠燥实证。胆与三焦为少阳之腑，胆火上炎，则口苦、咽干、目眩，可知少阳病与胆腑有关。三焦水道失于通调，或水停心下，则心下悸、小便不利；或水寒犯肺则为咳（见小柴胡汤证或然证）；或少阳枢机不利，寒饮留中不化，则可见往来寒热，心烦，胸胁满微结，小便不利，渴而不呕，但头汗出等，既是少阳病，又是胆火内郁，三焦水停证。脾为太阴之脏，病则脾阳不振，运化失常，寒湿内阻，可出现腹满而吐、食不下、时腹自痛、下利等，此证既是太阴病，又是脾阳虚证。心肾为少阴之脏，病则心肾阳虚，气血不足，可出现脉微细、但欲寐、恶寒、蜷卧、甚则厥逆、下利清谷等，称为少阴寒化证或心肾阳衰阴盛证。如果肾阴不足，心火过亢，水火失济，则见心中烦、不得眠、咽干、舌质绛、脉细数等，则称为少阴热化证或肾水亏虚，心火亢盛证。肝为厥阴之脏，病则寒热错杂，肝气横逆犯脾，可见消渴，气上撞心，心中疼热，饥不欲食，食则吐蛔，或下利等，既是厥阴上热下寒证，又是肝热脾寒证。此外，经络内属于脏腑，外络于肢节。以经络的病理反映而论，例如，足太阳经起于目内眦，上额交巅，下项挟脊抵腰至足，循行于人体的背部，故太阳经受邪则见头痛、项强、身痛、腰疼等证。足阳明经起于鼻梁凹陷处两侧、络于目而行于面，并从缺盆下行经胸腹，循行于人体之前面，故阳明经受邪，则见面赤、目痛、鼻干等证。足少阳经起于目外眦，上抵头角、下耳后，入耳中，并从缺盆下行胸胁、循行于人体之侧面，故少阳经受邪，可见耳聋、目赤、胸胁苦满等证。三阴病属里证，其经络所反映的证候虽不像三阳经那么显著，但其所表现的某些证候，如太阴病的腹满、少阴病的咽干、厥阴病的头痛，都与经络循行的部位有关。由此可知，六经辨证与脏腑辨证是密不可分的。当然，六经辨证并不等同于脏腑辨证。有些证候，难以用脏腑辨证作完整而准确的归纳，如血虚寒凝证（当归四逆汤证），固然与肝有关，但是此病涉及血脉，故称厥阴血虚寒凝证较为准确。又如结胸、悬饮等证，与肺气有一定关系，但水饮盘踞胸胁是病机的根本，且多由太阳病传变而来，故将其列于太阳变证中较为妥当。更重要的是，六经辨证主要是为外感病的辨证论治而设的，而脏腑辨证（即《金匮要略》的辨证体系）主要用于内伤杂病的辨证论治。如将《伤寒论》与《金匮要略》结合分析，则可以十分清楚地理解张仲景将两种辨证有分有合地运用于伤寒杂病治疗的思想。这一思想不仅为诊治外感病提供了有效的科学方法，也给中医临床各科疾病的辨证论治奠定了基础。

第二节　张仲景医学对温病学说的影响

《伤寒论》是研究外感热病的专著，其中有不少关于温病的内容。但尚未形成完整体系，后人在此基础上，经过长期医疗实践，发展成为温病学。温病学是《伤寒论》学说的主要分支。温病与伤寒，有源与流、继承与发扬的关系。

一、仲景医学中的温病学说

《素问·热论》里提到："今夫热病者，皆伤寒之类也。"这里的伤寒，就是全部的外感热病，因此，就温热病来说，在《内经》时期已经有明确的论述了。《难经》又说："伤寒有五：有中风，有伤寒，有湿温，有热病，有温病。"这五个方面指的是广义的伤寒。五者之中的伤寒，相当于《伤寒论·太阳病》相对于中风的伤寒，称之为狭义的伤寒。而五者中的湿温、热病和温病，恰恰是温病学所讨论的问题。可见，《难经》时期对温病也有全面的认识了。《伤寒杂病论》源于《内经》《难经》，因此，二者之学术思想应当在《伤寒杂病论》中得以体现，具体如下。

《伤寒论·太阳病》的第6条："太阳病发热而渴，不恶寒者为温病。若发汗已，身灼热者，名风温。风温为病，脉阴阳俱浮，自汗出，身重，多眠睡，鼻息必鼾，语言难出。"并且还提到其治疗禁忌："若被下者，小便不利，直视失溲。若被火者，微发黄色，剧则如惊痫，时瘛疭。若火熏之，一逆尚引日，再逆促命期。"太阳温病和风温，指的就是温热病。

《伤寒论》第 110 至 119 条讨论了火逆。第 119 条："微数之脉，慎不可灸，因火为邪，则为烦逆，追虚逐实，血散脉中，火气虽微，内攻有力，焦骨伤筋，血难复也。"所谓的"焦骨伤筋"，骨属肾，筋属肝，即指伤其肝肾，伤其精血之意。辨证当属温病营分、血分病证。因此，也说明，张仲景已论述了以温热为主的外感病。

小柴胡汤证的主要病机是少阳枢机不利，胆热内郁，这同样是温病学气分证范畴的一种表现。而且从二阳合病的葛根汤证到阳明经热的白虎汤证，再到腑实已成的"三承气汤"证，都是温热病。后面少阴病篇的少阴热证，厥阴病篇的热厥证，也同样是温热病，特别是《伤寒论》阳明病篇的"三急下"和少阴病篇的"三急下"，都用大承气一个方来急下存阴——急下在于泻热，热泻自可存阴，这一点是温热病危重阶段中医治疗的至上原则。另外，《伤寒论》最后在劳复篇用的竹叶石膏汤，也广泛地见于温病学著作中。

《金匮要略》的痉湿暍篇中，暍病实际上就是中暑，即暑天得的热病。痉病中"痉为病，胸满，口噤，卧不着席，脚拘急，必齘齿，用大承气汤"一条，讲的就是热盛动火的证治。因此，从上述《伤寒杂病论》中的相关记载，温病学已经初步显示出来。

仲景对温病有散在的论述，但在具体的治疗及用方用药上，则有其局限性。如《伤寒论》第 6 条提到的风温，张仲景没有提出治疗方药，而且他在火逆病中也未见治法。

张仲景在腑实证情况下使用大承气汤，必须达到痞、满、燥、实、坚五实俱全时才可用。而且在究竟该用小承气汤还是该用大承气汤上，他不厌其详地提醒人们要看热潮不潮，小便利不利，矢气转不转，能食不能食等。但是，当病情发展到阳明病第 212 条的"不大便五六日，上至十余日日晡所发潮热，不恶寒，独语如见鬼状，若剧者，发则不识人，循衣摸床，惕而不安，微喘直视"这热极而神昏痉厥时，张仲景还用大承气汤，这是为什么?此外，其后又有阳明"三急下证"。阳明病初相当于温病气分的话，那么从 212 条出现神昏的时候，病已开始进入营分。往后的阳明"三急下"、少阴"三急下"，实际上就全然是温病的营分和血分了。而张仲景对气分、营分、血分三个不同的病程阶段、不同的临床表现、不同的病理机制的情况下都用一个大承气汤。

叶天士则详细论述了卫气营血病证的治疗方法，《外感温热论》指出："在卫汗之可也；到气方可清气；入营犹可透营转气；入血就恐耗血动血，直须凉血散血。"其中，"入营犹可透营转气"指出，病在气分，处于正盛邪实的极期阶段，邪热嚣张，势必耗竭津液；如果得不到有效治疗，令邪热进一步消灼营阴，病则进入了营分。仲景阳明"三急下"与少阴"三急下"，都是运用"透营转气"的治则，以冀力挽狂澜而求其一线生机。但气分、营分、血分均只用大承气汤，则是其用药的局限性。

二、张仲景方在温病临床的应用

《伤寒杂病论》中的大青龙汤、麻杏石甘汤、越婢汤、越婢加半夏汤、葛根汤，其实都是温病卫分证时的常用方。尤其是大青龙汤和麻杏石甘汤，是典型的辛凉解表之方。同刘河间的双解散相比，其组方法度完全一致。

论中大黄黄连泻心汤、半夏泻心汤、生姜泻心汤、甘草泻心汤都是针对里有温热或者湿热而设的。半夏泻心汤辛开苦降的原理，为后世治疗湿热郁于中焦时而普遍遵循。吴鞠通在其《温病条辨》里，对半夏泻心汤的应用及加减化裁，更说明了仲景学说对温病学制方的影响。

论中治疗蓄血证的抵当汤、桃仁承气汤，是温病学在血分证时"凉血散血"的代表方。论中的白虎汤、白虎加人参汤、"三承气汤"，少阴病篇的黄连阿胶鸡子黄汤，也为温病学中的常用方。

吴鞠通在《温病条辨》里把辛凉解表的方划分为轻剂、平剂、重剂三类。从吴鞠通把桑菊饮、银翘散和白虎汤放在"辛凉"这一相同的层面来看，可联想到比辛凉重剂白虎汤为轻者，在《伤寒论》里则当推大青龙汤、麻杏石甘汤之类了。此外，叶天士《临证指南医案》中，直接或在加减基础上间接用《伤寒论》方的占全部用方的一半以上。

三、伤寒与温病的关系

伤寒和温病是中医在外感病方面两个互补的辨证论治体系。《伤寒论》在外感病的治疗过程中始终贯穿着"保胃气、存津液"两个宗旨。保胃气是针对寒邪伤阳讲的，存津液则是针对热邪伤阴讲的。清代医家曹炳章在他的《增补评注温病条辨》一书里说，温病治疗的基本宗旨是"存津液"。所以，《伤寒论》的治疗宗旨是针对广义伤寒的；而温病以"存津液"作为宗旨，是针对狭义伤寒的。伤寒多指广义的伤寒，温病学讨论的是狭义的伤寒，即广义伤寒中的温病。伤寒论为温病学的形成的发展奠定了基础，而温病学则对伤寒中温病（包括温热、湿热）学内容进行了丰富和补充，并形成了完整的温病学理论体系。

第三节　张仲景医学对中医治疗学思想的影响

《伤寒杂病论》是中医辨证论治的经典著作，其治疗总原则亦即治疗大法是中医治疗疾病必须遵循的指导性原则。它是张仲景治疗实践的理论概括，是中医临床基础理论的重要组成部分。因此，必须给予高度的重视，并加以发掘、整理和提高。

中医治病必须通过自身功能的恢复与调节来达到目的，这称之为"阴阳自和"的治则；阳气和阴液是人体两个最基本的生命组成要素，在治疗中，把人的因素摆在第一位，处处顾护阳气，保存阴液，就是扶阳气，存阴液的治则；对于邪正斗争所产生的虚实变化，予以扶正或祛邪，就是扶正祛邪的治则；根据发病不同的季节、地理环境和不同的病人，考虑治疗用药的原则，称为"三因制宜"的治则；治病需从生理自然，用药当视病势所趋，乘势利导，祛邪外出，就是因势利导的治则；按照病情的表里先后缓急，采用"先表后里"，或"先里后表"，或"表里同治"，这就是表里先后缓急的治则；根据脏腑经络的生理病理特点，调复脏腑制化关系，疏通经络，就称为脏腑补泻治则；未病先防、既病防变、瘥后防复就是仲景治未病的原则。同一种疾病，在其发展的不同阶段，病机不同，因而治法不同；反之，不同的疾病，在其发展的某一阶段，出现了相同的病机，因而治法也相同。前者为同病异治的治则，后者为异病同治的治则。此外，逆疾病的证候而治，称为正治，又称逆治。顺从疾病表面假象而治，称为反治，又称从治。这就是逆治与从治的治则。仲景关于治则的内容丰富多彩，本章主要介绍八个基本的治疗原则。这些原则，在临床运用时，既有其独立的指导意义，又有相互协同的作用。

一、阴阳自和

《伤寒论》58 条："凡病，若发汗，若吐，若下，若亡血，亡津液，阴阳自和者，必自愈。"指出了一切疾病，凡见阴阳自和，是疾病向愈的特征。阴阳自和的标志应是脉静、身凉、神清、思纳、二便正常。这是正复邪退，气血和调，脾胃功能正常的表现。59 条"大下之后，复发汗，小便不利者，亡津液故也。勿治之，得小便利，必自愈"则为阴阳自和而愈的具体例证。太阳病本应先用发汗，现大下后，复发其汗，显然是汗下失序，损伤津液，以致小便不利。此时切勿妄投通利之剂，以重伤津液，更虚其虚，故告人"勿治之"，必待机体自我调节的能力，促使机体阴阳之气在新的条件下，趋于新的平衡统一，如是"阴平阳秘"而病可愈。

所谓"自和"，是指机体有自卫与调节功能而言。其在生理情况下表现为对外界环境的适应和保持体内环境的和谐与稳定。在病理状态下表现为抗病能力或自愈的趋向。《伤寒论》中"阴阳自和者，必自愈"，充分体现了机体在疾病的动态变化中实现动态平衡对疾病痊愈的重要性，因此，平调阴阳就必然成为中医治疗的总原则，而平调阴阳又是以调动机体自我调节能力为基础的，所以张仲景治疗思想中始终贯彻以人为本，扶阳气，存阴液，保胃气等基本精神也就不足为怪了。

张仲景在《伤寒论》中，从两个方面论述了如何才能做到"阴阳自和"。其一是通过机体的自我调节功能达到阴阳之间的相对平衡。如 59 条汗下失序损伤津液而致小便不利，仲景指出"勿治之，得小便利，必自愈"和 71 条汗出太过损伤津液而致口渴、烦躁不得眠，亦只需少量频服汤水，以补充水液，"令胃气和则愈"等都是例证。其二是借助药物的治疗作用，促使阴阳的自身平衡。例如太阳病的调和营卫、阳明病的清下保津、少阳病的和解表里、太阴病的健脾祛湿、少阴病的扶阳抑阴或育阴清热、厥阴病的清上温下等都是通过药物的作用调动机体的自和能力，平调阴阳的。

综上所述，"阴阳自和"是仲景遵《内经》之旨，以病之本在于"阴阳不和"，推及病之愈由于"阴阳自和"。其中，强调一个"自"字，突出说明无论治病用何法、何方、何药，必须以调动机体自我调节的能力为目的，这当是仲景对《内经》生理病理观的一大发展，也是中医治疗学的基本思想和辨证论治的准则。

二、扶阳气、存阴液

扶阳气、存阴液的理论和法则是《伤寒论》的重要组成部分，它不仅包括治疗方面的深刻内容，且与生理、病理、诊断等方面都有密切的联系。阳气的功能在于促进机体的温煦，卫外御邪，兴奋精神，并促进机体新陈代谢，推动脏腑组织器官的功能活动等。阴液的功能主要是促进人体的滋润、濡养、内守和宁静。阳气和阴液既是机体的成分，亦是维持人体生命活动的物质基础。《伤寒论》扶阳气、存阴液，充分体现了以病人为本的治疗思想。

《伤寒论》重点论述伤寒，寒为阴邪，易伤阳气，邪胜正怯，寒从中生，故寒化证在论中居于首位，扶阳气诸法亦为大论之主法。如太阳病的大青龙汤证（38 条），应用大青龙汤，若见脉象微弱，汗出恶风，表里阳气俱虚，则不宜施此发汗清热之猛剂，以防其有亡阳之变。阳明病胃中虚寒，浊阴上逆的吴茱萸汤证（243 条），重用生姜散寒止呕，吴茱萸温中降逆。少阳病柴胡桂枝干姜汤证（147条），用桂枝、干姜、甘草振奋中阳，温化水饮，是皆注意到了扶阳气这一重要环节。至于三阴病，其寒化证，用四逆汤通治，其回阳救逆更是显而易见。在疾病的发展阶段，《伤寒论》按阳气盛衰存亡，来作为判断疾病的转归和预后的标志。一般阳复者生，阳亡者预后不良。如少阴病由脉紧转脉缓；由厥冷转温；由躁转烦等，是阳回之佳兆，故为可治。若厥冷不回；下利不止；下利止而头眩，时时自冒；脉不至；不烦而躁等，皆阳气将脱或兼阴竭之征，预后多凶。又如厥阴病热多厥少，病趋好转；厥多热少，其病为进；但厥不热，病情危重。以上都说明，阳气的来复和存在，对疾病的转归是一种决定性因素。

扶阳气是根据"寒者热之"、"虚则补之"的原则，以甘温辛热的药物为主，治疗阳气虚损证的一种方法，《伤寒论》扶阳气的治法很多，有扶阳解表、温中解表、温经解表、温里攻下、温经散寒、除湿宣痹、温中祛寒、温通心阳、温经散寒、回阳救逆、扶阳益阴、灸法等。扶阳气是为了鼓荡全身阳气、提高生理代偿功能、旺盛抗病能力，抑制阴邪的偏盛，使机体阳虚阴盛的状态逐渐趋于阴阳和平。

《伤寒论》虽重点论述寒邪为病，但毕竟是讨论广义伤寒之书，也就是包括了风、温、热、燥等阳邪为患的内容，阳邪易伤阴津，再加上寒邪入里，可以化热化燥和误治、失治等耗伤阴津的因素，故热化伤津证也是论中重要的内容，存阴液诸法亦为大论的主法。如太阳病的桂枝汤证（12条），方中辛温的桂枝、生姜配甘草以辛甘发散治卫强；酸苦微寒的芍药，伍以甘草、大枣，则酸甘合化，更有生津化阴之功，三物合用，敛阴和营以治营弱。其药后啜热稀粥者，意在取水谷之精助胃气、补水液。阳明病热证用清法，如白虎汤之类，或阳明实证用下法，如三承气汤之类，其治疗原则不出"清下实热，保存津液"八字。少阳病主方小柴胡汤，仲景解释其方药的作用是"上焦得通，津液得下，胃气因和，身濈然汗出而解"（230条），即是方为和解少阳、宣展枢机之剂，有使上焦气津流布，津液得下，三焦通畅，气津运行无阻之功。太阴病主方理中汤，其加减法云："腹中痛者，加人参足前成四两半"（386条），则是针对吐利耗伤气津、内脏失于濡养的虚痛而言，重用人参取其偏重生津，且可益气健脾。少阴病阴虚阳亢证，用黄连阿胶汤主治，在泻火药中配伍滋阴之品，方以黄连、黄芩之苦，清心泻火；阿胶、芍药、鸡子黄滋肾阴、养心血、安心神，且能防黄连、黄芩苦寒化燥。厥阴病血虚寒凝致厥证，用当归四逆汤主治，方中以当归、芍药养血和营为主药，配伍桂枝、细辛温经散寒，甘草、大枣补中益气，通草通行血脉而成养血通脉，温经散寒之剂。以上六经证治主方都注意到了"存津液"这一重要环节。

在重危的"六急下证"中，若出现"目中不了了、睛不和"（252条）、"发热汗多"（253条）、"腹满痛"（254条）、"口燥咽干"（321条）、"自利清水，色纯青，心下必痛，口干燥"（321条）、"腹胀不大便"（322条）等证，是由于燥实阻结于肠道，燥热严重耗伤津液所致，必须给予紧急处理，急救的根本方法是急以祛除燥实，因为燥实是津伤的根源，而祛除燥实最有力的措施，莫过于用大承气汤急下以釜底抽薪，这就是所谓的"急下存阴"法。在疾病的后期，阴津重度耗竭者，可出现下利因无物可下而利止、无尿、直视、谵语、脉短、脉不至等阴津耗竭之候，也可出现手足躁扰，捻衣摸床、时瘛疭等阴虚风动之象，此时尚可通过观察大小便、脉象、神志等情况，测知阴津之存亡，判断病情之轻重，决定患者之死生。例如"小便利者，其人可治"（111条）、"不大便，脉反微涩者，里虚也，为难治"（214条）、"脉弦者生，涩者死"（212条）、"直视谵语，喘满者死，下利者亦死"（210条）、"谵语脉短者死，脉自和者不死"（211条）、"利不止，厥逆无脉……服汤脉暴出者死；微续者生"（315条）等，无不说明阴津耗伤对热病预后的重要影响，由此亦可进一步推知保存津液的重要意义。

《伤寒论》中除了应用生津养阴药物以滋养阴津外，更重要的是把保存津液的思想贯彻在整个辨证施治之中，故保阴液的治法很多，有白虎汤之类的清热救阴、三承气汤之类泻热存阴、麻子仁丸之类润燥养阴、黄连阿胶汤之类降火滋阴、猪苓汤之类利水育阴、芍药甘草汤之类柔肝复阴、炙甘草之类通阳补阴、桂枝加附子汤之类补阳摄阴、四逆加人参汤之类回阳救阴、茯苓四逆汤之类回阳益阴等。保津液是为了保存人体最重要的维持生命活动的物质基础——胃津和肾液，提高抗病能力，抑制阳邪的偏盛，使机体阴虚阳亢的状态逐渐趋于阴阳和平。

扶阳气与存阴液的思想是并行不悖的。因为疾病的发生发展在一定的条件下是可以互相转化的，阳可以损及阴，阴亦可能损及阳。如阴竭而阴不敛阳，阳无所依附而散越，则由亡阴导致亡阳；阳亡而阴无以化生而告竭，则由亡阳导致亡阴。因而在这种意义上，救阴即可以回阳，扶阳即可以救阴，阴阳互根，如影随形，所以扶阳气与存阴液不仅在《伤寒论》中具有不同指导意义，还应注意它们互相之间的转化和联系。

三、扶正与祛邪

《伤寒论》六经病证的治则，若从正邪斗争的角度考虑，不外祛邪与扶正两方面，而扶阳气、存津液的基本精神，始终贯穿于各种处治措施之中，从而达到邪祛正安的目的。《伤寒论》的治法，实际上包含了汗、吐、下、和、温、清、消、补八法。三阳病正盛邪实，治疗以祛邪为主，但不同的病情又当施以不同的祛邪方法。例如太阳病在表，一般使用汗法，但根据中风、伤寒的不同，汗法又分为发汗解表、解肌祛风两种治疗方法。再结合具体证情，在发汗解表法中又可分为麻黄汤辛温发汗法、葛根汤辛温发汗兼生津舒脉法、大青龙汤辛温峻汗兼清热法、小青龙汤辛温发汗兼温化水饮法以及辛温小发汗等具体治法。在解肌祛风法中也可分为桂枝加葛根汤解肌祛风兼生津舒脉法、桂枝加厚朴杏子汤的解肌祛风兼宣降肺气法、桂枝加附子汤解肌祛风兼扶阳摄阴法、桂枝新加汤的解肌祛风兼益气养营法等。阳明病是里、热、实证，有气热证和燥结证之分。前者用清法，清法又可分清宣郁热法、辛寒清热法、辛寒清热兼益气养阴法、清热滋阴利水法等；后者用下法，下法又可分轻下、缓下、峻下、润下等具体治法。邪入少阳，枢机不利，为半表半里证，其治疗以和法为主，根据具体情况，可以和法兼解表、和法兼下里实、和法兼温化水饮等具体方法。三阴病多属里、虚、寒证，治法以扶正为主。例如太阴病属脾虚寒湿证，治法以温中散寒燥湿为主。少阴病多属心肾虚衰、气血不足，但有寒化、热化之分。寒化证宜扶阳抑阴；热化证宜育阴清热。厥阴病病情复杂，治法亦相应随之变化，如热者宜清下，寒者宜温补，寒热错杂者宜寒温并用。总之，伤寒是感邪为患，变化较多，治伤寒当以祛邪为主，邪去则正安。

《金匮要略》所治内伤杂病多是本脏自病，传变较少，治内伤则以扶正为主，扶正亦即祛邪。在扶正中，尤其重视补脾补肾。因为脾是营养之源，肾是先天之本，脾肾双补是治疗内伤疾患的治本之法。但同时也未尝忽视祛邪的一面，不过在祛邪时还是照顾正气，故《金匮要略》对于用峻剂逐邪是极其慎重的，一般多从小量开始以后逐渐增加。如用大乌头煎以驱寒止痛等，都是避免因逐邪而损伤正气，以致病未去而正气已伤，治疗就比较困难，这是治疗杂病的关键问题。

四、三因制宜

疾病的发生发展与多方面的因素有关，如时令气候，环境条件，体质强弱等。因此在治疗疾病时，也必须考虑到不同季节、不同地区和不同体质等特点，对疾病的具体情况进行具体分析，予以区别对待，制定适宜的治疗方法，这就是，因时、因地、因人制宜，简称三因制宜。三因制宜的学术思想首见于《内经》，张仲景继承了这一学术思想，在《伤寒杂病论》中进行了发挥和发展。

（一）因人制宜

人体有年龄、性别和体质的不同，虽患同一种病证，在治疗时药味的选择，药量的轻重都必须区别对待，这就叫"因人制宜"。例如同样外感风寒，腠理致密，无汗脉紧者，《伤寒论》用麻黄汤辛温发汗；而腠理开泄，有汗脉缓者，则宜用桂枝汤解肌祛风。但这亦仅就一般体质而言，《伤寒论》还指出，"酒客病（指湿热内蕴者患太阳中风），不可与桂枝汤"，"咽喉干燥者""淋家""疮家""衄家""亡血家""汗家"等特殊体质者患太阳伤寒，也不可用麻黄汤发汗。诚如尤在泾所言："顾人之气有虚实之殊，脏腑有阴阳之差，或素有痰饮痞气，以及咽燥淋疮汗衄之疾，或适当房室金刃亡血产后之余，虽同为伤寒之候，不得竟从麻桂之法矣"（《伤寒贯珠集》）。又如在药物的剂量上，虽患同一种病证，体质强弱不同，也须区别对待。四逆汤证的用法中，"强人可大附子一枚"（323 条），以及十枣汤证的用法中，"强人服一钱匕，羸人服半钱"（152 条）等都是例证。

（二）因时制宜

四时气候的变化，对人体的生理功能及病理变化都有一定的影响。根据不同时令变化的特点，考虑治疗用药的原则，称为"因时制宜"。《伤寒论·伤寒例》"春气温和，夏气暑热，秋气清凉，冬气冰冽，此则四时正气之序也"指出了自然界四时气候周期性变化。人生活在大自然中，必须与春生、夏长、秋收、冬藏的节律相适应。所以《伤寒例》强调："冬时严寒，万物深藏，君子固密，则不伤于寒。"不仅人的生理活动随着自然界的变化而产生相应的节律，病理活动也受自然界的影响而产生相应的节律性。例如阳明病"日晡所潮热"的原因，就是下午 3～5 时阳明经气旺盛之时，抗邪有力，故表现出热势定时升高。又如干姜附子汤证出现"昼日烦躁不得眠，夜而安静"（61 条），也因为汗下使阳气大伤，虚阳被盛阴所逼，欲争不能，欲罢不甘，昼日得天阳之助，能与阴争，故昼日烦躁不得眠；入夜不能得天阳之助，无力与阴争，故夜而安静。再如《伤寒论》"六经病欲解时"都与天阳的活动有关，说明天阳的进退关系着六经病的进退。基于上述，仲景对疾病的治疗，十分重视时间因素。如悬饮证服用十枣汤时，强调"平旦服"（152 条）；服用麻黄连翘赤小豆汤，要求"分温三服，半日服尽"（262 条）；服用理中丸则要求"日三四、夜二服"（386 条）；对"时发热，自汗出而不愈者"，用桂枝汤要求"先其时（指发热自汗发作之前）发汗"（54 条）；用蜀漆散治疗疟疾，要求"未发前以浆水服半钱"（《金匮要略·疟病脉证并治》）等都体现了在治疗上对时间因素的注意。

（三）因地制宜

根据不同地区的地理特点，考虑治疗用药的原则，称为"因地制宜"。因为不同的地区，由于地势有高下，气候条件及生活环境各异，人的生理活动和病变特点也不尽相同。所以，治疗用药就应根据当地的不同地理环境及生活习惯有所变化。对同一种疾病，由于地区不同，而采取不同的治法。这就是《黄帝内经》所谓的"异法方宜"的原则。《伤寒论》虽无明文阐述这一原则，但经方在千百年的传承和运用中，广大医家都是遵循这一治疗思想的。如西北地高气寒，外感多见风寒表证，治宜辛温解表；东南地低气温，外感多见风热表证，治宜辛凉解表；即使同属风寒外感，在寒冷地带，多使用麻黄、桂枝一类辛温药物，用量也大，而在温热地带，往往只用苏叶、荆芥一类微温药物也能达到治疗目的。又如西南云、贵、川、三省医家喜用辛热的附子，且用量亦较重，则因为山多而气候温热，且多雨湿，病多风寒湿的缘故。

五、因势利导

因势利导，是根据疾病发展变化的趋势与病邪所在的不同部位，因其势而就近利导，使之排出体外，以达到正气不伤或正气少伤为目的的治疗原则。《素问·阴阳应象大论》谓："病之起始也，可刺而已；其盛，可待衰而已。故因其轻而扬之，因其重而减之，因其衰而彰之。……其高者，因而越之；其下者，引而竭之；中满者，泻之于内；其有邪者，渍形以为汗；其在皮者，汗而发之；其慓悍者，按而收之；其实者，散而泻之。"其中所论许多治法包含有避轻就实、就近祛邪的因势利导法则。而因势利导法则的成功运用则在《伤寒论》《金匮要略》中得到了充分的体现。兹述于此。

（一）病始起可刺

是疾病初起之时，若通过针刺以散邪，则病可愈也。《伤寒论·辨太阳病脉证并治》云："太阳病，初服桂枝汤，反烦不解者，先刺风池、风府，却与桂枝汤则愈"（24 条）。是太阳中风，服桂枝汤，为对证之举，本应遍身钗钗微似汗出而解。今服桂枝汤后，反烦不解，此非误治，乃因服桂枝汤后，正气得药力所助，欲祛邪外出，但力尚不足，正邪相争，邪郁不解，属太阳中风之较重证者。故治疗之法，当先刺风池、风府，疏通经络以泄邪，然后再服桂枝汤以解肌表。此等治法，即"病之起始也，可刺而已"之意，亦含顺势之治也。

（二）其盛时待衰

即疾病盛时，必待其衰，顺势而治，以免毁伤真气。《伤寒论·辨太阳病脉证并治》云："病人脏无他病，时发热自汗出而不愈者，此卫气不和也。先其时发汗则愈，宜桂枝汤"（54 条）。脏无他病，里无病也。时发热自汗，则有时不发热无汗可知，而不愈者，是其病不在里而在表，不在营而在卫矣。先其时发汗则愈者，即于不热无汗之时，而先用药取汗，则邪去卫和而愈。否则汗液方泄而复用发汗，恐致如水流漓，徒损正气，遗患无穷矣。是"先其时发汗"，即为"其盛可待衰而已"，亦犹《素问·疟论》所谓"方其盛时必毁，因其衰也，事必大昌"义。

（三）高者越之

即病邪在上者，要因势利导，使其从上发越，包括涌吐及针刺法等。《伤寒论·辨太阳病脉证并治》谓："病如桂枝证，头不痛，项不强，寸脉微浮，胸中痞硬，气上冲咽喉不得息者，此为胸有寒也。当吐之，宜瓜蒂散"（166条）。《金匮要略·腹满寒疝宿食病脉证治》曰："宿食在上脘，当吐之，宜瓜蒂散。"前者反映痰饮停滞胸膈，气机不畅，有上越之势；后者说明宿食停滞在胃的上脘，胸闷泛恶欲吐，是正气驱邪外出的表现，故当用同一吐法，使在上之邪"越之"而去。对于病邪在上的治疗，仲景除用吐法外，还有外用纳药鼻中的。如《金匮要略·痉湿暍病脉证治》云："湿家病，身疼发热，面黄而喘，头痛鼻塞而烦，其脉大，自能饮食，腹中和无病，病在头中寒湿，故鼻塞，纳药鼻中愈。"此条病因寒湿在上，湿邪犯表，阳为湿郁，肺气不畅，而"腹中和无病"，是湿邪尚未传里，故只需纳药鼻中，以宣泄上焦寒湿，使肺气通利，病即可除。纳药鼻中，仲景未云何药，历来注家多主张用瓜蒂散搐鼻，或以绵裹塞鼻中，令出黄水宣泄寒湿。有人用鹅不食草纳鼻或采用辛香开发之味作嗅剂。如《证治准绳》辛夷散（辛夷、细辛、藁本、白芷、川芎、升麻、防风、甘草、木通、苍耳子）等，亦有疗效。

（四）下者引而竭之

其下者，引而竭之，《内经知要·卷下》谓"下者，病在下焦。竭者，下也，引其气液就下也，通利二便是也"。是所谓"其下者，引而竭之"，即谓邪在下者，要用通泄的方法顺势引其邪气排出于（下窍）体外。《伤寒论·辨太阳病脉证并治》云:"……若脉浮,小便不利,微热消渴者,五苓散主之"(71 条)。《金匮要略·痰饮咳嗽病脉证并治》说:"假令瘦人脐下悸,吐涎沫而癫眩,此水也,五苓散主之。"前者是蓄水证外邪入里,水蓄于内,而有脉浮,小便不利,微热消渴等;后者因痰饮病水饮结于下焦,而有脐下悸,吐涎沫,头眩等,但同属水在下焦,故皆用五苓散化气行水。水气下行,则诸症可随之消失。其他如猪苓汤,牡蛎泽泻散等,均有"其下者,引而竭之"义。

(五)在皮汗之

此可统太阳诸发汗方而言。就其大的原则说,如《伤寒论·辨太阳病脉证并治》云:"本发汗,而复下之,此为逆也。若先发汗,治不为逆。本先下之,而反汗之,为逆。若先下之,治不为逆"(90 条)。又云:"太阳病,外证未解,不可下也,下之为逆。欲解外者,宜桂枝汤"(44 条)。"太阳病,下之后,其气上冲者,可与桂枝汤,方用前法;若不上冲者,不得与之"(15 条)。是表证为外邪侵袭,正气抗邪于表,病势向上向外,则治宜顺其病势,汗而发之。若盲目攻下,即属逆治。六经病的表证,病势均向上向外,故皆可使用汗法,因势利导之。但在具体治疗时,又要具体问题具体分析,依各经之病理特点而采取相宜的措施。如阳明的津亏,三阴的里虚等等,治疗时则须护顾到津亏里虚的一面,不可一概而论。

(六)中满者泻之于内

指邪在中而胀满者,要用消导的方法,使之化解于内。如《伤寒论·辨太阳病脉证并治》谓:"结胸者,项亦强,如柔痉状,下之则和,宜大陷胸丸"(131 条)。"伤寒六七日,结胸热实,脉沉而紧,心下痛,按之石硬者,大陷胸汤主之"(135 条)。此二条皆为热实结胸证,但前者因水热互结,势偏于上,津液凝聚,失于滋润,故见颈项强急,俯仰不能自如,以及热迫津泄而见汗出或头汗出,其如"柔痉状",治用大陷胸丸(大黄、葶苈子、芒硝、杏仁)缓泻上焦水热之结,庶水去热散,则项强转柔,故曰"下之则和"。后者因热与水互结于胸膈，形成"结胸热实"，气血阻滞，故有心下痛，按之石硬等症，则用大陷胸汤，以甘遂泻逐胸腹积水，大黄泻热荡实，芒硝软坚破结。共奏泻热逐水破结之功。另如厚朴生姜半夏甘草人参汤的降气消胀，三承气汤的泻下燥实等，皆有"中满者泻之于内"义。

（七）实者散而泻之

实者，实证也。实证有表里之分，表实宜散，里实宜泻，表里俱实者，表里同治。如《伤寒论·辨太阳病脉证并治》云："太阳中风，脉浮紧，发热，恶寒，身疼痛，不汗出而烦躁者，大青龙汤主之"（38条）。此系太阳伤寒兼有里热之证。盖风寒外束，邪郁肌表，则发热恶寒，身疼痛，无汗，脉浮紧；里有邪热，外无宣泄出路，则突出的烦躁，是表寒里热，表里俱实，治用大青龙汤，以麻黄汤重用麻黄加生姜，辛温发汗，以散表寒；石膏辛寒，以清里热；大枣和中，以资汗源。此方为表里双解剂，服药后以汗出邪解取效，犹如龙升雨降，郁热顿除，故仲景喻以大青龙而命方名。亦因势利导之治也。

总而言之，因势利导的法则，于《伤寒论》《金匮要略》中应用颇广。除上所述，书中还有不少例子。如《金匮要略·痉湿暍病脉证治》所载的栝蒌桂枝汤、葛根汤和大承气汤，三方均治痉病，但由于病邪所在的部位不同，据因势利导的原则，对于病邪在表的，用葛根汤、栝蒌桂枝汤以透表达邪，使病从外而解；对于病邪在里的，则用大承气汤攻下通腑，使病从里而除。又如《金匮要略·水气病脉证并治》所述水肿的治则："诸有水者，腰以下肿，当利小便；腰以上肿，当发汗乃愈。"说明腰以下肿者，其病在下在里属阴，当用利小便的方法，使潴留于下部的在里之水，从小便排出；腰以上肿者，其病在表在上属阳，当用发汗的方法，使潴留于上部的在表之水，从汗液排泄。又如对呕吐的治疗，《金匮要略·呕吐哕下利病脉证治》认为"病人欲呕吐者，不可下之"。所谓欲吐，表明病邪在上，且意味着正气有驱邪处出之势。据此可用吐法，正合因势利导义。若用攻下之法，则有悖于疾病的发展趋势，或致正虚邪陷，反而加重病情。

另有学者认为，《伤寒论》之少阳病，病位在半表半里，正邪相搏于其间，病势无明显的趋向或具有双向性时，如从太阳转属的少阳柴胡证，即应采用和解的方法治疗。小柴胡汤扶正与祛邪并举，在扶正的基础上促使邪气外解，从这个意义上言，和解法也属因势利导的范畴。如在阳明病和厥阴病转出少阳时，使用小柴胡汤，即为典型的顺势而治。可供参考。

六、表里先后

表里先后，是《伤寒杂病论》在疾病表里同病时，因发病有先后、病候有轻重、病势有缓急等病机复杂、证候多变的情况下而厘定的治疗原则，其中又包含有治表、治里、先治、后治、缓治、急治、并治、独治等种种不同。《伤寒论·辨太阳病脉证并治》云："本发汗，而复下之，此为逆也。若先发汗，治不为逆。本先下之，而反汗之为逆。若先下之，治不为逆（90 条）。"是六经病证，多由初犯太阳之表，而后及其里，故其治疗大法，则先治其表，后治其里。此与《素问·标本病传论》"先治其本"的含义类似。但在疾病特殊的情况下，亦有先里后表的治法，此则与"急则治其标"的治则略同。本条虽是汗下先后的治疗原则，实则说明表里先后缓急的治疗大法。

（一）先表后里

一般情况下，外感病初犯太阳，然后由表入里，根据《素问·标本病传论》先病为本、后病为标的理论，则当先治其表，后治其里。尤其是在表里同病，里为实热证时，先表后里更为治疗常法。《伤寒论·辨太阳病脉证并治》云："太阳病，外证未解，不可下也，下之为逆，欲解外者，宜桂枝汤（44 条）。"是病证在表，治当汗解；里实之证，治当攻下。今表证未解，宜用桂枝汤解表，而不可滥用攻下之法。太阳与阳明合病或并病，在表证未解时，不仅禁用下法，而且还禁用清法。如 170 条："伤寒脉浮，发热无汗，其表不解，不可与白虎汤。渴欲饮水，无表证者，白虎加人参汤主之。"说明伤寒脉浮，发热无汗，证属太阳伤寒，法当发汗解表；若兼内热，亦当宗发表清里两解之法，不可误用白虎汤。否则寒凉冷伏，徒损中阳，促使表邪内陷，造成变证。故"其表不解"既昭示"先病为本"，宜先解表，又郑重提出此为白虎汤及其类证之禁例。再者，太阳与其他里实热证同病，若表邪势盛时，亦当先表后里。如"太阳病不解，热结膀胱，其人如狂，……其外不解者，尚未可攻，当先解其外；外解已，但少腹急结者，乃可攻之，宜桃核承气汤"（106 条）。此为太阳表邪化热入里，与瘀血结于下焦，蓄血证轻，表证未解，故应先解其外。外邪已解，蓄血证仍在，即可用桃核承气汤攻下瘀热。又如悬饮兼表，"太阳中风，下利，呕逆，表解者，乃可攻之。其人漐漐汗出，发作有时，头痛，心下痞硬满，引胁下痛，干呕，短气，汗出不恶寒者，此表解里未和也，十枣汤主之"（152 条）。此为外有表邪，里停水饮，表里同病。爰例当先解表，表解之后，方可攻逐水饮，切不可先后失序，致生变证。再如热痞兼表，"……心下痞，恶寒者，……不可攻痞，当先解表，表解乃可攻痞，解表宜桂枝汤，攻痞宜大黄黄连泻心汤"（164 条）。是表里同病，热痞兼表，治法当先解表，后治里，表解乃可攻痞。否则，先行攻痞，不仅有郁遏表邪之弊，而且也有引表邪内陷之嫌。表里同病，汗下先后，秩序井然，先后失序，涉人生死，不可不慎。如"结胸证，其脉浮大者，不可下，下之则死"（132 条）。盖结胸为邪结胸中，属上焦之分，若寸脉浮，关脉沉者，为病在里，则可下之；若脉浮大，心下虽结，但表邪尚多，未全结也。误用下法，必重虚其里，外邪复聚，难以遏制，而必死矣。

（二）先里后表

同样表病，其发病原因、机理略同，而其续发证候即里证有属虚寒性质者，据脏腑为本，肌表为标，正气为本，邪气为标之理，则治法又有先里后表之原则。如《伤寒论·辨太阳病脉证并治》云："伤寒，医下之，续得下利，清谷不止，身疼痛者，急当救里；后身疼痛，清便自调者，急当救表。救里，宜四逆汤；救表，宜桂枝汤"（91 条）。"太阳病，外证未除，而数下之，遂协热而利，利下不止，心下痞硬，表里不解者，桂枝人参汤主之"（163 条）。以上两者，同为表证误下而表证不解，下利不止。但前者病为脾阳衰微，火不煖土，已属少阴虚寒重证。虽有表证，亦当先救其里，后解其表，是里急治里之治法。后者下利不止，心下痞硬，是下后脾阳受伤，不能转输水谷，运化精微所致，病情略轻而病势稍缓，故主用桂枝人参汤温里解表。此法虽偏治于里，但仍属表里两解之治法。尤其是 91 条，仲景还将其郑重写进《金匮要略》首篇。如"问曰：病急当救里救表者，何谓也？师曰：病，医下之，续得下利，清谷不止，身体疼痛者，急当救里；后身体疼痛，清便自调者，急当救表也"（《脏腑经络先后病脉证第一》）。类似于 91 条的条文还有 92 条、372 条、364 条，可以互参。由此可见，表里同病，里为虚寒证时，先里后表为治法之常。然亦有表里同病，里为虚寒证不急不显，而先治其表者。如《伤寒论·辨太阴病脉证并治》谓："太阴病，脉浮者，可发汗，宜桂枝汤"（276 条）。此则属例外情况，不可不知。

又有表里同病，里实之证较为重急，亦可采用先治其里、后治其表的权宜之法，此即"急则治其标"也。如《伤寒论·辨太阳病脉证并治》谓："太阳病六七日，表证仍在，脉微而沉，反不结胸，其人发狂者，以热在下焦，少腹当硬满，小便自利者，下血乃愈。所以然者，以太阳随经，瘀热在里故也。抵当汤主之"（124 条）。此表里证具，而蓄血里证重而势急，见少腹硬满，或疼痛，其人发狂，虽"表证仍在"，亦宜急用抵当汤破血消瘀。

（三）表里同治

临床发病，往往有表里证具，而权衡其证候轻重大致相等者，此当采用同治之法。如《伤寒论·辨太阳病脉证并治》云："伤寒六七日，发热，微恶寒，肢节烦疼，微呕，心下支结，外证未去者，柴胡桂枝汤主之"（146 条）。是伤寒病过六七日，邪气已入少阳，而太阳外证未罢。发热，微恶寒，支节烦疼，为太阳桂枝证；微呕，心下支结，乃少阳柴胡证。太少同病，证亦轻微，表里不解，故用小剂量柴胡桂枝汤之复方，调和营卫，以解太阳之表，和解枢机，以治少阳之里，两阳双解。又如《伤寒论·辨少阴病脉证并治》谓："少阴病，始得之，反发热，脉沉者，麻黄细辛附子汤主之"（301 条）。此为少阴兼表，太阳少阴同病。少阴病，是里虚寒证，一般不发热，今始得之，而有发热，故谓之"反发热"，以别于单纯太阳表证。太阳病，脉必浮，现在脉不浮而沉，沉脉主里，乃少阴里虚寒证确据。脉症合参，知是少阴兼表证。其虽是少阴为主，然里虚尚不太甚，故治当表里同治，用麻黄细辛附子汤温经解表。

再者，表里同治之法，有根据证情而侧重于表者，亦有倾向于里者，则治法亦相对有所差别。前者如《伤寒论·辨太阳病脉证并治》谓："太阳中风，脉浮紧，发热恶寒，身疼痛，不汗出而烦躁者，大青龙汤主之"（38 条）。此为表寒里热证。其寒湿于表，阳郁于里，产生内热而引起神志不安，以"不汗出而烦躁"为主症。因表证偏重，故治法表里双解而偏重于表，用大青龙汤。方即麻黄汤倍麻黄，减杏仁，合姜枣以解表寒；用石膏以清内热。后者如桂枝人参汤，亦属解表温里、表里同治之法，则是温里为主。已于前述。

（四）标本先后

大致而言，《伤寒杂病论》所论病证，病候有标本之分，病势有缓急之殊，治法有先后之异。如前面所述各条。然考病势最为严重而急者，无过于中满，大小便不利等数者而已。故仲景列举此类证候，以明治法当急其所急，而应缓其所缓者。如《伤寒论·辨少阴病脉证并治》云："少阴病，六七日，腹胀不大便者，急下之，宜大承气汤"（322 条）。"少阴病，自利清水，色纯青，心下必痛，口干燥者，可下之，宜大承气汤"（321 条）。少阴津液干涸，本不应下，但因腑实证急，故又宜急下。又如《伤寒论·辨厥阴病脉证并治》谓："伤寒哕而腹满，视其前后，知何部不利，利之则愈"（380 条）。此条腹满是实热积于中，哕逆是胃气逆于上。如大便不通，当用通下结热法，如小便不利，则用导水通利法，皆是实热重证治法。以上所举为实热重证。若虚寒危急之证，亦不乏其例。如"下利，腹胀满，……先温其里，……温里宜四逆汤"（372 条）。此与"下利清谷，不可攻表，汗出必胀满"（364 条），以上两者均见于《伤寒论·辨厥阴病脉证并治》），皆属三阴虚寒、脾肾阳危之证，虽有表证，而以救里为急，凡此据后病为标之义，皆可属于急则治其标之例。

《伤寒杂病论》中，还论及新病与痼疾的先后治疗法则。如《金匮要略·脏腑经络先后病脉证》云："夫病痼疾加以卒病，当先治其卒病，后乃治其痼疾也。"按中医学理论，旧病为本，新病为标，若新病势急，当治其标。本条所言，即说明久病势缓，不能急治；卒病势急，稍缓则生变化。因痼疾难拔，卒病易治，故有痼疾加卒病者，当先治其卒病，后治其痼疾。若卒病痼疾势均较急，则又可采用卒痼同治，标本兼顾。如《伤寒论·辨太阳病脉证并治》说："喘家作，桂枝汤加厚朴、杏子佳"（18条）便是一例。

七、同病异治与异病同治

所谓"同病异治"，就是同一种疾病，在其发展的不同阶段，病机不同，因而治法也不同。如同为咳喘病，若风寒外束，卫遏营郁，肺气不宣而见头身疼痛、发热恶寒、无汗而喘、脉浮紧者，治当辛温发汗，宣肺平喘，用麻黄汤。若风寒外袭，营卫不和兼肺寒气逆而见头痛、发热、恶风、汗出、脉浮缓、咳喘者，治当解肌祛风，降气平喘，用桂枝加厚朴杏子汤。若风寒外袭，心下水饮犯肺而见头痛、发热恶寒、无汗、脉浮紧、咳喘、干呕、不渴者，治当辛温解表，温化水饮，用小青龙汤。若阳明燥屎内结，攻冲于上而见小便不利，大便乍难乍易，时有微热，喘冒不能卧者，治当攻下实热，荡涤燥结，用大承气汤。

所谓"异病同治"，就是不同的疾病，在其发展的某一阶段，出现了相同的病机，因而治法也相同。如金匮肾气丸可以治疗"脚气上入、少腹不仁""虚劳腰痛、少腹拘急，小便不利""妇人转胞不得溺""男子消渴、小便反多，以饮一斗，小便一斗"等四种病。以上四病，虽然症状不同，但病机皆属肾阳虚衰，气化功能减退，故均可用肾气丸助阳之弱以化水，滋阴之虚以生气，使肾气振奋，肾关之开阖正常，诸病自可痊愈。

由此可见，辨证的关键在于捕捉病机，论治的关键在于确定治法，所以，病机与治法是辨证论治的核心。

八、逆治与从治

《素问·至真要大论》提出"微者逆之，甚者从之""逆者正治，从者反治"

两种治法，是针对病情的轻重提出来的。提示证象有真有假，应该严格遵守治病求本的原则，不要为假象所惑。

所谓"逆治"，就是通过临床证候，辨明病变本质的寒热虚实，采用与疾病性质针锋相对的药物进行治疗的方法。由于其属于逆证候而治的一种正常治疗方法，所以叫作"逆治"，又称为"正治"。如阳虚阴盛的寒厥，用四逆汤回阳驱寒即所谓"寒者热之"；阳明热证，用白虎汤辛寒清热，即所谓"热者寒之"；阳明实证，用三承气汤苦寒攻下，即所谓"实者泻之"；心阴阳两虚证，用炙甘草汤通阳复脉，滋阴养血，即所谓"虚者补之"等，就是逆治法在临床上的具体运用。

所谓"从治"是针对一些复杂、严重的疾病，它们表现的某些证候与病变的性质不符，也就是出现一些假象，治疗时则采用顺从疾病的假象进行治疗，所以称为"从治"法。如外见热象而用热药治疗，因与热证用寒药的正治法相反，所以又称为反治法。但须指出，这种热象仅是一种假象，实质是内真寒而外假热，所以治疗时从其假热，反其真寒，仍是针对疾病本质进行治疗的法则。常用的反治法有以下四种。其一是寒因寒用：外有寒象而用寒药，谓之寒因寒用。这种寒象是内热深伏，阻遏阳气运行而产生的假象，是内真热而外假寒，当使用凉药清热，内热一除，假寒证象即可消失。如辛寒清热的白虎汤治脉滑而厥的热厥证，便是寒因寒用的例证。其二是热因热用：外有热象而用热药，谓之热因热用。这种热象是阴盛于内格阳于外的假象，是内真寒而外假热，当用热药破阴回阳，内寒一除，阳气内返，假热证象亦就随之消失。如回阳救逆，通达内外的通脉四逆汤治下利清谷、四肢厥逆、脉微欲绝而兼见身反不恶寒、面赤的阴盛格阳证，便是热因热用的例证。其三是通因通用：体液本已出现外泄现象而反使用通利药物，即谓之通因通用。这种通利证象的本质是因壅滞引起，使用通利药物去其壅滞，则体液外泄的假象可随之而去。如泻热通滞的小承气汤治疗下利谵语的热结旁流证便是例证。其四是塞因塞用：凡是使用补法振奋五脏功能，恢复气血津液的正常流通，使闭塞症状消失的，都称为塞因塞用。如脾虚气滞腹胀证，用厚朴生姜半夏甘草人参汤温补脾阳、宽中除满就是例证。

第四节　张仲景医学对方剂学的影响

秦汉时期，方剂学已经发展到了一定水平，而《伤寒杂病论》的成书，则标志着方剂学水平达到了空前的高度。全书实际收方 269 首，其中伤寒部分载方112 首，使用药物 214 种，基本包括了临床各科的常用方剂。所载方药，立法谨严，用药精当，施之临床，信而有征，效如桴鼓，方有大小，量有轻重，因病而异，各得所宜。论中的白虎、承气、大小柴胡、大小青龙等方药在临床上运用经得起重复、为广大医家常选用。故被誉为"方书之祖"。张仲景医学对中医方剂学有很大影响，大致可从以下几个方面论述。

一、组方原则

方剂的组成，必须遵循一定的组方原则，否则，组合杂乱无章，难以收到卓越的疗效。仲景对方剂组成以及药物的加减化裁等，均作了严格的规定。然组方虽有原则，证象更多变化，故临证处方用药，须在遵循原则的基础上，药随证转，灵活加减。《伤寒论》方剂之卓越疗效，取决于方药之间严密合理的配伍。历代医家对其配伍规律，皆给予高度重视。论中方药之配伍规律，为中医学组方提供了规范。

1. 相辅相成原则

所谓相辅相成，是选择性效相似或功效不尽相同的药物，经合理组配后，使其发挥相互协同和相同促进的作用。

2. 相反相成原则

所谓相反相成，是选择性效相反的药物配合运用，使之相互制约并相互协同，以治疗错综复杂、病性对立的病证。如寒热并用、攻补兼施、散收结合、动静相随、升降有序、辛开苦降等，在这类组配过程中，既应注意对立双方的均衡性，又当据病机重心所在而予适当偏重，以达到对寒热虚实等兼杂病证的并治，且可相互制约而减轻其毒副作用。从另一角度而论，这种配伍规律，亦可称之为阴阳对立原则。

3. 寒热并用原则

所谓寒热并用，是选择寒热异性之药物，根据病证具体情况，合理组配，以达到寒热并治、调和阴阳、增强疗效、监制药性的作用，实为相反相成原则的具体体现形式之一。

4. 舍性取用原则

大凡药物之功效，取决于其四气五味，所谓苦寒泻火、甘温补气、辛甘发散、酸苦涌泄是也。而多数方剂，常取其性、味皆宜者，此乃一般规律。然则于某些特殊情况，选择用药并非据其四性，而仅据其五味所体现的功用而定，是一种较为特殊的配伍方法。如茵陈五苓散之用茵陈，仅取其苦渗之利湿退黄功用，而并非用其寒性清热之性效，此方虽不见于《伤寒论》，但明确反映了仲景的这种制方思路。

5. 反佐配伍原则

所谓反佐配伍，即选择性效截然相反的药物配合运用，以达到相反相成的目的，其实质是相反相成原则的具体运用。就其内涵而论，这种相反相成配合，有主次之分，即佐者为方剂之次要，受佐者为方剂之主体。临床常见者，包括以寒佐热、以热佐寒、以补佐消、甘缓反佐、以泄佐补、以敛佐散、以散佐敛、以燥佐润、以润佐燥、以行佐止等法。

6. 对药配伍原则

对药或称药对，是泛指由两味或两味以上的药物固定运用的组合。而有研究者认为，药对是专指具有阴阳对立特性而配合运用的两味药物，即凡寒与热、润与燥、升与降、散与收、攻与补、走与守等对立属性配合的两味药，称为药对。《伤寒论》计有 10 首药对方，可归纳为寒热润燥升降散收等治疗八法。药对大多一味之别，然立法悬殊、配伍严谨，是分析复方配伍规律的重要基础。

7. 相畏相杀原则

所谓相畏相杀，即是选择性效相互制约的药物配合运用，以达到顾护中气、缓解毒性、制约偏性的目的。

8. 整体协同原则

有研究者认为，《伤寒论》的制方用药配伍理论，来源于四诊八纲、理法方药整体观念下结合个体治疗的辨证论治精神，不能孤立地分析其变化，亦非君臣佐使之一般关系。因此，整体配伍是仲景制方特色之一，方因证转，药随病施，即方知证，随证选药，从而增强药物的治疗效应。

9. 以法统方

《伤寒论》之方剂具体体现了汗、吐、下、和、温、清、消、补八种治疗大法。汗者，麻桂之属；吐者，瓜蒂之剂；下者，承气诸汤；和者，柴胡类方；温者，四逆之辈；清者，白虎三黄；消者，生姜泻心；补者，炙草复脉。方剂之用，扶正以攻邪，祛邪以扶正，总求邪去正复，阴阳平衡。上述诸方，为仲景运用八法之典型。更有攻补兼施、寒温并行者，如白虎加人参汤，白虎以清热，人参以补气液，而收攻补兼施之效；干姜黄芩黄连人参汤，则以芩连清上热，姜参温下寒，以求寒热互调之功。此又八法灵活运用之实例也。

二、剂型与煎服法

仲景撰著《伤寒杂病论》，善于博采众家之长，古为今用。其书中所载部分方剂，即为直接继承古人成果。在继承的基础上，仲景自己创制了不少名方。在

《伤寒论》所载的 112 首方剂中，虽然不能确切判定哪些方剂是古方，哪些方剂是自创，但有一点可以肯定，其所录之方，大多疗效可靠，颇切实用。

仲景之方，剂型丰富多样，大大超越前期医方成就，《伤寒论》中所记即有汤、散、丸、栓、灌肠剂等。另外，仲景于药物之煎煮，要求甚严。对溶媒之选择及用量之多寡、煎煮时间的长短、药物入煎先后顺序、药物炮制方法等，常据其方剂之组成、作用及其剂型大小等情况灵活对待。于服药之法，亦有严格要求，主张药必中病，忌太过不及。具体体现于以下几个方面：①合理使用第 1 次煎液，根据病情需要而分别采用顿服、2 次服、3 次服或数次服；②渐加药量，以知为度；③重视服药时间的选择；④服药后调理（啜粥、饮水、温覆等）。

三、方药剂量

仲景方药，其剂量要求严格精确，主要体现于两方面：①药物的绝对剂量较为精确。其处方剂量大多使用精确的计量单位，如分、两、斤、合、升等，只有少数情况下运用不精确计量单位，如一大把、鸡子大等；②方药相对剂量的严格精确化。所谓相对剂量，即指同一方剂中各药剂量比例。仲景于此，要求甚严。另外，服药次数的多少，亦反映了方药剂量的轻重。

第五节　张仲景治未病思想对后世的影响

《伤寒杂病论》治未病的原则奠基于《内经》"是故圣人不治已病治未病，不治已乱治未乱……"等理论。仲景通过对伤寒尤其是杂病的辨治，把《内经》这一理论具体化。未病先预防、既病防传变及瘥后防复发是《伤寒杂病论》治未病思想的主要表现形式。

一、未病先防

《金匮要略》非常注重未病前的积极预防，以防止疾病的发生。仲景在其

《脏腑经络先后病脉证》论述人与自然息息相关后指出："若人能养慎，不令邪风干忤经络，……病则无由入其腠理。"故养慎是防止疾病发生的关键。具体化就是以下诸条。

1. 服食得当

为了保持人与自然的协调一致，就必须"服食节其冷、热、苦、酸、辛、甘"，以"不遗形体有衰"。随着天气冷热及时增减衣被，则可以保护人体卫外藩篱；五味适中则不致伤及五脏尤其是人体的后天之本。反之若"汗出当风"或"久伤取冷"则致湿病，若自然界的气候与节令不符则更易致病；过食酸咸则致历节病，饮酒太过则致酒疸、吐血，饮食不节则致宿食、腹满、谷疸等。

2. 房室有节

肾为先天之本，不仅过食咸味可伤及之，房室不节更易伤及之。故血痹、虚劳失精、虚劳干血、下消、女劳疸等皆与房劳伤肾相关。是以仲景告诫"房室勿令竭乏"，以保护先天之本，减少肾系病证的发生。

3. 无犯王法

在我国历史上，违反了王法则要受杖刑。杖刑之下，每每背、臀或腿部皮开肉绽，故叮嘱"无犯王法"。

4. 谨防不测

无论什么朝代，禽兽灾伤虽在所难免，但仍应强身健体，谨慎防范，以免不测。是以强调"无犯……禽兽灾伤"。

5. 掌握五邪中人规律

五邪即雾、湿、风、寒及饪。其中人各有法度：雾多伤人头部，湿多流注下肢关节，风多于午前伤人上部，令脉浮，寒多于傍晚中人体内，令脉急。仲景向人们展示此规律，以便于防患于未然。

6. 防微杜渐

当人体"四肢才觉重滞"时，即进入了人体的第三状态或曰亚健康状态，应及时采取"导引、吐纳、针灸、膏摩"等措施，"勿令九窍闭塞"，防微杜渐，以免疾病之成。

二、既病防变

既病防变即已病后的积极治疗，以防止疾病的传和变。

（一）既病防传

1. 防表病传里

《伤寒论·辨太阳病脉证并治》："太阳病，头痛至七日以上自愈者，以行其经尽故也。若欲作再经者，针足阳明，使经不传则愈"（8条）。患太阳病七日以上，是太阳本经行尽，而值正气来复之时，故有自愈之可能。若病证不愈，邪气有向阳明传经之趋势，则可预防性针刺阳明经穴位，使其经气流通，抗邪力增强，防止传经之发生。

2. 表病欲传里

对表病有欲传里之势者，应及时如法治疗。如"产后风续之数十日不解，头微痛，恶寒，时时有热，心下闷，干呕，汗出……"之"心下闷，干呕"为"太阳之邪欲内入而内不受也"。用阳旦汤治之，以防传里。

3. 表病始传里

对表病始传里者，也应及时如法治疗。如"病腹满，发热十日，脉浮而数，饮食如故"之"腹满"，显系外邪开始传内所致，治以解表通里的厚朴七物汤，以防完全传里。

4. 表病已传里

某些病证本由感受外邪所致，但由于失治或误治，致外邪完全传里。如"痉为病，胸满，口噤，卧不着席，脚挛急，必龄齿"即是。但尚在阳明之经，未传入腑。治以大承气汤，以防传腑。更主要的是，藉此从反面说明既病防传之重要。

5. 防传所克

五脏之间存在生克制化关系，某脏有病，最易传之所克之脏，故在治某脏病的同时必须兼治其所克之脏。如肝病当先实脾，心病当先实肺，肺病当先实肝等。

6. 防传所侮

脏病既能传其所胜，也能侮其所不胜。如肝着系感寒所致，"常欲蹈其胸上"则征肝气侮于肺。故旋覆花汤中除用旋覆花降肝气、通肝络外，还用葱入肺散寒，治肝之反侮，以防肝邪继续传肺。《伤寒论》"伤寒发热，啬啬恶寒，大渴欲饮水，其腹必满"乃"肝乘肺"所致，故刺期门。

7. 辨别传与不传

《伤寒论·辨太阳病脉证并治》："伤寒一日，太阳受之，脉若静者，为不传。颇欲吐，若躁烦，脉数急者，为传也"（4条）。此凭脉辨证，知邪传与不传。脉浮而紧，为太阳正脉，若脉静则是不传他经；若颇欲吐，或躁烦，而脉数急，是邪机向里已著，势必传经为病也。

又"伤寒二三日，阳明少阳证不见者，为不传也"（5条）。上条举太阳以脉言，此复举阳明、少阳以证言，次第反复，互相发明，申述阳明少阳二经之证，至二三日不见，可知其脉浮紧而证情亦未发生变化，治亦从于太阳。

（二）既病防变

1. 欲作防作

某些病证已基本成型，为了防止其完全形成，务必及时如法治疗。如欲作刚痉、欲作奔豚、欲作谷疸及《伤寒论》太阳病欲作再经等，可分别投葛根汤、苓桂草枣汤、理中汤加茵陈及针足阳明等。

2. 有病早治，失治则变

有病早治是仲景重要的治略思想。对阴阳毒强调"五日可治，七日不可治"，对肺痈告诫"始萌可救，脓成则死"，对浸淫疮叮嘱"从口起流向四肢者可治，从四肢流来入口者不可治"，对卒厥概言"入脏即死，入腑即愈"，并推而广之："非为一病，百病皆然"。由此可见一斑。

3. 若失治则变证丛生

某证从无到有，如百合病"一月不解"而添口渴、发热症；狐蜜病化脓；疟病成疟母；皮水及瘀血均化热等。甚或由症演变成病，"在上呕吐涎唾，久成肺痈。"

某病从轻变重，如血痹病由只需针引阳气之轻证变成当服黄芪桂枝五物汤之重证；肺痈"久久吐脓如米粥"，女劳疸失治，肾病侮脾致"大便必黑，时溏"等。

病机反相转化，如失精家"少腹弦急，阴头寒"，寒疝病由血虚变为气虚，黄汗证汗出日久则身瞤以致胸中痛等，悉为阴虚及阳；而便血的黄土汤证，吐血的柏叶汤证多为阳虚及阴。

病证反向转化，如虚劳病失治变为实证或偏实证，大黄䗪虫丸证、薯蓣丸证即是；妇人杂病以实证为多，但"久则羸瘦，脉虚多寒"。

由此病变彼病，如病下利后症见腹满、阴肿者，乃脾病及肾，失治则变成水气病；肺胀病失治则"欲作风水"；伤寒先误吐、误下、误发汗致虚，后失治则成痿。

4. 正确论治，误治必变

治疗杂病在总体上应四诊合参，"各随证治之"，即正确地辨证论治。若误治也必变证丛生。包括如下一些主要内容。

（1）误汗致变　如湿病大汗"是故不愈也"；暍病误汗则恶寒甚；百合病误汗则心烦、口渴；少阳病误汗则谵语；少阴病强发汗致下厥上竭。余如虚热肺痿、奔豚气及胃反等，咸可因误汗而成。

（2）误下致变　如百合病误下则呕吐或呃逆，小便短少而涩；湿家下之早则哕、烦躁甚则小便过多或下利不止；暍病数下则淋甚；太阳病误下致结胸与痞；伤寒大下致唾脓血、下利不止。此外，心下痞、风水及黑疸等，俱可缘于误下。

（3）误吐致变　如百合病误吐致虚烦不安、胃中不和；太阳病误吐致脉关上细微（脾胃气虚）；太阳病误吐尚可致内热生烦；某病频吐致虚热肺痿等。

（4）误利致变　如某病反复利尿亦致虚热肺痿。重证支饮服木防己去石膏加茯苓芒硝汤后强调"微利则愈"，小便不利病服瓜蒌瞿麦丸后明言"以小便利，腹中温为知"等，俱在明示中病即止，不能利之太过，以免生变。

（5）误温致变　如暍病误加温针则发热甚；风热感冒误用火劫致黄疸；某病误用火劫致惊狂；痰饮病肾之阴阳两虚误用辛温燥烈之小青龙汤后冲气上逆；少阴病误用火劫致咳嗽、下利及谵语；太阳病误用火劫致血气流溢等。故对寒湿在表之治告诫"慎不可以火攻之"，以防重蹈覆辙。

（6）误清致变　如黄疸病胃阳虚误用"除热"即清法致呃逆；伤寒脉迟六七日，在厥热下利往复出现时，若误作太少合病的热利而用黄芩汤彻其热，则致除中。

（7）治逆致变　如妊娠恶阻"治逆"致呕吐加剧，且增加下利症。

（8）误用多法致变　如"风病，下之则痉，复发汗，必拘急"；支饮病误吐、误下致病情加重的木防己汤证；水气病可缘于先"大下"继"吐"再"下"（葶苈丸）；太阳病误汗致发热恶寒，复下致心下痞，更用烧针取汗致胸烦、面色青黄、手足冷；少阳证吐、下、汗、温针致谵语等。

（9）药轻致变　如"产妇腹痛，法当以枳实芍药散，假令不愈者，此为腹中有干血著脐下，宜下瘀血汤主之"。显然，病重药轻，药不胜病。故瘀滞的气血变成干血。太阳病初服桂枝汤，虽"烦不解"即暂未变，但终究会变。

（10）阳复太过致变　如"下利脉数而渴者，今自愈；设不瘥，必圊脓血，以有热故也"。虚寒下利应复阳，但阳复太过则为邪热，是以圊脓血；厥阴病阳复太过则或致喉痹或便脓血。

若经误治而未致变时，仍治其原证，如《伤寒论》104及106条等。

5. 正确调护

正确调护是《金匮要略》既病防变的重要措施之一。其云："五脏病各有所得者愈，五脏病各有所恶，各随其所不喜者为病。病者素不应食，而反暴思之，必发热也。"根据脏腑病之虚实，在有利于疾病治疗的前提下，从居住环境到饮食、衣被以致语言开导等，都应投其"所得"，避其"所恶"、"所不喜"。一旦"病者素不应食，而反暴思之"，意味脏腑之气为邪气所改变，必生"发热"之变。故当严加防范。

6. 服药有度

正确服药不仅可保证、提高疗效，而且可预防变生他病。服药有度可以从如下几个方面论述。

（1）速祛病邪　如治留饮的甘遂半夏汤，治呕吐的半夏干姜散及治产后水血互结的大黄甘遂汤皆"顿服"，治宿食在上脘的瓜蒂散要"快吐"，俱在速祛病邪；当用汤者绝不能用丸，故《伤寒论》有"伤寒十三日，过经谵语者，以有热故也，当以汤下之"之训。若以丸药下之则"非其治也"。因汤者荡也，丸者缓也。

（2）固护正气　治痉病的大承气汤强调"得下止服"，治百合病变发热的百合滑石散强调"微利者，止服"，治"伤寒六七日，结胸热实"的大陷胸汤嘱"得快利，止后服"，阳明汗多口渴者禁用猪苓以护阴等等。以防过服伤正。

（3）提高疗效　如服乌梅丸时"禁生冷滑臭等食"，服百合地黄汤时若"中病，勿更服"（意即勿换服他药），或图提高疗效。

（4）防止加剧　如服治呕吐的生姜半夏汤要"小冷，分四服"，以防突进大量热药，反拒而不纳而加重呕吐。

（5）杜绝演变　如服用治产后中风的竹叶汤若"颈项强，用大附子一枚"以防成痉；服用治产后腹痛的枳实芍药散言"并主痈脓，以麦粥下之"，意在防郁滞之气血腐败为痈脓且应顾护脾胃。

（6）预防中毒　如服用治历节的乌头汤时先"服七合，不知，尽服之"；服用治心痛的乌头赤石脂丸时若"不知，稍加服"，以防乌头中毒而变生他病。

（7）药量递增　如服用治虚劳等病的肾气丸应先"酒下十五丸"，再"加至二十五丸"；服用治悬饮的十枣汤应"平旦温服之，不下者，明日更加半钱（匕）"等，使补之可受，下之能耐，各得其所，不至适得其反。这从一个侧面体现了仲景治疗学的量效观。

（8）先期服药　如服用治牝疟的蜀漆散当"未发前以浆水服半钱"，以截疟，防止频频发作耗伤正气甚或变生他病；《伤寒论·辨太阳病脉证并治》："病人脏无他病，时发热、自汗出而不愈者，此卫气不和也。先其时发汗则愈，宜桂枝汤"（54条），脏无他病，里无病也。时发热自汗，则有时不发热无汗（正如疟病休止期）可知。所谓不愈者，是其病不在里而在表，不在营而在卫矣。治疗之法，当先用药取汗，即于不热无汗之时发汗，则邪去而卫和自愈也。否则，汗液方出而复用发汗，必致大汗淋漓而祸生坏病。此等服药方法，颇有截断疗法特点，值得细玩。由此可见仲景治病投药时效观之一斑。

三、瘥后防复

瘥后防复是《伤寒杂病论》又一重要的治略思想，是治未病的又一重要内容和举措，在《伤寒论》和《金匮要略》中都有体现。

在伤寒病流行将痊愈时，若不注重调摄而犯房劳，则因津亏而致热内生，与未尽之余邪相合而见身肿、少气、少腹里急，或引阳中拘挛，热上冲胸，头重不欲举，眼中生花，膝胫拘急等。治以烧裈散。近来国外研究发现，孕妇小便可抑制艾滋病病毒。这提示我们，该方的治疗作用及其机理不容忽视。伤寒病瘥若更发热者，应分不同情况给予治疗：脉浮者多病在表，当汗解之；脉沉者多病在里，应下解之；在半表半里者宜以小柴胡汤和解之。

伤寒解后，症见虚羸少气、气逆欲吐，为元气受伤，津液不足，兼有余热，用竹叶石膏汤益气生津，清热养阴。

大病解后因劳累过度而复发热者，是余邪未尽，气血未复。宜用枳实栀子豉汤清其热邪，调其里气，使病从微汗出；大病瘥后，从腰以下有水气，系湿热未尽，停于下焦，膀胱气化失常。投牡蛎泽泻散逐水生津，使病从尿出；大病瘥后，症见喜唾，且久不愈，是脾胃虚寒，输化失职，不生肺金，饮迫于肺之象，用理中丸温补中土以生肺金。

普通病人若病已解，症见日暮微烦，是正气未复，脾胃虚弱，若勉强进食，则胃不耐纳腐，脾不任输转，以致子（脾胃）病累母（心）。通过控制饮食而防复发。

妇人产后患郁冒病服小柴胡汤后"病解能食，七八日更发热"，系饮食太过，超越了胃之纳腐，脾之转输功能，以致胃肠结实，设大承气汤攻下积滞。

下利病已瘥，至其首次发病的环境条件即"年月日时"复发者，是自觉症状消失，而病根尚未全除，即所谓"炉烟虽熄，灰中有火"。若正气尚强者，宜大承气汤攻下之。此即后世所言"休息痢"；下利后更烦，按之心下濡者，系下利已解而余郁扰心，以栀子豉汤透邪泄热，解郁除烦，使邪从口出。太阳病若发汗不能彻底则"躁烦，不知痛处，乍在腹中，乍在四肢，按之不可得，其人短气，但坐"等。故治疗务必彻底。

不只是伤寒、大病、普通病、妇人产后郁冒病及下利病瘥后当防复发，所有疾病痊愈后都应防复。复发的原因计有正气未复、余邪未尽、外感、病邪内生、房劳、劳作、饮食不节及环境乃至气候等，其症状涉及心肺、肝胆、脾胃肠、肾及膀胱等，其治法则有汗、吐、下、消、温、清、补、和及节制饮食乃至改变环境等。《伤寒杂病论》的治未病思想，尤其是《金匮要略》脏腑相关的理论，为20世纪70年代末新医学模式即"社会—心理—生物医学模式"的问世奠定了坚实的基础。